高职高专护理专业实训教材

组织学与胚胎学实验指导

主　编	崔玉发	米树文	郑焜文
副主编	梁媛媛		
编　者	崔玉发	米树文	郑焜文
	梁媛媛	邓　青	贺礼红

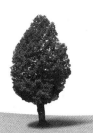

东南大学出版社
SOUTHEAST UNIVERSITY PRESS
·南京·

内容提要

本书适用于高职专科护理、助产、临床医学及医学类相关专业，也适用于中职医学类相关专业。内容系统、全面而详细。根据组织学与胚胎学实验教学大纲要求，本书共设置十四个实验项目，每个实验项目设置实验目的、实验要点、实验材料、实验内容和方法、思考与回顾。

《组织学与胚胎学实验指导（含实验报告）》根据组织学与胚胎学实验项目，以绘图、识图形式，辨别器官组织在光镜下形态结构特征的形式书写实验报告。共收集了相关彩色图片55幅，系统、全面地巩固和加深了学生学习组织学与胚胎学的知识，又方便老师批阅实验报告和保管实验报告。

图书在版编目（CIP）数据

组织学与胚胎学实验指导（含实验报告）/ 米树文，
白冰洋，崔玉发主编 . —南京：东南大学出版社，
2017.6

ISBN 978 – 7 – 5641– 7259 – 6

Ⅰ. ①组⋯ Ⅱ. ①米⋯ ②白⋯ ③崔⋯ Ⅲ. ①人体组
织学 – 人体胚胎学 – 实验 – 医学院校 – 教学参考资料
Ⅳ. ① R329.1-33

中国版本图书馆 CIP 数据核字（2017）第 164274 号

组织学与胚胎学实验指导（含实验报告）

出版发行	东南大学出版社
出 版 人	江建中
社　　址	南京市四牌楼 2 号
邮　　编	210096
经　　销	全国各地新华书店
印　　刷	南京玉河印刷厂
开　　本	787 mm×1092 mm　1/16
印　　张	15.5
字　　数	380 千字
书　　号	ISBN 978 - 7 - 5641 - 7259 - 6
版　　次	2017 年 6 月第 1 版
印　　次	2017 年 6 月第 1 次印刷
定　　价	39.80 元

（本社图书若有印装质量问题，请直接与营销部联系，电话：025-83791830）

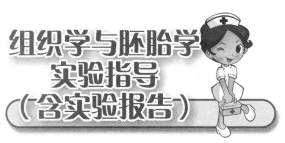
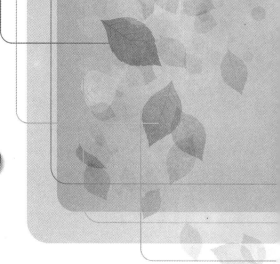

前　言

　　组织学与胚胎学属于形态学科，在实验教学中只有通过显微镜观察大量的组织切片和仿真图，才能达到学习并且掌握组织、器官微细结构的目标。为此，我们编写了这套辅导教材，并配"组织学与胚胎学实验报告"。

　　根据组织学与胚胎学实验教学大纲要求，本书共设置14个实验项目，包括上皮组织、结缔组织、肌组织、神经组织、消化系统、呼吸系统、泌尿系统、生殖系统、脉管系统、免疫系统、内分泌系统、感觉器官、人胚早期发育和主要器官的发生。每个实验项目设置实验目的，介绍掌握内容，熟悉内容及了解内容，方便学生有的放矢进行实验；设置实验要点，提醒学生实验时重视这些要点和难点；还设置实验材料，便于学生实验时验证器官结构特征；特别是实验内容和方法，系统，全面，力求贴近实际，贴近临床工作。深则接近本科生的实验要求，浅则适用于中职医学类各专业的实验。每个实验项目结束，特设置思考与回顾，针对本章节内容，对学生进行测试，要求学生思考并回答若干问题。

　　在"组织学与胚胎学实验报告"中，以实验报告的形式布置作业，要求学生以识图作答和绘图等形式，描述组织、器官的微细结构特征。共收集了相关彩色图片55幅，系统、全面地巩固和加深学生学习组织学与胚胎学知识，又方便老师批阅实验报告和保管实验报告。

　　书中出现的每一个实验项目均根据组织学与胚胎学实验教学的内容和学时特点来设计，针对每一组织、器官的结构特点，在实验指导中作详细介绍和实验验证，实验报告则配有清晰的光镜结构图或组织器官的结构模式图，方便学习掌握，实验本身设计合理，构思清晰，实验过程和内容脉络分明。

　　本书适用于高职高专护理、助产、临床医学、药学、康复及医学类相关专业，也适用于中职医学类相关专业，有助于培养学生的实际观察和思考的能力，加深学生对病理知识的理解。为编写此书，我们参考了大量资料，收集了许多图片，在此一并致谢。书中难免出现错误，诚盼批评和指正。

崔玉发

2017 年 5 月

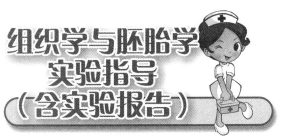
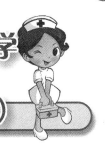

目 录

组织学与胚胎学实验指导

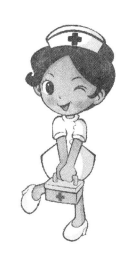

组织学与胚胎学实验指导

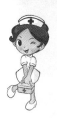

实验项目一　上皮组织

实验目的

1.掌握上皮组织的一般结构特点。

2.熟悉被覆上皮的分类、分布、构造；熟悉腺的概念、分类、内外分泌腺的区别。

3.了解微绒毛、纤毛的结构、功能；了解上皮细胞的侧面连接、位置和功能。

实验要点

1.上皮组织的一般结构特点。

2.各类被覆上皮的形态特点。

3.识别假复层纤毛柱状上皮游离面的纤毛。

4.杯状细胞的结构特点。

实验材料

1.单层扁平上皮。

2.单层柱状上皮。

3.单层立方上皮。

4.假复层纤毛柱状上皮。

5.复层扁平上皮。

6.变移上皮。

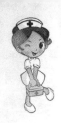

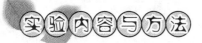

一、单层扁平上皮

（一）间皮　肠系膜铺片（镀银染色）

1. 肉眼观察：标本为黄褐色形状不规则的小块。

2. 低倍镜观察：选择颜色较浅（淡黄色）的部分观察，可见许多呈蜂窝状的小格，每个小格就是一个单层扁平上皮细胞的表面形态。

3. 高倍镜观察：可见细胞表面形态为不规则的多边形，细胞间有黑色锯齿状（或波浪状）的条纹，为细胞外基质，是银盐沉淀在此处的结果。因细胞核未被银盐着色，所以细胞核一般不显示。但染色较好的铺片上，由于有核的部分突向表面，此处沉积的银盐较少，可见一小圆形的浅染区，即为细胞核所在位置。

（二）内皮　血管切片（HE 染色）

1. 肉眼观察：标本为一椭圆形的小管，腔内表面略凸呈紫色。

2. 低倍镜观察：可见管壁最内层着紫红色，薄壁的为小静脉。

3. 高倍镜观察：可见小静脉由单层扁平上皮（内皮）围成。内皮细胞极扁薄，境界不清，宽度远远大于高度，胞质一般看不清，胞核扁圆形，着深紫色，凸向腔面。

二、单层柱状上皮（空肠横切面，HE 染色）

（一）肉眼观察　切片为圆管状，管腔面着紫蓝色的是黏膜层，其表面为单层柱状上皮，将此层放于镜台的中央，先用低倍镜观察。

（二）低倍镜观察　可见黏膜表面不平整，有许多不规则的指状突起，即小肠绒毛。在切片上，绒毛被切成许多纵切面和横切面，纵切面与下方组织相连，横断面呈圆或椭圆片状。所有断面的表面都是单层柱状上皮。

（三）高倍镜观察　可见上皮细胞为长柱状，细胞境界不清楚。细胞核长椭圆形，靠近细胞基底部，着紫蓝色，核的长轴与细胞的长轴平行。细胞质淡红色，细胞游离面有着色较红的一条细线，称纹状缘，其实是电镜下见到的密集排列的微绒毛。另外，柱状细胞之间夹有一些杯状细胞，其上端膨大，下端狭窄，呈高脚酒杯状，但切片中不易见到此形状。一般常见杯状细胞核上部胞质呈空泡状，染色淡，明亮或略带蓝色，胞核小，呈三角形，靠近细胞基底部。

在上皮组织的深部，染成粉红色的结构为结缔组织。

三、单层立方上皮（肾髓质切片 HE 染色）

（一）肉眼观察　标本为淡红色不规则小块。

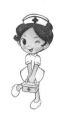

（二）低倍镜观察　可见许多大小不等的管道断面。选择一些较大,着色较浅的管道（肾集合小管）观察,可见管壁由一层整齐排列的细胞围成,其境界清楚,核圆形,位于中央,核周胞质清亮,细胞的高度与宽度几乎相等,因此是单层立方上皮。

（三）高倍镜观察　可见集合小管周围有许多小管,其表面上皮为单层扁平上皮,它们是毛细血管或肾髓质中的细段。

四、假复层纤毛柱状上皮（气管横切片,HE 染色）

（一）肉眼观察　切片呈环状,环的内层染成紫蓝色的部分为气管的上皮。

（二）低倍镜观察　气管的内层,排列整齐而紧密的一层细胞,即假复层纤毛柱状上皮。选一段完整的上皮组织,移至视野中央,换高倍镜观察。

（三）高倍镜观察　上皮的游离面,基本为柱状细胞,细胞质染成粉红色。上皮的基底部,细胞界限不清晰,有 2～3 层细胞核紧密排列,这是因为在柱状细胞之间,有梭形和三角形的细胞,每个细胞核均在细胞的最宽处,所以细胞核不在同一平面上。上皮的基膜较厚,染成粉红色。基膜深部为结缔组织。

在上皮的游离面,排列较整齐的丝状结构为纤毛,转动细调节螺旋,可看得很清楚。

在柱状上皮细胞之间,染成深蓝色或空泡状的较大的细胞,为杯状细胞。

五、复层扁平上皮（食管横切片,HE 染色）

（一）肉眼观察　切片呈环状,环的最内层为食管的上皮（复层扁平上皮）,染成紫蓝色。

（二）低倍镜观察　食管的上皮由多层细胞构成,细胞排列紧密,细胞质染成红色,细胞核呈蓝色。上皮的基底面与结缔组织之间,呈凹凸不平的连接。选一段完整的上皮组织,换高倍镜观察。

（三）高倍镜观察

1. 基底层:位于基膜上的一排细胞,较小,为立方或矮柱状,排列紧密,细胞界限不清,细胞质嗜碱性较强。

2. 中间层:在基底层上方有数层多边形细胞,细胞较大,细胞核呈圆形,位于中央。多边形细胞向腔面逐渐移行为梭形的细胞,细胞核变成扁椭圆,染色变深。

3. 表层:位于上皮的最表面,为数层细胞,较梭形细胞更为扁平,细胞核呈扁平或梭形,染色很深。复层扁平（鳞状）上皮各层之间无明显分界。

六、变移上皮

（一）变移上皮（膀胱空虚状态）

1. 肉眼观察:标本为红色条块状,淡紫色的一侧为黏膜,凹凸不平,其表面即为变移上皮。

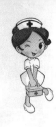

2.低倍镜观察:可见变移上皮由多层细胞构成,基底面平整,与游离面相对平行,上皮下面的结缔组织厚度基本一致,但因黏膜层形成皱襞而使表面凹凸不平。注意查找上皮与结缔组织的分界线。细胞核常排列成5～6层。其中,基底层细胞核密集,小,染色深,而表层细胞核较稀疏,大,染色浅,说明表层细胞比较大。

3.高倍镜观察:可见基底层细胞为立方形或矮柱状,细胞分界不清楚,可根据细胞核分布的情况判断细胞的形状;中间数层细胞为多边形或倒梨形,比基底细胞大且分界清楚,核圆,位于细胞中央;表层细胞大,分界清楚,有的细胞含有两个核。表层细胞近游离面的胞质着色深红,有防止尿液侵蚀的作用,表层细胞称盖细胞。

(二)变移上皮(膀胱充盈状态)

1.肉眼观察:标本为红色细线条状。

2.低倍镜观察:上皮薄,细胞核层次变少,仅2～3层。

3.高倍镜观察:将各层细胞与膀胱空虚状态的标本进行比较观察,特别注意表层细胞变扁(但细胞体积不变,相对比复层扁平上皮表层细胞要大很多),游离面胞质仍染色深。

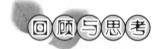

一、填空题

1.上皮组织由 _____ 的细胞和 _____ 的细胞间质构成,主要包括 _____ 和 _____ 两类,前者呈薄膜状,分布于 _____ ,主要功能是 _____ ,后者的主要功能是 _____ 。

2.细胞的极性是指 _____ ,上皮细胞的基底面是 _____ ,游离面是 _____ 。

3.假复层纤毛柱状上皮的细胞组成中, _____ 和 _____ 的顶部可到达腔面, _____ 的游离面有纤毛结构。

4.变移上皮的特点是细胞的 _____ 和 _____ 可随所在器官的收缩和扩张而变化,最表层的细胞叫 _____ 。

5.基膜位于 _____ 和 _____ 之间。电镜下,可分为 _____ 和 _____ 两部分,它们分别由 _____ 和 _____ 产生。

6.上皮无 _____ 结构,其营养供应和废物排出均依赖于 _____ 。

7.复层扁平上皮的特点是由多层细胞构成,表层细胞形态为 _____ ,中间层细胞形态为 _____ ,基底层细胞呈 _____ ,其中 _____ 不断脱落,由 _____ 分裂来补充。

8.小肠的单层柱状上皮组成细胞有 _____ 和 _____ ,后者呈高脚酒杯状,主要有 _____ 功能,在其顶部胞质中充满 _____ 。

9. 腺是以 _____ 为主要成分构成的器官,外分泌腺根据细胞数量可分为 _____ 和 _____,大部分外分泌腺由 _____ 和 _____ 两部分组成。

二、选择题

(A 型题)

1. 下列哪一项不是上皮组织的特点?　　　　　　　　　　　　　　　　(　)
   A. 分被覆盖上皮和腺上皮　　　　　　B. 分布于有腔器官的腔面
   C. 含丰富血管、神经　　　　　　　　D. 具有保护作用
   E. 有些具有感觉功能

2. 以下对单层扁平上皮的描述中,哪一项是错误的?　　　　　　　　(　)
   A. 正面看细胞呈多边形　　　　　　　B. 细胞之间呈锯齿状嵌合
   C. 细胞有核处稍厚,其他部位很薄　　D. 通过基膜与基部结缔组织相贴
   E. 仅为内皮和间皮两种类型

3. 假复层纤毛柱状上皮的特点是　　　　　　　　　　　　　　　　　(　)
   A. 组成细胞包括锥体细胞、梭形细胞及柱状细胞
   B. 上述细胞基底部位于基膜上,游离面达到腔面
   C. 游离面均有纤毛结构
   D. 组成细胞的核高低不等,不在同一平面上
   E. 分布于消化和呼吸管道的腔面

4. 对纹状缘的描述中,哪一项是正确的?　　　　　　　　　　　　　(　)
   A. 光镜下其组成清晰可辨　　　　　　B. 是由一些细丝状结构排列而成的
   C. 有清除细菌的作用　　　　　　　　D. 分布于小肠上皮及肾小管上皮
   E. 可扩大接触面积

5. 下列哪一项不是复层扁平上皮的特点?　　　　　　　　　　　　　(　)
   A. 由多层细胞组成　　　　　　　　　B. 表层细胞为扁平形
   C. 中间层为多边形细胞　　　　　　　D. 基底层细胞为矮柱状,细胞质嗜酸性较强
   E. 表层细胞会不断脱落

6. 下列哪一项不是变移上皮的特点?　　　　　　　　　　　　　　　(　)
   A. 分布于大部分泌尿管道的腔面
   B. 属于复层上皮
   C. 表层的一个细胞可覆盖中间层的几个细胞
   D. 上皮各处厚薄不一,因其与结缔组织的连接面常起伏不平
   E. 上皮形态常随所在器官的功能状态而变化

7. 以下关于微绒毛的描述中,哪一项是正确的?　　　　　　　　　　(　)
   A. 均散在分布于细胞的游离面　　　　B. 光镜下清晰可见

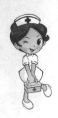

C. 表面为细胞膜,内有微管　　　　　D. 具有与纤毛相似的功能

E. 构成光镜下所见的纹状缘或刷状缘

8. 电镜下微绒毛与纤毛的不同点是　　　　　　　　　　　　　　　（　　）

A. 前者细长,后者短粗

B. 前者不能摆动,后者可摆动

C. 前者内含纵行排列的微管,后者内含纵行排列的微丝

D. 前者内含纵行排列的微丝,后者内含纵行排列的微管

E. 前者内含线粒体,而后者则无

9. 上皮细胞侧面不存在哪一种细胞连接?　　　　　　　　　　　　（　　）

A. 中间连接　　B. 桥粒　　C. 半桥粒　　D. 紧密连接　　E. 缝隙连接

10. 以下哪一项描述与紧密连接无关?　　　　　　　　　　　　　　（　　）

A. 常靠近细胞的游离面　　　　　　B. 可封闭细胞间隙

C. 防止细胞内物质逸出　　　　　　D. 保持机体内环境的稳定

E. 可与其他连接同时存在

11. 以下描述中,哪一项不是半桥粒的特点?　　　　　　　　　　　（　　）

A. 连接呈长圆盘形　　　　　　　　B. 具有桥粒一半的结构

C. 连接区细胞间隙有低密度丝状物　　D. 具有牢固的连接作用

E. 位于所有上皮与基膜连接处

12. 以下对于基膜的描述中,哪一项是错误的?　　　　　　　　　　（　　）

A. 位于所有上皮与结缔组织连接面　　B. 是上皮细胞的产物

C. 不同上皮的基膜厚薄不同　　　　D. 具有支持连接作用

E. 具有半透膜的特点

13. 以下对于质膜内褶的描述中,哪一项是错误的?　　　　　　　　（　　）

A. 位于上皮细胞的基底面

B. 是细胞膜向内折叠而成

C. 内褶间分布着较多的粗面内质网和高尔基复合体

D. 此结构可扩大细胞表面的接触面积

E. 此结构与离子及水分运输有关

14. 上皮细胞基底面没有哪种结构?　　　　　　　　　　　　　　　（　　）

A. 质膜内褶　　B. 缝隙连接　　C. 半桥粒　　D. 网板　　E. 基膜

(B 型题)

备选答案(第 15 ～ 19 题):

A. 单层柱状上皮　　　B. 单层立方上皮　　　C. 内皮　　　D. 间皮

E. 假复层纤毛柱状上皮

15. 分布于心脏、血管的腔面　　　　　　　　　　　　　　　　　　（　　）

16. 分布于胸腹膜和心包膜　　　　　　　　　　　　（　　）

17. 分布于胃肠管道的腔面　　　　　　　　　　　　（　　）

18. 分布于呼吸管道的腔面　　　　　　　　　　　　（　　）

19. 分布于甲状腺滤泡内面　　　　　　　　　　　　（　　）

备选答案（第 20 ～ 24 题）：

　　A. 甲状腺滤泡上皮　　　　B. 呼吸道上皮　　　　C. 皮肤的表皮

　　D. 肾小管的上皮　　　　　　E. 肾盂、肾盏的上皮

20. 能借助特殊结构清除细菌、黏液　　　　　　　　（　　）

21. 具有分泌功能,也可属于腺上皮　　　　　　　　（　　）

22. 质膜内褶发达,具有活跃的吸收功能　　　　　　（　　）

23. 表层细胞角化并不断脱落　　　　　　　　　　　（　　）

24. 与深层组织的连接面起伏不平　　　　　　　　　（　　）

备选答案（第 25 ～ 28 题）：

　　A. 外分泌腺　　　B. 内分泌腺　　　C. 单细胞腺　　　D. 腺上皮　　　E. 黏液腺

25. 分泌物不经导管,直接进入体液　　　　　　　　（　　）

26. 汗腺　　　　　　　　　　　　　　　　　　　　（　　）

27. 腺细胞周围具有丰富的毛细血管　　　　　　　　（　　）

28. 根据分泌部的形状可分为管状腺、泡状腺、管泡状腺　（　　）

备选答案（第 29 ～ 35 题）：

　　A. 紧密连接　　　B. 中间连接　　　C. 桥粒　　　D. 半桥粒　　　E. 缝隙连接

29. 复层扁平上皮中最常见的连接　　　　　　　　　（　　）

30. 连接区细胞膜的胞质面有致密物质构成的附着板　（　　）

31. 连接呈环形带状,连接区细胞表面有微丝附着　　（　　）

32. 能够传递化学信息　　　　　　　　　　　　　　（　　）

33. 将复层扁平上皮固定于基膜上　　　　　　　　　（　　）

34. 靠近上皮细胞游离面,封闭细胞间隙　　　　　　（　　）

35. 连接区相邻细胞膜间有小管通连　　　　　　　　（　　）

三、名词解释

1. 内皮

2. 间皮

3. 微绒毛

4. 纤毛

5. 紧密连接

6. 中间连接

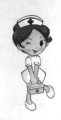

7. 桥粒

8. 半桥粒

9. 缝隙连接

10. 基膜

11. 质膜内褶

四、简答题

1. 在切片上如何寻找被覆上皮,如何辨别各种被覆上皮?

2. 在切片上如何区别复层扁平上皮与变移上皮?

3. 在上皮组织中,为什么细胞境界常常看不清楚?

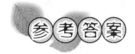

一、填空题

1. 密集排列　极少量　被覆上皮　腺上皮　体表及有腔器官的腔面　保护　分泌

2. 同一细胞的两个面在结构和功能上有差异　朝向深部结缔组织的一面　朝向体表或有腔器官腔面的一面

3. 柱状细胞　杯状细胞　柱状细胞

4. 形状　层数　盖细胞

5. 上皮细胞基底面　结缔组织　基板　网板　上皮细胞　成纤维细胞

6. 血管　深部的结缔组织

7. 扁平形　多边形　矮柱状　表层细胞　基底层细胞

8. 柱状细胞　杯状细胞　分泌　黏原颗粒

9. 腺上皮　单细胞腺　多细胞腺　分泌部　导管部

二、选择题

（A型题）

1. C　题解:上皮组织中可有神经,但一般无血管。

2. E　题解:单层扁平上皮除内皮和间皮外还包括分布于身体其他部位的上皮,如肾小囊壁层上皮。

3. D　题解:假复层纤毛柱状上皮只分布在呼吸道腔面,细胞包括锥体细胞、梭形细胞、柱状细胞和杯状细胞,这些细胞中只有柱状细胞和杯状细胞游离面达腔面,且仅柱状细胞游离面有纤毛。

4. E　题解:只有在电镜下才能分辨纹状缘结构,电镜下,其由微绒毛构成,不能称

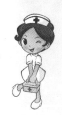

作细丝状结构。纹状缘没有清除细菌的作用。只分布在小肠柱状细胞表面。

5. D　题解：复层扁平上皮基底层细胞的胞质嗜碱性较强。

6. D　题解：变移上皮各处厚度基本均一。

7. E　题解：在有些细胞的表面微绒毛是散在分布，有些则很密集（如小肠柱状细胞表面），微绒毛只能在电镜下分辨，其表面是细胞膜，内为含微丝的细胞质。

8. D　题解：微绒毛较纤毛细且短，故 A 错。该题问的是电镜下结构，故不能选择B。二者内均无线粒体，故 E 错。

9. C　题解：半桥粒只可能位于上皮的基底面与基膜连接处。

10. C　题解：紧密连接的功能是防止物质通过细胞间隙进入内环境，并不能防止细胞内物质逸出。

11. E　题解：半桥粒一般位于表皮复层扁平上皮与基膜的连接处。

12. B　题解：基膜是上皮细胞及其下方结缔组织细胞的共同产物。

13. C　题解：质膜内褶间只分布有线粒体，并无粗面内质网和高尔基复合体。

14. B　题解：缝隙连接在上皮细胞中只分布于细胞侧面。

（B 型题）

15. C　16. D　17. A　18. E　19. B　20. B　21. A　22. D　23. C　24. C　25. B

26. A　27. B　28. A　29. C　30. C　31. B　32. E　33. D　34. A　35. E

三、名词解释

1. 分布于心脏、血管、淋巴管腔面的单层扁平上皮。

2. 分布于胸、腹腔和心包膜表面的单层扁平上皮。

3. 上皮细胞游离面伸出的许多指状突起，表面为细胞膜，中轴为含微丝的细胞质。其功能是扩大细胞表面的接触面积，有利于吸收功能。

4. 上皮细胞游离面伸出的许多突起，电镜下表面为细胞膜，细胞质内周边含九组双联微管，中央为两条单微管，具有定向摆动的能力，可将细胞表面的分泌物和颗粒性物质定向推送。

5. 是靠近上皮细胞游离面处的连接，连接区相邻细胞膜上有网格状嵴，嵴与嵴相贴并融合使细胞间隙消失。这种连接可防止细胞游离面外物质通过细胞间隙进入深层组织，从而保持内环境的稳定。

6. 多呈环形带状，位于紧密连接下方，连接区相邻细胞间有 15～25 nm 的间隙，内含较致密的丝状物，细胞膜的胞质面较致密，并有微丝附着于其上，这种连接具有封闭细胞间隙的作用。

7. 多呈长圆盘形，连接区细胞间隙为 20～30 nm，内含低密度丝状物，间隙中央有丝状物交织而成的中线；细胞膜胞质面有致密物质构成的附着板，有张力丝附着于其上，这种连接具有牢固的连接作用。

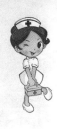

8. 常位于复层扁平上皮与结缔组织相邻面之间,为上皮细胞一侧形成桥粒一半的结构,将上皮固定于基膜上。

9. 又称通讯连接,呈斑状,连接区细胞间隙很窄,仅 2 nm,相邻细胞膜间有小管相连,成为细胞之间直接相通的管道。这种连接能够传递化学信息,具有调节细胞的功能。

10. 是位于上皮基底面与结缔组织之间的膜状结构,不同类型上皮中厚薄不一。电镜下基膜近上皮处为基板,下方为网板,二者分别由上皮细胞和结缔组织中的成纤维细胞产生,基膜具有支持连接作用,同时也是物质通透的半透膜。

11. 多位于细胞的基底部,是细胞膜向细胞质内折叠形成的许多内褶,长短不一,内褶间的细胞质内常含有线粒体。此结构的功能是增大细胞表面积,有利于水和离子的转运。

四、简答题(略)

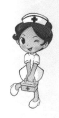

实验项目二　结缔组织

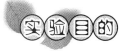

1.掌握结缔组织的分类和功能。

2.熟悉疏松结缔组织的细胞形态和功能；三种软骨组织的结构特点；长骨的基本结构。

3.了解血细胞的分类和正常值。

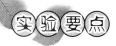

1.疏松结缔组织的结构。

2.软骨组织的一般结构特点。

3.骨组织的一般结构特点。

4.各种血细胞的形态特点。

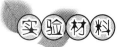

1.疏松结缔组织铺片。

2.脂肪组织切片。

3.致密结缔组织。

4.网状组织。

5.透明软骨。

6.弹性软骨。

7.骨磨片。

8.人血涂片。

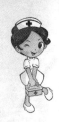

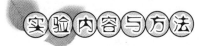

一、疏松结缔组织（铺片HE染色）

（一）肉眼观察　标本为块状，上端或下端染紫蓝色一侧是食管与胃的黏膜，其中呈小波浪状的一段是食管，较为平整的一段是胃。黏膜下面淡红色的黏膜下层，即我们应该观察的部位。

（二）低倍镜观察　染成淡红色的成束纤维为胶原纤维；染成暗红色，单根而弯曲的纤维为弹性纤维。在纤维之间，散布着许多细胞。选择纤维和细胞分布均匀，并且染色清楚的部分，移至视野中央，换高倍镜观察。

（三）高倍镜观察　对细胞成分要求辨认两种细胞。

1. 胶原纤维：染成淡红色，由许多平行排列的、纤细的胶原纤维组成。可见胶原纤维的各种切面（纵、横、斜切面）。

2. 弹性纤维：染成暗红色，较细，不成束。有分支，互相交织成网。

3. 成纤维细胞：细胞体较大，有突起。细胞质着色很浅，呈浅淡红色，甚至不能辨别；细胞核呈圆形或卵圆形，染成蓝色。

4. 巨噬细胞：细胞有短突起，或呈不规则形。细胞质染色较深，细胞核较小，呈圆形或卵圆形，染色较深。

二、脂肪组织（皮下组织切片，HE染色）

（一）肉眼观察　在切片中呈空泡样的组织为脂肪组织。

（二）低倍镜观察　脂肪细胞内的脂肪滴，在制片时，已被二甲苯溶解，所以脂肪细胞呈空泡状，许多脂肪细胞聚集的部位，即为脂肪组织。将脂肪组织移到视野中央，换高倍镜观察。

（三）高倍镜观察　脂肪细胞被挤压成多边形或不规则形。每个细胞的一侧有少量染成红色的细胞质，呈半月状。在细胞质内有一个不规则的细胞核，染成紫蓝色。细胞之间有少量疏松结缔组织。

三、致密结缔组织（人手指皮切片HE染色）

（一）肉眼观察　标本为红色块状，凸侧深色部分为表皮，下面淡色部分是真皮。

（二）低倍镜观察　移动标本，观察真皮的致密结缔组织。可见：①大量的胶原纤维束相互编织，由于纤维的走向不同而切出各种切面；②胶原纤维束之间有一些折光性强的细小弹性纤维；③纤维之间见一些成纤维细胞或纤维细胞的细胞核；④有许多小动脉与小静脉；⑤还可见汗腺的分泌部（腺泡）及其导管。

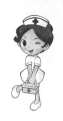

（三）高倍镜观察 真皮处的致密结缔组织中胶原纤维交织成网状,故切片中可见到横、纵、斜各个方向的断面。胶原纤维间也分布有弹性纤维,但不易分辨。

四、网状组织（淋巴结切片 HE 染色）

（一）肉眼观察 标本为蚕豆形或椭圆形。周边深色部分为皮质。中间构成支架的浅色部分为髓质。

（二）低倍镜观察 选择髓质中染色浅淡处观察,此处为髓质淋巴窦（髓窦）,因窦腔中细胞成分较少,便于观察网状组织。

（三）高倍镜观察 可见网状细胞为多突起的细胞,胞质嗜酸性红染,相邻的网状细胞的突起彼此相连成网。网状细胞的核大而明亮,核仁明显。网状细胞围成的网眼中可见许多淋巴细胞。淋巴细胞呈圆形,核亦圆,着色深,胞质少,不易看见。网状纤维细小,紧贴着网状细胞的突起行走。

五、透明软骨（气管切片，HE 染色）

（一）肉眼观察 标本为气管的横切面,呈圆圈状,在上皮的外周,染成紫蓝色的片状结构,即透明软骨。

（二）低倍镜观察 在紫蓝色的透明软骨内可有许多透亮的软骨陷窝,软骨组织的周围,被染成粉红色的组织为软骨膜。

（三）高倍镜观察

1. 软骨膜:主要由胶原纤维构成,纤维染成粉红色。纤维之间有梭形或卵圆形的细胞核,染成紫蓝色。

2. 软骨组织:基质呈深紫色或紫红色,见不到纤维。在近软骨膜的基质内,有卵圆形的软骨陷窝,其内有一个卵圆形的软骨细胞。越向软骨中央,软骨陷窝变得越大,软骨陷窝呈圆形或呈卵圆形,内有 2 至数个软骨细胞,细胞呈圆形、卵圆形或不规则形,细胞核为圆形（位于同一个软骨囊内的细胞,称同源细胞群）。

六、弹性软骨（耳郭切片 HE 染色）

（一）肉眼观察 标本为耳郭切面,两边为皮肤,中间一长条染紫蓝色的是弹性软骨。

（二）低倍镜观察 结构大致与透明软骨相似,但同源细胞群不明显,细胞外基质染紫红色。

（三）高倍镜观察 基质中有许多染成紫色的弹性纤维交织成网。因软骨细胞收缩,胞质颜色极淡而看不清,胞核尚清楚。

七、骨组织（骨磨片）

（一）肉眼观察 标本为棕黄色扇形或不规则形。

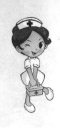

（二）低倍镜观察　在标本中间部,可见有许多哈弗斯系统（骨单位）,选择结构比较清楚的部位观察。

（三）高倍镜观察　哈弗斯系统中央为圆形的中央管,多层骨板围绕中央管呈同心圆排列。在骨单位之间,有一些不规则排列的间骨板。在切片的两端,可见与骨内、外表面平行排列的数层骨板,分别称内、外环骨板,但有些标本的内、外环骨板已不存在。在骨板之间或骨板中可见棕黄色的小腔,即骨陷窝。骨陷窝之间有细小的骨小管相连通。

八、人血涂片（瑞氏染色）绘图

（一）油镜的使用方法

1. 低倍镜下,选择所要观察的部位,旋开物镜,在要观察的部位上滴一滴香柏油,旋转物镜转换器,将 100 倍油镜头旋至正中,然后从侧面观察,看看油镜头是否已经浸入油中,如未浸入,使之浸入。注意油不能太多。

2. 缓慢调节微调螺旋,直至图像清晰。按从上到下、从左到右的顺序推动玻片,并随时调节微调螺旋,使图像始终清晰。

3. 使用完后,必须用二甲苯清洗玻片,用 1∶1 乙醚乙醇清洗油镜头。

（二）肉眼观察　标本为舌状,着淡紫红色。放置切片时,注意将血膜面朝上,切勿倒置切片,一般情况下,雾状不反光的一面是有血膜的面。

（三）低倍镜观察　推动玻片,进行全面观察,了解血细胞分布及染色情况。选择涂片较薄处（"舌尖"边缘部）观察,可见血细胞均匀、分散。红细胞数量最多,染红色,无细胞核。在红细胞之间可见许多紫蓝色的小点,即为白细胞的细胞核。选择适当的部位置于视野中央,换油镜头观察。

（四）油镜头观察　轻轻旋转显微镜的微调螺旋,直至清晰地看见各类细胞。

1. 红细胞:数量最多,小圆盘形,胞质红色,中央色浅而亮,边缘色较深,无核。有时可见几个红细胞成串连在一起。

2. 白细胞:分散在红细胞间,一般比红细胞大,有紫蓝色的核,因白细胞数量比红细胞少得多,必须上下左右移动标本,全面观察,并根据各类细胞的结构特征,对照彩色图仔细判认。

（1）中性粒细胞:数量多,占白细胞总数的 50%～70%,比较容易找到,直径比红细胞稍大,核紫蓝色,常分 2～5 叶,以 3 叶多见,核叶之间以细丝相连。有时也可见杆状核。胞质粉红色,内含细小、分布均匀的淡紫红色的颗粒。

（2）淋巴细胞:数量也较多,占白细胞总数的 20%～30%,大小不一,以小淋巴细胞最多见,核圆形或一侧有小凹陷,核染色质致密,染色深,核周围有一层极薄的胞质,呈天蓝色。

（3）单核细胞:数量较少,占白细胞总数的 3%～8%,是体积最大的白细胞,胞核多呈肾形或马蹄铁形,染色质疏松呈网状,染色浅,胞质丰富,呈灰蓝色。

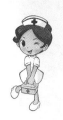

（4）嗜酸性粒细胞：数量很少，体积比中性粒细胞稍大，核常分2叶，多呈"八字"形，胞质中充满大小一致、分布均匀的鲜红色粗大颗粒（有些标本染色偏蓝，其颗粒常呈紫红色）。

（5）嗜碱性粒细胞：数量极少，较难找到，大小与中性粒细胞相似，胞质中有大小不等、分布不均的深蓝色颗粒，核不规则或分叶，色浅，常被胞质深蓝色颗粒遮盖而看不清。

3.血小板：是一种形态不规则的小体，常聚集成群，分布在血细胞之间。血小板中央含紫色颗粒，称颗粒区；周围染浅蓝色称透明区。

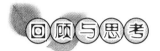

一、填空题

1.固有结缔组织可分为 _____、_____、_____ 和 _____，其中 _____ 分布十分广泛，即分布在各种 _____、_____ 和 _____ 之间。

2.成纤维细胞是疏松结缔组织的主要细胞，可产生 _____ 和 _____。其形态呈 _____，细胞核呈 _____，居中，有1～2个核仁。细胞质均匀一致，微嗜 _____。

3.巨噬细胞也称 _____，其形态多样，但一般为 _____ 或 _____。功能活跃时，可伸出 _____ 而呈多突形，胞质内含有许多 _____。巨噬细胞具有 _____ 运动和强烈的 _____，它属于 _____ 的成员。

4.浆细胞呈 _____，细胞核圆形，染色质聚集成辐射状排列，细胞质较多，呈 _____，近细胞核处有浅染而透明的区域。电镜下，浆细胞质内含大量密集的 _____，浅染区是 _____ 所在的部位。浆细胞来源于 _____，可产生 _____，参与机体的 _____。

5.肥大细胞胞质内充满了粗大的 _____，其具有 _____，可被甲苯胺蓝染成红紫色。该细胞主要参与机体的 _____。

6.疏松结缔组织的 _____ 是一种无色透明的无定形胶体，含有由多糖分子和蛋白质分子结合而成的 _____。其中多糖分子中有较多的 _____，若以甲苯胺蓝染色，不呈蓝色而呈红紫色，这种现象叫做 _____。

7.软骨可分为三种，即：_____、_____ 和 _____。前者分布较广，其细胞间质中仅含少量 _____，而基质十分丰富。此类软骨内没有 _____ 和 _____。

8.在软骨组织中，软骨细胞包埋在软骨基质内，其所在的空腔，叫做 _____。在软骨表面的软骨细胞呈 _____，细胞较小而幼稚。渐到深层，细胞逐渐增大，呈 _____，并分裂、增殖，形成 _____。

9.软骨基质的多糖分子中主要是 _____，普通染色下为 _____；但以甲苯胺蓝

染色则呈 _____。在软骨陷窝周缘的基质染色很深,包围在陷窝外面,称 _____。

10. 软骨的生长可有两种并存的方式,即(1)_____,又称 _____;
(2)_____,又称 _____。而骨的发生也有两种方式,即:_____ 和 _____。

11. 骨组织的细胞间质又称 _____,由 _____ 及 _____ 组成。前者是
_____ 产生的大量 _____ 和少量 _____ 所构成。

12. 在骨组织中,骨原细胞是骨组织的 _____,成骨细胞具有分泌 _____ 的功
能,破骨细胞具有很强 _____ 的能力。

13. 骨细胞位于骨板之间或骨板内的 _____ 内,相邻骨细胞的 _____ 通过骨
板内 _____ 相连接。同一骨板内的纤维相互 _____。

14. 在长骨骨干中,骨板排列方式有 4 种,即:(1)_____;(2)_____;
(3)_____;(4)_____。

二、选择题

(A 型题)

1. 关于疏松结缔组织,哪一项是错误的? （ ）

　　A. 是来源于胚胎时期间充质的组织

　　B. 细胞间质多、细胞少、种类多

　　C. 细胞间质的成分与其他固有结缔组织相同

　　D. 无定形基质和纤维组成细胞间质

　　E. 广泛分布在细胞、组织和器官之间

2. 哪一项不是成纤维细胞的特点? （ ）

　　A. 细胞呈多突扁平状　　　　　　　B. 细胞核大,呈卵圆形,染色浅

　　C. 细胞质均匀一致,微嗜酸性　　　D. 细胞质内含 PAS 阳性的反应颗粒

　　E. 处于静止状态时呈长梭形,细胞核变小,染色深,此时称纤维细胞

3. 关于巨噬细胞特点的描述中,哪一项是错误的? （ ）

　　A. 形态多样,一般为圆形或椭圆形;活跃时,可伸出伪足而呈多突形

　　B. 细胞核较小,呈圆形或卵圆形,染色较深

　　C. 细胞质较丰富,通常内含有许多颗粒或空泡

　　D. 具有变形运动和强烈的吞噬能力

　　E. 属于单核吞噬细胞系统

4. 对于浆细胞的描述,哪一项是错误的? （ ）

　　A. 细胞呈圆形或椭圆形

　　B. 细胞核呈圆形,常偏于细胞一侧,核内染色质丰富,成辐射状排列

　　C. 细胞质呈强嗜碱性,近细胞核处有一着色较浅而透明的区域

　　D. 电镜下可见胞质内含大量的滑面内质网和发达的高尔基复合体

E. 可产生抗体,参与机体的体液免疫

5. 以下哪一项不是肥大细胞的特点? 　　　　　　　　　　　　　　( )

　A. 细胞较大,呈圆形或椭圆形

　B. 细胞核呈圆形且小,染色浅

　C. 胞质内充满了粗大的嗜酸性异染性颗粒

　D. 电镜下可见颗粒内含细小的,呈均匀状、点阵状或指纹状微粒

　E. 多位于血管周围,主要参与机体的过敏反应

6. 对于网状组织的描述中,哪一项不完全? 　　　　　　　　　　( )

　A. 由网状细胞和网状纤维组成　　　　　B. 网状细胞和网状纤维交织成网

　C. 主要构成淋巴器官的支架　　　　　　D. 主要构成造血组织和淋巴器官的支架

　E. 形成造血细胞增殖分化的微环境

7. 以下哪一种细胞不产生纤维和基质? 　　　　　　　　　　　　( )

　A. 成纤维细胞　　B. 成软骨细胞　　C. 成骨细胞　　D. 肥大细胞　　E. 腱细胞

8. 可含被银染色的纤维的组织是 　　　　　　　　　　　　　　　( )

　A. 透明软骨　　　　　　　　　　　　　B. 骨组织

　C. 网状组织　　　　　　　　　　　　　D. 致密结缔组织

　E. 弹性结缔组织

9. 以下哪一项不是透明软骨的特点? 　　　　　　　　　　　　　( )

　A. 分布较广,多在关节等处

　B. 肋软骨、呼吸道某些软骨也为透明软骨

　C. 透明软骨新鲜时呈透明状

　D. 细胞间质中仅含少量胶原纤维,而基质十分丰富

　E. 此类软骨内没有血管和神经

10. 对于骨细胞,哪一项是错误的? 　　　　　　　　　　　　　　( )

　　A. 是多突形细胞

　　B. 突起多而细长,相邻细胞突起借紧密连接相互连接

　　C. 胞体呈扁平椭圆形,居于细胞间质中,其所占据的空间称骨陷窝

　　D. 细胞突起所占据的空间称骨小管,各骨陷窝借骨小管彼此相沟通

　　E. 细胞核呈卵圆形,胞质内含少量的线粒体、高尔基复合体和散在的粗面内质网等

11. 对成骨细胞的描述,哪一项是错误的? 　　　　　　　　　　　( )

　　A. 细胞较大,呈柱状或椭圆形,分布在骨质的表面

　　B. 细胞核呈圆形,核仁明显

　　C. 细胞质强嗜酸性

　　D. 电镜下可见大量的粗面内质网和发达的高尔基复合体

　　E. 具有分泌骨质有机成分的功能

12. 对破骨细胞的描述,哪一项是错误的? (   )

    A. 是一种多核的大细胞,一般可含 6 ～ 50 个细胞核

    B. 紧贴骨质的一侧有刷状缘,电镜下为许多不规则的微绒毛,称皱褶缘

    C. 胞质呈泡沫状

    D. 电镜下可见大量的粗面内质网、发达的高尔基复合体、丰富的线粒体和溶酶体

    E. 具有很强的重吸收骨能力

13. 以下哪一种细胞属于单核吞噬细胞系统? (   )

    A. 骨细胞   B. 骨膜成纤维细胞

    C. 成骨细胞   D. 破骨细胞

    E. 内皮细胞

14. 细胞内含大量溶酶体的细胞是 (   )

    A. 成骨细胞   B. 破骨细胞

    C. 骨细胞   D. 骨原细胞

    E. 以上所有的细胞

15. 关于骨组织的细胞间质,哪一项是错误的? (   )

    A. 骨组织的细胞间质又称骨质,由有机成分及无机成分组成

    B. 有机成分是大量胶原纤维和大量基质所构成

    C. 基质呈无定形凝胶状,具有粘合胶原纤维的作用

    D. 无机成分中主要为钙盐,即羟基磷灰石

    E. 有机成分使骨质具有韧性,无机成分使骨质坚硬

16. 对骨板的描述,哪一项是错误的? (   )

    A. 由胶原纤维有规律地分层排列与基质共同构成

    B. 骨细胞位于骨板之间或骨板内的骨陷窝内

    C. 相邻骨细胞突起通过骨板内的骨小管相连接

    D. 同一骨板内的纤维相互平行与相互垂直交叉排列

    E. 同一骨板内的纤维相互平行,相邻骨板内的纤维则相互垂直

(B 型题)

备选答案(第 17 ～ 20 题):

    A. 骨陷窝   B. 骨小管内   C. 骨小梁之间   D. 成骨面   E. 缝隙连接

17. 含有骨细胞的细胞突起 (   )

18. 骨髓位于 (   )

19. 是骨细胞胞体所占据的空间 (   )

20. 相邻骨细胞进行通讯联系的结构是 (   )

备选答案（第 21 ～ 25 题）：

A. 浆细胞　　　B. 成骨细胞　　　C. 破骨细胞　　　D. 纤维细胞　　　E. 肥大细胞

21. 参与机体过敏反应的细胞是 　　　　　　　　　　　　　　　（　　）

22. 分泌免疫球蛋白的细胞是 　　　　　　　　　　　　　　　　（　　）

23. 可产生纤维和基质的细胞是 　　　　　　　　　　　　　　　（　　）

24. 处于静止功能状态的细胞是 　　　　　　　　　　　　　　　（　　）

25. 属于单核吞噬细胞系统的是 　　　　　　　　　　　　　　　（　　）

备选答案（第 26 ～ 30 题）：

A. 致密结缔组织　　　　　B. 透明软骨　　　　　C. 纤维软骨

D. 疏松结缔组织　　　　　E. 网状组织

26. 细胞间质内含粗大的胶原纤维束 　　　　　　　　　　　　　（　　）

27. 细胞间质内含胶原原纤维 　　　　　　　　　　　　　　　　（　　）

28. 细胞间质内主要含银染的网状纤维 　　　　　　　　　　　　（　　）

29. 细胞周围含大量异染性细胞间质 　　　　　　　　　　　　　（　　）

30. 细胞间质内含三种不同的纤维 　　　　　　　　　　　　　　（　　）

备选答案（第 31 ～ 34 题）：

A. 网状纤维　　　　　B. 胶原纤维　　　　　C. 弹性纤维

D. 胶原原纤维　　　　E. 胶原纤维束

31. 骨板中的纤维是 　　　　　　　　　　　　　　　　　　　　（　　）

32. 与腱细胞构成肌腱的是 　　　　　　　　　　　　　　　　　（　　）

33. 被醛品红染成紫色 　　　　　　　　　　　　　　　　　　　（　　）

34. 称为嗜银性纤维的是 　　　　　　　　　　　　　　　　　　（　　）

三、名词解释

1. 巨噬细胞　　　　　　　　　　　　2. 软骨陷窝

3. 软骨囊　　　　　　　　　　　　　4. 骨板

5. 哈弗斯系统　　　　　　　　　　　6. 软骨性骨发生

四、问答题

1. 试述疏松结缔组织的一般特点。

2. 试述浆细胞的光、电镜结构及来源和功能。

3. 试述成骨细胞的结构与功能。

4. 试述破骨细胞的结构与功能。

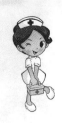

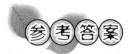

一、填空题

1. 疏松结缔组织　致密结缔组织　网状组织　脂肪组织　疏松结缔组织　细胞　组织　器官

2. 纤维　基质　多突扁平状　卵圆形　碱性

3. 组织细胞　圆形　椭圆形　伪足　颗粒或空泡　变形　吞噬能力　单核吞噬细胞系统

4. 圆形或椭圆形　强嗜碱性　粗面内质网　高尔基复合体　B细胞　抗体　体液免疫

5. 嗜碱性颗粒　异染性　过敏反应

6. 基质　蛋白多糖　透明质酸　异染性

7. 透明软骨　纤维软骨　弹性软骨　胶原原纤维　血管　神经

8. 软骨陷窝　扁平椭圆形　圆形或椭圆形　同源细胞群

9. 硫酸软骨素　嗜碱性　异染性　软骨囊

10. 软骨膜下生长　附加性生长　软骨内生长　间质性生长　膜性骨发生　软骨性骨发生

11. 骨质　有机成分　无机成分　成骨细胞　胶原纤维　基质

12. 干细胞　骨质有机成分　重吸收骨

13. 骨陷窝　突起　骨小管　平行

14. 外环骨板　内环骨板　哈弗斯骨板　间骨板

二、选择题

（A型题）

1. C　题解：机体中结缔组织的细胞间质的成分组成是各不相同的。

2. C　题解：成纤维细胞的细胞质均匀一致,微嗜碱性,而不是微嗜酸性。

3. C　题解：巨噬细胞只有在功能活跃时,其细胞质内才含有许多颗粒或空泡。

4. D　题解：浆细胞的细胞质呈强嗜碱性,电镜下可见胞质内含大量的粗面内质网和发达的高尔基复合体,而不是滑面内质网。

5. C　题解：肥大细胞的胞质内充满了粗大的嗜碱性异染性颗粒,不是嗜酸性异染性颗粒。

6. C　题解：网状组织主要构成造血组织和淋巴器官的支架,故C描述不完全。

7. D　题解：肥大细胞只参与机体的过敏反应,并不产生纤维和基质。

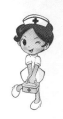

8. C　题解：透明软骨内含胶原原纤维,骨组织内含胶原纤维,致密结缔组织内含胶原纤维束,弹性结缔组织含弹性纤维,只有网状组织内含可被银染色的网状纤维。

9. D　题解：透明软骨的细胞间质内含胶原原纤维,而不是胶原纤维。

10. B　题解：骨细胞是多突形细胞,相邻细胞突起借缝隙连接相互连接,而不是紧密连接相互连接。

11. C　题解：成骨细胞的细胞质强嗜碱性,不是强嗜酸性。

12. B　题解：电镜下破骨细胞紧贴骨质的一侧的表面有许多不规则的微绒毛,称皱褶缘,光镜下称为纹状缘,不叫刷状缘。

13. D

14. B　题解：破骨细胞内含大量溶酶体,具有很强的吸收骨的能力,属于单核吞噬细胞系统的细胞。

15. B　题解：骨组织的细胞间质中的有机成分是大量胶原纤维和少量基质所构成,不是和大量基质所构成。

16. D　题解：在骨组织中,同一骨板内的纤维是相互平行,而相邻骨板内的纤维则相互垂直,并不是同一骨板内的纤维相互平行与相互垂直交叉排列。

（B型题）

17. B　18. C　19. A　20. E　21. E　22. A　23. B　24. D　25. C

26. A　27. B　28. E　29. B　30. D　31. B　32. E　33. C　34. A

三、名词解释

1. 巨噬细胞形态多样,一般为圆形或椭圆形,功能活跃时,可呈多突形。细胞核呈圆形或卵圆形,染色较深。细胞质较丰富,功能活跃时内含有许多颗粒或空泡。具有变形运动和吞噬能力,属于单核吞噬细胞系统。

2. 软骨细胞被包埋在软骨基质内,其所在部位的基质形成的空腔,叫软骨陷窝。

3. 在软骨陷窝的周缘,特别是在新生的软骨中,包围在陷窝或一组陷窝外面,呈强嗜碱性的部分叫软骨囊,它是新生的软骨基质,含硫酸软骨素较多。

4. 骨组织中胶原纤维多以高度有规律的分层排列为特征。每层的胶原纤维与基质共同所构成的薄板状结构称骨板。

5. 由哈弗斯骨板与哈弗斯管共同组成的系统。哈弗斯骨板介于内、外环骨板之间,是骨干密质骨的主要部分,它们以哈弗斯管为中心呈同心圆排列,并与哈弗斯管共同组成哈弗斯系统。哈弗斯管内有血管、神经及少量的结缔组织。

6. 由间充质先形成软骨雏形,然后软骨不断生长并逐渐被骨所替换的骨发生称软骨性骨发生。

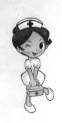

四、问答题

1. 由细胞和细胞间质组成。细胞少,种类多,包括成纤维细胞、浆细胞、巨噬细胞、脂肪细胞、肥大细胞等。细胞间质多,由胶原纤维、弹性纤维、网状纤维三种纤维和基质组成。该组织分布十分广泛,在细胞、组织和器官之间;其具有支持连接、防御保护、营养和修复的功能。

2. 浆细胞呈圆形或椭圆形,细胞核呈圆形,染色质多聚集在核周并呈辐射状排列,形似车轮状。细胞质较多,嗜碱性,近细胞核处有一色较浅而透明的区域。电镜下可见到胞质内含大量密集的粗面内质网,浅染区是高尔基复合体所在的部位。浆细胞来源于 B 细胞,浆细胞可产生抗体,参与机体的体液免疫。

3. 成骨细胞胞体较大,呈柱状或椭圆形,分布在骨质的表面。幼儿的成骨细胞较多。细胞核呈圆形,核仁明显。细胞质强嗜碱性,染为深蓝色。在电镜下可见大量的粗面内质网和发达的高尔基复合体,具有分泌类骨质的功能。

4. 破骨细胞数量较少,是一种多核的大细胞,一般可含 6 ～ 50 个细胞核。破骨细胞紧贴骨质的一侧有纹状缘,在电镜下为许多不规则的微绒毛,称皱褶缘。细胞质呈泡沫状,电镜下可见含大量的粗面内质网、发达的高尔基复合体、丰富的线粒体和溶酶体。破骨细胞具有很强的吸收骨的能力。

血液与血发生

一、填空题

1. 红细胞的形状呈 _____,中央 _____,周边 _____,直径为 7 ～ 8 μm。成熟的红细胞无 _____ 和其他 _____,细胞质中充满了 _____。

2. 正常成人血液中,女性约含红细胞 _____/μl,每 100 ml 血液中含 _____ 血红蛋白;男性约含红细胞 _____/μl,每 100 ml 血液中含 _____ 血红蛋白。

3. 网织红细胞是一种 _____ 的红细胞,数量很少,只占成人外周血红细胞总数的 _____,新生儿可达 _____。

4. 网织红细胞与成熟红细胞在常规染色下两者不易区分。用 _____ 体外活体染色,可见该细胞内有蓝色的细网或颗粒,电镜下为残留的 _____。因此,网织红细胞还具有合成 _____ 的能力。

5. 白细胞在正常成人的血液中含量较少,一般为 _____/μl,幼儿较多。有粒白细胞在 Wright 染色下又可分为 3 种,即 _____、_____ 和 _____。

6. 中性粒细胞约占白细胞总数的 _____% ～ _____%,细胞核形态多样,分 _____ 核和 _____ 核,在正常成人血液中多见 _____ 核的中性细胞,后者占中

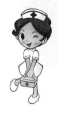

性粒细胞总数的 5% ～ 10%,若比例显著增高,临床上称之为 _____。

7. 中性粒细胞胞质内散布着细小的颗粒,电镜下颗粒又可分为两种:即 _____ 和 _____,分别约占 _____% 和 _____%。

8. 嗜酸粒细胞占白细胞总数的 _____% ～ _____%,体积较中性粒细胞略大,细胞质内含有许多粗大的 _____,嗜碱粒细胞在正常人血液中极少,只占白细胞总数的 _____% ～ _____%。

9. 淋巴细胞为白细胞总数的 _____% ～ _____%,幼儿较多。根据淋巴细胞的发生部位、表面特征、寿命长短和免疫功能的不同,至少又可分为 _____、_____、_____ 和 _____ 等 4 类。

10. T 细胞和 B 细胞分别是在 _____ 和 _____ 内分化、发育,而后进入血液循环或淋巴组织的,并分别参与机体的 _____ 和 _____ 功能。

11. 血涂片中,血小板一般呈 _____,常聚集成群。血小板周边部分 _____、_____;中央部分含有 _____,染为紫红色。电镜下,血小板内无 _____,但有 _____、线粒体、微丝、血小板颗粒及糖原颗粒等。

12. 在人体发育的不同阶段,执行造血功能的器官各不相同,大致可分为 3 个阶段:即 _____、_____、_____。

13. 血细胞发生中,首先由胚胎时期卵黄囊壁的胚外中胚层形成 _____,由此产生 _____,并履行造血功能,产生血细胞。

二、选择题

（A 型题）

1. 以下对红细胞的描述中,哪一项是错误的? （　）
   A. 呈双凹扁圆形,中央较薄,周边较厚,直径 7 ～ 8 μm
   B. 呈双凸扁圆形,中央较厚,周边较薄,直径 7 ～ 8 μm
   C. 新鲜的血液,常见红细胞黏合成红细胞缗钱
   D. 大量红细胞肉眼观察时是猩红色
   E. 成熟的红细胞无细胞核和其他细胞器,细胞质中充满了血红蛋白

2. 以下对红细胞数量的描述中,哪一项是正确的? （　）
   A. 正常成人女性血液中含 350 万～ 450 万个 /ml
   B. 正常成人女性血液中含 400 万～ 500 万个 /μl
   C. 正常成人男性血液中含 400 万～ 500 万个 /μl
   D. 正常成人男性血液中含 350 万～ 450 万个 /μl
   E. 幼年血液中红细胞的含量较低

3. 血液内血红蛋白的含量是 （　）
   A. 正常成人女性血液中含 12 ～ 15 g/100 ml

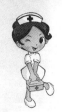

    B. 正常成人女性血液中含 10.5 ～ 13.5 g/100 ml

    C. 正常成人男性血液中含 12 ～ 1_ g/ml

    D. 正常成人男性血液中含 10.5 ～ 13.5 g/100 ml

    E. 幼年血液中红细胞血红蛋白含量较低

4. 以下对于网织红细胞的描述中,哪一项是错误的?   (   )

    A. 是一种未完全成熟的红细胞

    B. 数量很少,只占成人外周血红细胞总数的 0.5% ～ 1.5%

    C. 新生儿可达 3% ～ 6%

    D. 较成熟红细胞略大,故很容易与成熟红细胞相区分

    E. 还具有合成血红蛋白的能力

5. 煌焦油蓝染色显示的网织红细胞内蓝色的细网或颗粒,电镜下是   (   )

    A. 残留的粗面内质网   B. 残留的滑面内质网

    C. 残留的核糖体   D. 残留的高尔基复合体

    E. 残留的线粒体

6. 区分有粒白细胞与无粒白细胞的主要依据是   (   )

    A. 细胞大小不同   B. 细胞有无吞噬功能

    C. 细胞核有无分叶   D. 细胞内有无特殊颗粒

    E. 细胞内有无嗜天青颗粒

7. 以下对中性粒细胞的描述中,哪一项是错误的?   (   )

    A. 白细胞中最多的一种

    B. 约占白细胞总数的 50% ～ 70%

    C. 细胞核分带状核和分叶核

    D. 带状核的细胞占 5% ～ 10%,若比例显著增高,临床上称核型右移

    E. 能作变形运动,具有活跃的吞噬能力

8. 以下哪一项不是单核细胞的特点?   (   )

    A. 血液中体积最大的细胞

    B. 占白细胞总数的 20% ～ 25%

    C. 细胞核形态多样,呈卵圆形、肾形、不规则形或马蹄形

    D. 细胞质丰富,呈弱嗜碱性

    E. 有吞噬作用,属单核吞噬细胞系统

9. 以下哪一项不是淋巴细胞的特点?   (   )

    A. 为白细胞总数的 20% ～ 25%

    B. 根据形态可分为大、中、小三型

    C. 血液中小淋巴细胞数量最多

    D. 根据功能的不同,又可分为 T 细胞、B 细胞、K 细胞和 NK 细胞等

E. T 细胞、B 细胞分别参与机体的细胞免疫和体液免疫

10. 外周血中,以下哪一项血小板数为血小板减少? （　　）

    A. 低于 40 万 /μl
    B. 低于 30 万 /μl

    C. 低于 20 万 /μl
    D. 低于 10 万 /μl

    E. 低于 5 万 /μl

11. 对骨髓的描述中,哪一项是错误的? （　　）

    A. 出生后,造血主要由骨髓来完成

    B. 主要产生红系、粒系、单核细胞系的细胞及血小板

    C. T、B、K 及 NK 细胞也来自骨髓

    D. 成人红、黄骨髓比例约为 1:1

    E. 红骨髓由造血组织和血窦所构成

12. 对造血组织的描述,哪一项是错误的? （　　）

    A. 由网状组织和造血细胞组成

    B. 网状组织构成网状支架

    C. 网孔中充满了各种血细胞、大量造血干细胞等

    D. 网状组织、微血管及巨噬细胞等组成了造血诱导微环境

    E. 造血诱导微环境具有调节造血细胞增殖与分化的功能

13. 以下对血细胞发生的描述中,哪一项是错误的? （　　）

    A. 血细胞发生大致分为原始阶段、幼稚阶段和成熟阶段

    B. 红、粒系的幼稚阶段又可分为早、中、晚三阶段

    C. 红、粒系,单核和巨核细胞系的幼稚阶段又可分早、中、晚三阶段

    D. 单核和巨核细胞系的幼稚阶段不分早、中、晚三阶段

    E. 原单核细胞可经幼单核细胞、单核细胞,进一步分化为巨噬细胞

14. 对红、粒细胞系发生过程中形态变化规律的描述中,哪一项是错误的? （　　）

    A. 细胞体由大逐渐变小

    B. 细胞核由大逐渐变小;红细胞最终失去核,粒细胞的核呈分叶状

    C. 细胞质由少逐渐增多,嗜碱性由强逐渐变弱,至略嗜酸性

    D. 细胞质由少逐渐增多,由染成粉红色逐渐成蓝紫色

    E. 分裂能力由有逐渐到无

15. 对造血干细胞的描述中,哪一项是错误的? （　　）

    A. 又称多能干细胞
    B. 可增殖、分化成造血组细胞

    C. 只能向某一血细胞系统增殖、分化
    D. 各种血细胞均起源于造血干细胞

    E. 具有自我更新的能力

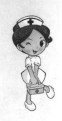

（B 型题）

备选答案（第 16 ～ 19 题）：

　　A. 单核细胞　　B. B 细胞　　　C. 红细胞　　　D. 嗜碱粒细胞　　E. 巨噬细胞

16. 与产生免疫球蛋白有关　　　　　　　　　　　　　　　　　　　　（　　）

17. 含有特殊颗粒的细胞是　　　　　　　　　　　　　　　　　　　　（　　）

18. 含有异染性颗粒的细胞是　　　　　　　　　　　　　　　　　　　（　　）

19. 含有血红蛋白的细胞是　　　　　　　　　　　　　　　　　　　　（　　）

备选答案（第 20 ～ 24 题）：

　　A. B 细胞　　B. T 细胞　　　C. 巨核细胞　　D. 嗜碱粒细胞　　E. 单核细胞

20. 产生血小板的细胞是　　　　　　　　　　　　　　　　　　　　　（　　）

21. 吞噬细菌、病毒的细胞是　　　　　　　　　　　　　　　　　　　（　　）

22. 参与机体体液免疫的细胞是　　　　　　　　　　　　　　　　　　（　　）

23. 参与机体细胞免疫的细胞是　　　　　　　　　　　　　　　　　　（　　）

24. 参与机体过敏反应的细胞是　　　　　　　　　　　　　　　　　　（　　）

备选答案（第 25 ～ 29 题）：

　　A. B 细胞　　　B. 中性粒细胞　C. 嗜酸粒细胞　　D. NK 细胞　　　E. 单核细胞

25. 具有自然杀伤能力的细胞是　　　　　　　　　　　　　　　　　　（　　）

26. 血液中最多的白细胞是　　　　　　　　　　　　　　　　　　　　（　　）

27. 属单核吞噬细胞系统的细胞是　　　　　　　　　　　　　　　　　（　　）

28. 与过敏或寄生虫病有关的细胞是　　　　　　　　　　　　　　　　（　　）

29. 巨噬细胞的前体细胞是　　　　　　　　　　　　　　　　　　　　（　　）

备选答案（第 30 ～ 35 题）：

　　A. 血岛　　　B. 胸腺　　　　C. 骨髓　　　　D. 造血干细胞　　E. 造血组细胞

30. 最原始的造血细胞是　　　　　　　　　　　　　　　　　　　　　（　　）

31. 最原始的造血细胞来自　　　　　　　　　　　　　　　　　　　　（　　）

32. 只能向某一血细胞系统增殖、分化的细胞是　　　　　　　　　　　（　　）

33. 能自我复制保持其特性和数量　　　　　　　　　　　　　　　　　（　　）

34. T 细胞分化、发育的场所是　　　　　　　　　　　　　　　　　　（　　）

35. B 细胞分化、发育的场所是　　　　　　　　　　　　　　　　　　（　　）

三、名词解释

1. 血象

2. 核型左移

3. 造血干细胞

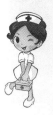

四、问答题

1.试述红细胞的形态结构特点、功能和正常值。

2.试述网织红细胞的形态结构特点、正常值和意义。

3.试述中性粒细胞的形态结构特点。

4.试述单核细胞的形态结构特点和功能。

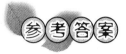

一、填空题

1.双凹扁圆形　较薄　较厚　细胞核　细胞器　血红蛋白

2.350 万～450 万个　10.5～13.5 g　400 万～500 万个　12～15 g

3.未完全成熟　0.5%～1.5%　3%～6%

4.煌焦油蓝　核糖体　血红蛋白

5.4 000～10 000 个　中性粒细胞　嗜酸粒细胞　嗜碱粒细胞

6.50　70　带状　分叶　分叶　核型左移

7.特殊颗粒　嗜天青颗粒　80　20

8.0.5　3　嗜酸性颗粒　0　1

9.20　30　T 细胞　B 细胞　K 细胞　NK 细胞

10.胸腺　骨髓　细胞免疫　体液免疫

11.星状多突形　透明　微嗜碱性　嗜天青颗粒　细胞核　小管系

12.卵黄囊造血期　肝造血期　骨髓造血期

13.血岛　原始造血细胞

二、选择题

（A 型题）

1.B　题解：红细胞的形态特点是双凹扁圆形、中央较薄、周边较厚的,而不是中央较厚、周边较薄。

2.C　题解：红细胞的数量是以每 μl 计算,正常成人男性血液中含红细胞 400 万～500 万个 /μl。

3.B　题解：血红蛋白的含量是以 100 ml 血液为单位计算的,正常成人女性血液中含血红蛋白 10.5～13.5 g/100 ml。

4.D　题解：网织红细胞在常规染色下不能与成熟红细胞区分,只有用煌焦油蓝活体染色,才能与之区分。

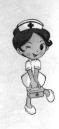
5. C 题解：煌焦油蓝染色显示的网织红细胞内蓝色的细网或颗粒,电镜下是与产生血红蛋白有关的核糖体。

6. D 题解：白细胞是以细胞内有无特殊颗粒分为有粒白细胞与无粒白细胞的。

7. D 题解：带状核中性粒细胞的比例若显著增高,临床上称核型左移,而不是右移。

8. B 题解：单核细胞占白细胞总数的3%～8%,不是20%～25%。

9. A 题解：淋巴细胞为白细胞总数的20%～30%,不是20%～25%。

10. D 题解：外周血中,血小板数一般低于10万/μl为血小板减少,低于5万/μl有出血的危险。

11. C 题解：出生前、后,骨髓主要产生红系、粒系、单核细胞系的细胞及血小板,B细胞、K细胞及NK细胞也来自骨髓,但不包括T细胞,T细胞来自胸腺。

12. C 题解：在机体各造血组织中,造血干细胞的数量均很少,骨髓中相对较多,但也不是大量。

13. C 题解：血细胞发生中,只有红、粒系的幼稚阶段又分为早、中、晚3阶段,而单核和巨核细胞系的幼稚阶段不分。

14. D 题解：红、粒细胞系发生过程中,细胞质由少逐渐增多,嗜碱性由强逐渐变弱,至略嗜酸性,其染色特点是由蓝紫色向粉红色过渡,不是由粉红色逐渐变成蓝紫色。

15. C 题解：造血干细胞具有强烈的增殖能力,潜在的分化能力和自我更新的能力,机体各种血细胞均由造血干细胞增殖分化而来;故只能向某一血细胞系统增殖、分化是错误的。

（B型题）

16. B 17. D 18. D 19. C 20. C 21. E 22. A 23. B 24. D 25. D 26. B
27. E 28. C 29. E 30. D 31. A 32. E 33. D 34. B 35. C

三、名词解释

1. 临床上将血细胞、血小板的形态、数量、比例和血红蛋白的含量称为血象。血象对于了解机体状况和诊断疾病十分重要。

2. 中性粒细胞的细胞核分为带状核和分叶核两种。带状核的细胞较幼稚,占5%～10%,若比例显著增高,临床上称之为核型左移,此现象多出现在严重的细菌性感染时。

3. 造血干细胞是能增殖、分化为各种血细胞的最原始的造血细胞。它具有很强的分裂能力、分化成多种血细胞的潜在能力以及自我复制的更新能力。

四、问答题

1. 成熟红细胞呈双凹扁圆形,中央较薄,周边较厚,直径为7～8 μm。成熟的红细胞无细胞核和其他细胞器,细胞质中充满了血红蛋白。血红蛋白具有携带O_2和CO_2,

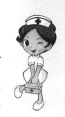

进行气体交换的功能。而红细胞的形态结构提供了进行气体交换更大的、有效的表面积。正常成人血液中,女性含红细胞 350 万～450 万个 /µl ,每 100 ml 血液中含 10.5～13.5 g 血红蛋白;男性含红细胞 400 万～500 万个 /µl ,每 100 ml 血液中含 12～15 g 血红蛋白;幼年血液中两者的含量均较高。

2. 网织红细胞是未完全成熟的红细胞,数量很少,只占成人外周红细胞总数的 0.5%～1.5%,新生儿可达 3%～6%。该细胞较成熟红细胞略大。用煌焦油蓝活体染色,可见细胞内有蓝色的细网或颗粒,电镜下为残留的核糖体。因此,网织红细胞还具有合成血红蛋白的能力,1～3 天后网织红细胞即可发育为成熟的红细胞。临床上网织红细胞的计数可作为贫血等某些血液性疾病诊断、疗效判断和预后估计的指标之一。

3. 是白细胞中最多的一种,占白细胞总数的 50%～70%,细胞直径为 10～12 µm。细胞核有带状核和分叶核两种。分叶核的叶数 2～6 叶不等,正常成人血液中多见 2～3 叶核的细胞。带状核的细胞较幼稚,占粒细胞总数的 5%～10%,若比例显著增高,临床上称为核型左移。细胞核染色质颗粒粗大,凝聚成块状,无核仁。细胞质有许多细小的颗粒,电镜下又可分为两种:即特殊颗粒,较小,显中性,被染为淡粉红色,约占 80%;嗜天青颗粒,较大,染为红紫色,约占 20%。

4. 单核细胞占白细胞总数的 3%～8%。是血液中体积最大的细胞,直径为 14～20 µm。细胞核形态多样,呈圆形、卵圆形、肾形、不规则形或马蹄形。核染色质颗粒细小,呈细网状,染色较浅。细胞质丰富,呈弱嗜碱性,染为浅灰蓝色,内含紫红色的嗜天青颗粒。高尔基复合体大而明显,多位于细胞质较多的一侧。单核细胞在血液内具有一定的吞噬作用,属于单核吞噬细胞系统的成员之一。

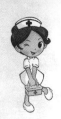

实验项目三　肌组织

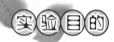

1. 掌握肌组织的结构特点。

2. 熟悉骨骼肌、心肌和平滑肌的光镜下结构。

3. 了解骨骼肌、心肌、平滑肌的超微结构。

实验要点

1. 肌组织的一般结构特点。

2. 平滑肌、骨胳肌和心肌的微细结构特点。

实验材料

1. 平滑肌标本切片。

2. 心肌标本切片。

3. 骨骼肌标本切片。

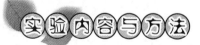

一、平滑肌（小肠切片，HE 染色），绘图

（一）肉眼观察　本片中染色最红的部分为平滑肌。

（二）低倍镜观察　在染色最红的部位可见平滑肌的纵切和横切,在两层平滑肌之间,有少量疏松结缔组织。

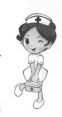

平滑肌纤维的纵切面呈长梭形,横切面呈点状。

（三）高倍镜观察　平滑肌的纵切面,肌纤维呈梭状,染成红色;细胞核呈杆状,染成紫蓝色,位于肌纤维的中央。

平滑肌的横切面,肌纤维呈大小不同的点状,有的肌纤维可见圆形的核,有的肌纤维则看不见核。在高倍镜下绘平滑肌的纵切和横切图,并注明切面、细胞质和细胞核。

二、心肌（心室壁切片. HE 染色）

（一）低倍镜观察　可见到心肌纤维各种不同的切面,其纵切面呈带状,具有分支;横切面呈不规则的圆形。在肌纤维之间,有少量疏松结缔组织和小血管。选择典型的纵切面,移至视野中央,换高倍镜观察。

（二）高倍镜观察　心肌纤维的分支彼此吻合成网状。核圆形,位于肌纤维的中央。在肌纤维中,横过纤维染色较深的细线为闰盘。在适当下降聚光器和缩小光圈后再观察,可见肌纤维内有不很明显的染成红色的暗带和淡红色的明带,两者相间排列,形成心肌纤维的横纹。

三、示教　骨骼肌（HE 染色）

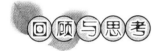

一、填空题

1. 在骨骼肌纤维中,相邻两条 Z 线之间的一段 _____ 称肌节。每个肌节包括 _____。它是肌纤维 _____ 的基本单位。

2. 粗肌丝位于 _____,中央固定于 _____,两端 _____;细肌丝一端固定于 _____,另一端平行插入粗肌丝之间,达 _____ 外侧,末端游离。

3. 肌原纤维中的粗肌丝是由 _____ 分子组成,而细肌丝是由三种蛋白分子组成,即 _____、_____ 和 _____。

4. 横小管又称 _____,是由 _____ 向肌纤维内部凹陷而成的小管,与肌纤维的长轴 _____。人骨骼肌的横小管位于肌原纤维的 _____ 与 _____ 的交界处,而心肌纤维的横小管则位于 _____ 水平。

5. 纵小管又称 _____,即肌纤维内的 _____,位于肌原纤维周围,具有贮存 _____ 的能力。

6. 横小管两侧的纵小管膨大汇合称 _____,横小管与其两侧 _____ 共同构成 _____。

7. 当肌纤维收缩时,粗肌丝与细肌丝的长度 _____,而是细肌丝在粗肌丝之间向

_____ 方向滑动,导致 H 带和 I 带变 _____,甚至 _____,A 带宽度 _____,两 Z 线靠近,_____ 缩短,即肌纤维收缩。

8. 心肌纤维呈 _____,有 _____,相互 _____。细胞核呈椭圆形,位于中央,可见双核。核周 _____ 丰富。

9. 心肌纤维彼此端端相连处称 _____。在 HE 染色标本中一般呈 _____,并与肌纤维的长轴 _____ 或呈 _____。

10. 电镜下心肌的闰盘位于 _____ 水平,此处相邻心肌纤维的 _____ 相互嵌合,在横向的接触面上具有 _____ 和 _____,在纵向的接触面上具有 _____。

11. 电镜下,平滑肌纤维的肌浆内分布着大量的 _____,有 _____ 和 _____,但它们不形成 _____ 和横纹。

二、选择题

（A 型题）

1. 关于骨骼肌纤维细胞核的描述中,哪一项是正确的? （　　）
    A. 一个细胞核,位于细胞中央　　　　B. 多个细胞核,位于细胞中央
    C. 一个细胞核,位于肌膜下　　　　　D. 多个细胞核,位于肌膜下
    E. 以上都不对

2. 肌节是 （　　）
    A. 相邻两条 Z 线间的一段肌原纤维　　B. 相邻两条 Z 线间的一段肌纤维
    C. 相邻两条 M 线间的一段肌纤维　　　D. 相邻两个 H 带间的一段肌纤维
    E. 相邻两条 M 线间的一段肌原纤维

3. 肌节是由 （　　）
    A. 1/2A 带组成　　　　　　　　　　B. A 带 +I 带组成
    C. A 带 +A 带组成　　　　　　　　　D. 1/2I 带组成
    E. 1/2I 带 +A 带 +1/2I 带组成

4. 骨骼肌纤维的横小管由 （　　）
    A. 滑面内质网形成　　　　　　　　　B. 粗面内质网形成
    C. 高尔基复合体形成　　　　　　　　D. 肌浆网形成
    E. 肌膜向肌纤维内凹陷形成

5. 横纹肌肌纤维内的终池由 （　　）
    A. 肌膜内陷形成　　　　　　　　　　B. 粗面内质网形成
    C. 滑面内质网形成　　　　　　　　　D. 高尔基复合体形成
    E. 以上都不对

6. 骨骼肌纤维三联体的结构是 （　　）
    A. 由一条横小管与两侧的终池构成　　B. 由两条横小管及其中间终池构成

C. 由两条纵小管及其中间终池构成　　D. 由一条横小管和一个终池构成

E. 以上都不对

7. 关于人骨骼肌纤维的描述中,哪一项是错误的?　　　　　　　　　　（　　）

A. 形成横纹的结构基础是肌原纤维

B. 肌浆网即是肌纤维内的滑面内质网

C. 肌纤维内贮存 Ca^{2+} 的部位是肌浆网

D. 横小管是肌膜在 Z 线水平向内凹陷形成

E. 以上都不对

8. 骨骼肌纤维收缩时,其肌节的变化是　　　　　　　　　　　　　　（　　）

A. 仅 I 带缩短　　　　　　　　　　B. 仅 A 带缩短, H 带消失或缩短

C. I 带、A 带均缩短　　　　　　　　D. 仅 H 带缩短

E. I 带、H 带均缩短

9. 构成粗肌丝的蛋白质是　　　　　　　　　　　　　　　　　　　（　　）

A. 肌球蛋白　　B. 肌动蛋白　　C. 原肌球蛋白　　D. 肌原蛋白　　E. 肌红蛋白

10. 人骨骼肌纤维中 Z 线分布于　　　　　　　　　　　　　　　　　（　　）

A. A 带中央　　　　　　　　　　　B. I 带中央

C. H 带中央　　　　　　　　　　　D. I 带与 A 带交界处

E. A 带与 H 带交界处

11. 心肌闰盘处有　　　　　　　　　　　　　　　　　　　　　　　（　　）

A. 中间连接、桥粒、紧密连接　　　　B. 中间连接、桥粒、缝隙连接

C. 紧密连接、桥粒、缝隙连接　　　　D. 连接复合体、缝隙连接

E. 连接复合体、桥粒、紧密连接

12. 心肌纤维能成为一个同步舒缩的功能整体,主要依赖于　　　　　　（　　）

A. 横小管　　B. 肌质网　　C. 缝隙连接　　D. 紧密连接　　E. 中间连接

13. 以下关于心肌纤维的描述中,哪一项是错误的?　　　　　　　　　（　　）

A. 粗、细肌丝不形成明显的肌原纤维　B. 具有二联体

C. 有横纹　　　　　　　　　　　　D. 肌纤维分支吻合成网

E. 有多个核位于肌膜下

14. 平滑肌纤维中的中间丝起　　　　　　　　　　　　　　　　　　（　　）

A. 收缩作用　　B. 连接作用　　C. 滑动作用　　D. 保护作用　　E. 骨架作用

15. 以下关于平滑肌超微结构的描述中,哪一项是错误的?　　　　　　（　　）

A. 含有粗、细肌丝　　　　　　　　B. 不形成肌节和横纹

C. 有终池　　　　　　　　　　　　D. 细胞核两端肌浆丰富

E. 细胞之间有缝隙连接

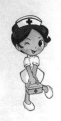

16. 下述平滑肌的结构中,哪一项相当于横纹肌的横小管? （　　）

    A. 密体   B. 密区

    C. 肌膜内陷形成的圆形小凹   D. 中间丝

    E. 以上都不对

17. 骨骼肌收缩的结构基础是 （　　）

    A. 肌浆网   B. 肌原纤维   C. 横小管   D. 线粒体   E. 粗面内质网

18. 组成细肌丝的蛋白质是 （　　）

    A. 肌动蛋白、肌原蛋白和肌球蛋白   B. 肌动蛋白、肌原蛋白和肌红蛋白

    C. 肌动蛋白、原肌球蛋白和肌原蛋白   D. 肌动蛋白、肌球蛋白和肌钙蛋白

    E. 肌球蛋白、肌红蛋白和原肌球蛋白

19. 骨骼肌纤维内的终池是指 （　　）

    A. 横小管的膨大部   B. 细胞核附近的高尔基复合体

    C. 相邻两条横小管之间的肌浆网   D. 横小管两侧的肌浆网膨大汇合部

    E. 肌浆网之间的小间隙

20. 人骨骼肌内横小管的位置在 （　　）

    A. 明、暗带交界处   B. 相当于 Z 线部位

    C. 相当于 M 线部位   D. H 带的两侧

    E. Z 线两侧

21. 以下关于骨骼肌收缩的描述中,哪一项是错误的? （　　）

    A. 肌膜的兴奋经横小管传至三联体

    B. 肌浆网释放 Ca^{2+}

    C. 肌原蛋白与 Ca^{2+} 结合发生构型变化

    D. 肌动蛋白与肌球蛋白的横桥接触

    E. 细肌丝把粗肌丝拉向 Z 线

（B 型题）

备选答案（第 22 ～ 26 题）:

    A. 特殊细胞连接   B. 肌原纤维   C. 滑面内质网   D. 肌膜   E. 粗面内质网

22. 肌纤维内的肌浆网即 （　　）

23. 形成横小管 （　　）

24. 形成终池 （　　）

25. 闰盘为 （　　）

26. 肌丝构成 （　　）

备选答案（第 27 ～ 31 题）:

    A. 肌动蛋白   B. 原肌球蛋白   C. 肌原蛋白   D. 肌球蛋白   E. 肌红蛋白

27. 粗肌丝含 （　　）

28. 能与 Ca^{2+} 结合　　　　　　　　　　　　　（　　）

29. 具有 ATP 酶　　　　　　　　　　　　　　　（　　）

30. 肌纤维舒张时,掩盖肌动蛋白位点　　　　　　　（　　）

31. 构成细肌丝主体　　　　　　　　　　　　　　（　　）

备选答案（第 32 ～ 36 题）：

　　A. 缝隙连接　　　B. 横小管　　　C. 储存 Ca^{2+}　　　D. ArIP 酶　　　E. 以上均无关

32. 心肌纤维连接处有　　　　　　　　　　　　　（　　）

33. 位于心肌纤维的 Z 线水平　　　　　　　　　　（　　）

34. 肌浆网　　　　　　　　　　　　　　　　　　（　　）

35. 横桥是一种　　　　　　　　　　　　　　　　（　　）

36. 相邻平滑肌纤维之间有　　　　　　　　　　　（　　）

备选答案（第 37 ～ 41 题）：

　　A. 中间丝　　　B. 肌丝束　　　C. 二联体　　　D. 密体　　　E. 三联体

37. 平滑肌的骨架　　　　　　　　　　　　　　　（　　）

38. 心肌纤维内的肌丝构成　　　　　　　　　　　（　　）

39. 位于心肌纤维内　　　　　　　　　　　　　　（　　）

40. 位于骨骼肌纤维内　　　　　　　　　　　　　（　　）

41. 相当于骨骼肌的 Z 线　　　　　　　　　　　（　　）

三、名词解释

1. 肌原纤维　　　　　　　　　2. 肌节

3. 闰盘　　　　　　　　　　　4. 三联体

四、问答题

1. 骨骼肌纤维出现横纹的结构基础是什么？

2. 试比较骨骼肌、心肌、平滑肌的异同点。

3. 简述骨骼肌纤维的收缩原理。

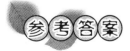

一、填空题

1. 肌原纤维　　1/2I+A+1/2I　　结构和功能

2. 暗带　　M 线　　游离　　Z 线　　H 带

3. 肌球蛋白　　肌动蛋白　　原肌球蛋白　　肌原蛋白

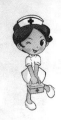

4. T小管　肌膜　垂直　A带　I带　Z线

5. L小管　滑面内质网　Ca^{2+}

6. 终池　终池　三联体

7. 不变　M线　窄　消失　不变　肌节

8. 短柱状　分支　吻合成网　肌浆

9. 闰盘　深染的粗线　垂直　阶梯形

10. Z线　肌膜　中间连接　桥粒　缝隙连接

11. 肌丝　粗肌丝　细肌丝　肌节

二、选择题

（A型题）

1. D　题解：骨骼肌细胞核呈椭圆形，多个甚至达几百个，位于细胞周围近肌膜处，即肌膜下。

2. A

3. E　题解：一个肌节包括1/2明带 + 一个暗带 +1/2明带，明带即I带，暗带即A带，所以肌节是由1/2I+A+1/2I带组成。

4. E　题解：横小管又称T小管，是肌膜向肌纤维内部凹陷而成的小管，与肌纤维的长轴垂直，横小管分枝吻合成网，环绕每条肌原纤维周围。

5. C　题解：横纹肌纤维内的滑面内质网位于相邻两条横小管之间形成纵小管，纵小管末端膨大汇合形成终池。

6. A

7. D　题解：因人和哺乳动物的骨骼肌纤维的横小管位于A带和I带交界处。

8. E　题解：当肌纤维收缩时，粗肌丝与细肌丝的长度不变，而是细肌丝在粗肌丝之间向M线方向滑动。由于细肌丝滑入A带内，导致H带和I带均变窄，甚至消失，A带宽度不变。

9. A　10. B

11. B　题解：闰盘是心肌纤维之间的连接结构，由相邻心肌纤维的肌膜相互嵌合而成，在横向接触面上有中间连接和桥粒，在纵向接触面上有缝隙连接。

12. C　题解：因为细胞间缝隙连接的细胞间间隙很窄，仅2 nm，且有小管相通，便于化学信息和电冲动迅速传递到每一个心肌细胞，使心肌纤维同步舒缩成为一功能整体。

13. E　题解：心肌纤维细胞核椭圆形，位于中央，可见双核。

14. E　题解：平滑肌纤维内分布着大量中间丝，附于密区与密体之间，构成平滑肌纤维的骨架。

15. C　16. C

17. B　题解：骨骼肌纤维收缩的结构基础是肌原纤维。据肌丝滑动学说，目前认为

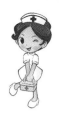

肌原纤维收缩是细肌丝向粗肌丝之间滑行。

18．C　19．D　20．A

21．E　题解：肌纤维收缩时，是粗肌丝上的横桥将细肌丝拉向 M 线。

（B 型题）

22．C　23．D　24．C　25．A　26．B　27．D　28．C　29．D　30．B　31．A　32．A

33．B　34．C　35．D　36．A　37．A　38．B　39．C　40．E　41．D

三、名词解释

1. 是骨骼肌纤维肌浆内含有的一种与肌纤维收缩有关的结构，呈细长丝状，与肌纤维长轴平行排列。电镜下可见肌原纤维是由许多粗、细两种肌丝有规律地平行排列而成，每条肌原纤维上显有明暗相间的横纹。

2. 两条相邻 Z 线间的一段肌原纤维称为肌节，每个肌节包括 1/2I 带 +A 带 +1/2I 带，是肌纤维收缩形态的功能单位。

3. 是心肌纤维相互连接的部位，光镜下为深染的粗线，与肌纤维长轴垂直或呈阶梯形；电镜下闰盘位于 Z 线水平，为相邻心肌纤维的肌膜相互嵌合，在横向的接触面上，有中间连接和桥粒，在纵向接触面上有缝隙连接，此结构利于化学信息和电冲动交流，使心肌纤维同步舒缩成为一功能整体。

4. 在人和哺乳动物骨骼肌纤维的 A 带和 I 带交界处，肌膜向细胞内凹陷形成横小管，肌浆网在相邻两条横小管之间大致呈纵向排列形成纵小管，纵小管在靠近横小管处膨大汇合称为终池。横小管和它两侧的终池共同构成的结构称三联体。

四、问答题

1. 骨骼肌纤维的肌浆内含有许多与细胞长轴平行排列的肌原纤维。每一条肌原纤维是由许多粗、细肌丝有规律地排列，使肌原纤维呈现出明暗相间的横纹。由于每条肌原纤维的明暗横纹都相应排列在同一水平，因此使得骨骼肌纤维出现明暗交替的横纹。

2. 相同点：①三种肌纤维肌浆内均含肌丝。②均有舒缩功能。

不同点如下表所示：

分布	骨骼肌 附着于骨骼	心肌 心脏壁	平滑肌 心血管壁、内脏器官
收缩特点	随意肌，收缩有力	不随意，收缩有节律	不随意
形态	长圆柱形	短柱状、有分支吻合	长梭形
细胞核	多个，位于细胞膜下	1～2 个，居中	1 个，居中
肌丝	排列规律，形成明显的肌原纤维	无明显的肌原纤维，形成肌丝束	肌丝不形成肌节，尚有中间丝无横纹
横纹	明显	有，不及骨骼肌明显	无横小管，仅有肌膜小凹

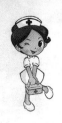
横小管	位于 A、I 带交界处	位于 Z 线水平	很不发达
肌浆网	发达,具有三联体	稀疏,具有二联体	有密区及密体(相当于 Z 线)
其他		具有闰盘	

3. 目前公认的骨骼肌纤维收缩原理是"肌丝滑动学说"。当肌纤维收缩时,粗肌丝与细肌丝的长度不变,而是细肌丝在粗肌丝之间向 M 线方向滑动。由于是细肌丝滑入 A 带内,导致 H 带和 I 带变窄,甚至消失,A 带宽度不变,Z 线靠近,肌节缩短,即肌纤维收缩。其收缩过程为:当神经冲动传到肌纤维时,兴奋经横小管传至三联体,引起肌浆网释放 Ca^{2+} 进入肌浆,肌原蛋白与 Ca^{2+} 结合后引起构型变化,使原肌球蛋白陷入肌动蛋白的螺旋沟内,肌动蛋白的位点暴露,粗肌丝上横桥与肌动蛋白位点接触,ATP 酶被激活,分解 ATP 而释放能量,使横桥向 M 线方向转动,并将细肌丝拉向 M 线,肌节缩短,肌纤维收缩。收缩完成后,Ca^{2+} 被肌浆网膜上钙泵从肌浆汲回肌浆网,细肌丝与粗肌丝分离,并退回原位,肌节复原,肌纤维舒张。

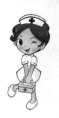

实验项目四 神经组织

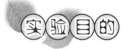

实验目的

1. 掌握神经元的结构特点。
2. 熟悉有髓神经纤维的结构特点。

实验要点

1. 神经胶质细胞。
2. 神经元的形态结构。
3. 神经元的连接及分类。
4. 神经组织的显微镜下观察。

实验材料

1. 多极神经元。
2. 有髓神经纤维。
3. 触觉小体。
4. 运动终板。

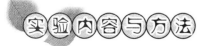

实验内容与方法

一、多极神经元（脊位横切片，HE 染色），绘图

（一）肉眼观察 切片呈扁圆形，其中部染色较深，为脊髓的灰质。

（二）低倍镜观察 灰质中央的圆形空腔，为脊髓的中央管,管壁衬有单层的室管膜

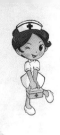

细胞,属神经胶质细胞,中央管两侧的灰质,其较宽阔的一端叫前角,前角内体形较大、染色较深的多角形细胞,即为多极神经元。选择一个典型的多极神经元,移至视野中央,换高倍镜观察。

(三)高倍镜观察 多极神经元的细胞体不规则,可见数个突起的根部,但不易区分其为树突或轴突。细胞质染成红色,在细胞质内的蓝色斑块状物质,为嗜染质。细胞核位于细胞体的中央,大而圆,着色浅淡,内有深色的核仁。在高倍镜下绘一个多极神经元,并注明细胞体、细胞核和突起。

二、有髓神经纤维(神经的纵切片,HE 染色)

(一)低倍镜观察 在神经内有许多平行的纵切有髓神经纤维。选一段完整而清晰的神经纤维,移至视野中央,换高倍镜观察。

(二)高倍镜观察 神经纤维的中央有一条紫红色的轴突,其两侧的髓鞘呈网状或透亮的空隙,这由位于髓鞘内的脂质被二甲苯溶解所致。在髓鞘的两侧,有染成深红色的神经膜。神经纤维的狭窄处,为神经纤维节(即郎飞氏节),两个节之间的一般神经纤维即节间段。

三、示教

(一)触觉小体(手指皮肤切片,HE 染色)。
(二)运动终板(肋间肌压片,氯化金染色)。

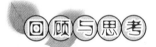

一、填空题

1. 神经细胞形态多样、大小不等,每个细胞又可分为 _____ 和 _____ 两部分,而后者又可分为 _____ 和 _____ 两类。

2. 神经细胞的胞体是细胞的 _____,光镜下可见其细胞质含强 _____ 的块状或颗粒状的物质,称 _____,电镜下是由丰富的 _____ 和 _____ 所构成,该结构具有 _____ 的功能。特殊染色(银染)下可见细胞质内含许多交织状的 _____ 和丰富的 _____、发达的 _____、包含物和其他细胞器。

3. 运动神经元又称 _____,多为 _____;细胞体分布在 _____、_____ 和 _____ 内,其功能是将冲动传给 _____ 和 _____ 而产生效应。中间神经元又称 _____,多为 _____,细胞体分布在 _____ 和 _____ 之间,在中枢神经系统发挥 _____ 作用。感觉神经元又称 _____,多为 _____,其胞体分布在 _____ 和 _____ 内,其周围突的末梢分布在 _____、_____ 等处,具有

_____,并将 _____ 传至中枢神经系统的功能。

4. 突触是 _____ 之间或 _____ 之间的一种特化的 _____,可分为 _____ 和 _____。通常泛指的突触是指 _____,电镜下它由 _____、_____ 和 _____ 组成,前者包括 _____、_____ 和 _____;后者膜上有 _____。

5. 雪旺细胞又称 _____,是周围神经系统形成 _____ 的细胞,它们成串排列,包裹在 _____ 的周围,形成 _____。雪旺细胞外表面有一层 _____。

6. 卫星细胞是神经节内包裹神经元胞体的一层扁平或立方形 _____,又称 _____,来源于 _____。

7. 血脑屏障中,一般认为内皮细胞是其主要 _____,而基膜和神经胶质膜起 _____ 作用。

8. 星形胶质细胞可由细胞体伸出许多放射状 _____,末端膨大形成 _____,附于 _____ 或附着在 _____ 和 _____ 表面,形成胶质界膜。

9. 根据星形胶质细胞突起的形状和原纤维的多少,可将其分为两种:即 _____ 和 _____。

10. 中枢神经系统有髓神经纤维的髓鞘是由 _____ 伸出叶片状突起围绕 _____ 形成的。

二、选择题

(A 型题)

1. 以下对神经元结构的描述中,哪一项是错误的? ( )

A. 细胞均呈星状多突形

B. 细胞突起可分为轴突和树突两类

C. 胞质内含丰富的线粒体、发达的高尔基复合体

D. 胞质内含丰富的粗面内质网和核糖体

E. 胞质内含许多神经原纤维

2. 以下对神经元突起的描述中,哪一项是错误的? ( )

A. 可分为轴突和树突

B. 轴突细而长,每一个神经细胞只有一根,末端可有分支

C. 树突较短多分支,尼氏体可伸入其内

D. 由细胞体发出轴突处称轴丘,内含尼氏体

E. 神经原纤维沿轴突长轴平行排列

3. 关于神经元尼氏体的分布,哪一项最准确? ( )

A. 胞体和轴突内   B. 胞体和树突内

C. 胞体内   D. 突起内

E. 整个神经元内

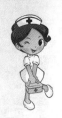

4. 关于突触的描述中,哪一项是错误的? （　　）

　A. 是神经元与神经元之间或神经元与非神经元之间特化的细胞连接

　B. 可分为电突触和化学性突触,通常泛指的突触是后者

　C. 光镜下可分为突触前成分、突触间隙和突触后成分

　D. 突触前成分包括突触前膜、线粒体和突触小泡

　E. 突触后膜上有特异性受体

5. 以下关于突触前成分的描述中,哪一项最正确? （　　）

　A. 为神经元终末膨大,内含许多突触小泡、少量线粒体、粗面内质网等

　B. 为神经元终末膨大,内含许多突触小泡、少量线粒体、滑面内质网等

　C. 为神经元终末膨大,内含许多糖蛋白和一些微丝、微管

　D. 为神经元终末膨大,由突触前膜、突触小泡、线粒体等组成

　E. 膜上有特定受体,内表面有致密物质

6. 以下对神经胶质细胞的描述中,哪一项是错误的? （　　）

　A. 分布于中枢和周围神经系统　　　B. 也有突起,分为树突和轴突

　C. 普通染色只能显示胶质细胞的核　　D. 特殊染色方法能显示细胞的全貌

　E. 具有支持、营养、绝缘和防御功能

7. 来源于血液单核细胞的神经胶质细胞是 （　　）

　A. 星形胶质细胞　　　　　　　　B. 少突胶质细胞

　C. 小胶质细胞　　　　　　　　　D. 雪旺细胞

　E. 卫星细胞

8. 形成周围神经系统有髓神经纤维髓鞘的细胞是 （　　）

　A. 星形胶质细胞　　　　　　　　B. 小胶质细胞

　C. 少突胶质细胞　　　　　　　　D. 雪旺细胞

　E. 卫星细胞

9. 关于原浆性星形胶质细胞的描述中,哪一项是错误的? （　　）

　A. 细胞呈星形多突　　　　　　　B. 突起短粗,分支多

　C. 表面粗糙　　　　　　　　　　D. 胞质内有少量胶质丝

　E. 分布于中枢神经系统的灰质和白质

10. 形成中枢神经系统有髓神经纤维髓鞘的细胞是 （　　）

　A. 纤维性星形胶质细胞　　　　　B. 原浆性星形胶质细胞

　C. 小胶质细胞　　　　　　　　　D. 少突胶质细胞

　E. 雪旺细胞

11. 对周围有髓神经纤维髓鞘的描述中,哪一项是错误的? （　　）

　A. 由雪旺细胞膜成层包绕而成

　B. 可分成许多节段

C. 每一节髓鞘是由一个雪旺细胞的细胞膜包裹而成

D. 相邻节段之间无髓鞘,称郎飞结,两结之间为节间体

E. 神经纤维越细,节间体越短,髓鞘也就越厚

12. 对有髓神经纤维传导神经冲动描述中,正确的是 （　　）

A. 是从一个结间体跳跃到相邻的另一个节间体

B. 节间体越长,传导的速度也就越快

C. 节间体越短,传导的速度也就越快

D. 节间体越长,传导的速度也就越慢

E. 以上都不对

13. 神经膜细胞是指 （　　）

A. 纤维性星形胶质细胞 　　　　B. 原浆性星形胶质细胞

C. 少突胶质细胞 　　　　D. 雪旺细胞

E. 卫星细胞

14. 关于游离神经末梢的描述中,哪一项是错误的? （　　）

A. 感觉神经元的中央突末段失去髓鞘而成

B. 感觉神经元的周围突末段失去髓鞘而成

C. 分布于皮肤表皮或上皮组织内

D. 也可分布于结缔组织和肌组织内

E. 感受冷、热和痛觉

15. 关于环层小体的描述,哪一项是错误的? （　　）

A. 感觉神经元轴突末段失去髓鞘而成

B. 有髓神经纤维末梢穿行于中央

C. 薄层结缔组织组成被囊

D. 分布于皮肤真皮乳头内

E. 感受压觉和振动觉

16. 肌梭的功能是 （　　）

A. 感受机体深部的痛觉 　　　　B. 感受骨骼肌纤维的伸缩变化

C. 感受平滑肌纤维的伸缩变化 　　　　D. 感受肌腱的伸缩变化

E. 感受肌组织的压力变化

17. 关于大脑锥体细胞的描述中,哪一项是错误的? （　　）

A. 数量较多,可分为大、中、小三型 　　B. 细胞体呈锥体形

C. 尖端有一主树突伸向髓质 　　　　D. 底部发出一条细长的轴突

E. 是大脑皮质的主要投射神经元

18. 关于小脑蒲肯野细胞层的描述中,哪一项是错误的? （　　）

A. 由一层蒲肯野细胞组成 　　　　B. 蒲肯野细胞胞体大,呈梨形

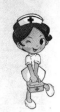

C. 细胞顶端有 2～3 条主树突伸向髓质

D. 主树突四周分支繁多,形如侧柏叶

E. 底部发出轴突伸入髓质。

（B 型题）

备选答案（第 19～23 题）：

　　A. 锥体细胞　　　　　　　B. 蒲肯野细胞　　　　　　C. 星形胶质细胞

　　D. 少突胶质细胞　　　　　E. 雪旺细胞

19. 形成中枢有髓神经纤维的髓鞘　　　　　　　　　　　　　　（　　）

20. 形成周围有髓神经纤维的髓鞘　　　　　　　　　　　　　　（　　）

21. 参与形成血脑屏障　　　　　　　　　　　　　　　　　　　（　　）

22. 分布于大脑的皮质　　　　　　　　　　　　　　　　　　　（　　）

23. 分布于小脑的皮质　　　　　　　　　　　　　　　　　　　（　　）

备选答案（第 24～28 题）：

　　A. 原浆性星形胶质细胞　　B. 纤维性星形胶质细胞　　C. 室管膜细胞

　　D. 卫星细胞　　　　　　　E. 小胶质细胞

24. 被覆于脑室和脊髓中央管内表面　　　　　　　　　　　　　（　　）

25. 分布于脑和脊髓的白质内　　　　　　　　　　　　　　　　（　　）

26. 包裹神经元的胞体　　　　　　　　　　　　　　　　　　　（　　）

27. 分布于脑和脊髓的灰质内　　　　　　　　　　　　　　　　（　　）

28. 吞噬细胞碎屑及退化变性的髓鞘　　　　　　　　　　　　　（　　）

备选答案（第 29～33 题）：

　　A. 神经原纤维　　B. 轴丘　　C. 尼氏体　　D. 缝隙连接　　E. 脂褐素

29. 位于神经元胞体与轴突连接处　　　　　　　　　　　　　　（　　）

30. 作为神经细胞骨架的是　　　　　　　　　　　　　　　　　（　　）

31. 电镜下是神经丝和微管　　　　　　　　　　　　　　　　　（　　）

32. 电镜下是粗面内质网和核糖体　　　　　　　　　　　　　　（　　）

33. 电突触的结构基础是　　　　　　　　　　　　　　　　　　（　　）

备选答案（第 34～37 题）：

　　A. 肌梭　　　　B. 树突棘　C. 郎飞结　　D. 结间体　　　E. 运动终板

34. 两个相邻郎飞结的一段髓鞘称　　　　　　　　　　　　　　（　　）

35. 是一种本体感受器　　　　　　　　　　　　　　　　　　　（　　）

36. 有髓神经纤维传导神经冲动的部位　　　　　　　　　　　　（　　）

37. 是支配骨骼肌的运动神经末梢　　　　　　　　　　　　　　（　　）

备选答案（第 38～41 题）：

　　A. 假单极神经元　　　　　　B. 星形胶质细胞　　　　　　C. 小脑蒲肯野细胞

　　D. 雪旺细胞　　　　　　E. 卫星细胞

38. 又称神经膜细胞的是　　　　　　　　　　　　　　　　　　（　　）

39. 又称被囊细胞的是　　　　　　　　　　　　　　　　　　　（　　）

40. 胞体呈梨形的神经元是　　　　　　　　　　　　　　　　　（　　）

41. 脑、脊神经节的神经元是　　　　　　　　　　　　　　　　（　　）

三、名词解释

1. 尼氏体　　　　　　　　　　　2. 神经原纤维

3. 轴丘　　　　　　　　　　　　4. 雪旺细胞

5. 小胶质细胞　　　　　　　　　6. 血脑屏障

四、问答题

1. 以多极神经元为例,简述神经元的结构特点。

2. 试述突触的定义、分类及光、电镜下结构。

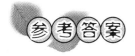

一、填空题

　　1. 胞体　突起　树突　轴突

　　2. 代谢营养中心　嗜碱性　尼氏体　粗面内质网　核糖体　合成蛋白质　神经原纤维　线粒体　高尔基复合体

　　3. 传出神经元　多极神经元　脑　脊髓　植物神经节　肌肉　腺体　联合神经元　多极神经元　传入神经元　传出神经元　网络　传入神经元　假单极神经元　脑　脊神经节　皮肤　肌肉　接受刺激　神经冲动

　　4. 神经元与神经元　神经元与非神经元　细胞连接　电突触　化学性突触　后者（化学性突触）　突触前成分　突触间隙　突触后成分　突触前膜　线粒体　突触小泡　特异性　受体

　　5. 神经膜细胞　髓鞘　轴突　髓鞘　基膜

　　6. 胶质细胞　被囊细胞　外胚层

　　7. 结构基础　辅助

　　8. 突起　脚板　毛细血管壁　脑　脊髓

　　9. 纤维性星形胶质细胞　原浆性星形胶质细胞

　　10. 少突胶质细胞　轴突

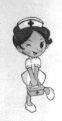

二、选择题

（A型题）

1.A 题解：神经元的形态是多种多样的，并不是均呈星状多突形。

2.D 题解：神经元的轴突内无尼氏体，轴丘属轴突的一部分，也不含尼氏体。

3.B

4.C 题解：只有在电镜下才能区分出突触的具体结构，光镜下是不能区分突触前成分、突触间隙和突触后成分的。

5.D 题解：突触前成分是神经元终末的膨大部分，它由突触前膜、突触小泡和线粒体等组成。

6.B 题解：神经胶质细胞的突起无树突和轴突之分。

7.C 题解：小胶质细胞在中枢神经系统损伤时，可转变为巨噬细胞、吞噬细胞的碎块等，它是由血液中的单核细胞分化而来。

8.D 题解：形成周围神经系统有髓神经纤维髓鞘的细胞是雪旺细胞。而中枢神经系统有髓神经纤维髓鞘是由少突胶质细胞形成的。

9.E 题解：原浆性星形胶质细胞分布于中枢神经系统的灰质，不包括白质。

10.D 题解：参考第8题题解。

11.E 题解：周围有髓神经纤维髓鞘的特点是神经纤维越粗（不是细），结间体越长（不是短），髓鞘也就越厚。

12.B 题解：有髓神经纤维传导神经冲动的速度是根据结间体的长短来决定的，结间体越长，传导的速度也就越快。

13.D 题解：神经膜细胞是指雪旺细胞。

14.A 题解：游离神经末梢是感觉神经元的周围突，而不是中央突末段失去髓鞘而成。

15.D 题解：环层小体分布于皮肤真皮网织层或皮下组织，而不分布于皮肤真皮乳头内。

16.B 题解：肌梭的功能是感受骨骼肌纤维的伸缩变化，与其他功能无关。

17.C 题解：大脑锥体细胞的细胞体呈锥体形，其尖端有一主树突伸向大脑皮质，不是伸向髓质。

18.C 题解：小脑蒲肯野细胞的顶端有2～3条主树突是伸向皮质的分子层，不是伸向髓质。

（B型题）

19.D 20.E 21.C 22.A 23.B 24.C 25.B 26.D 27.A 28.E 29.B 30.A

31.A 32.C 33.D 34.D 35.A 36.C 37.E 38.D 39.E 40.C 41.A

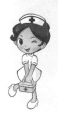

三、名词解释

1. 光镜下,可见神经元胞质内含许多嗜碱性块状或颗粒状的物质称尼氏体,电镜下为丰富的粗面内质网和核糖体。

2. 在银染标本上可见神经元胞质内含许多交织成网状的结构称神经原纤维,电镜下其由微丝或微管集合成束而成,散在分布在细胞质中。

3. 神经元的轴突由细胞体发出处常呈圆锥形,称轴丘。轴丘处因无尼氏体,而染色浅,此处也无高尔基复合体。

4. 又称神经膜细胞,是周围神经系统的髓鞘形成细胞,它们成串排列,包裹在轴突周围,形成髓鞘。

5. 是最小的胶质细胞,细胞体细长,细胞核染色较深,突起细长有分支,表面有许多小棘突。小胶质细胞来源于血液中的单核细胞,具有吞噬能力。当中枢神经系统损伤时,小胶质细胞可转变为巨噬细胞,吞噬细胞碎屑及退化变性的髓鞘。

6. 血液和脑组织之间的屏障结构,由连续毛细血管内皮、基膜和神经胶质细胞突起形成的胶质膜组成。电镜下,毛细血管内皮细胞之间有紧密连接,内皮外有完整的基膜和周细胞,星形胶质细胞突起的脚板形成胶质膜,包绕着毛细血管。

四、问答题

1. 每个神经元均有胞体和突起两部分。多极神经元的胞体呈星形,细胞核呈球形,居中,核膜清楚,染色质细小而分散,呈空泡状,故染色浅,核仁大而明显。光镜下,可见细胞质内含嗜碱性小块状或颗粒状的尼氏体,电镜下为丰富的粗面内质网和核糖体。银染标本上可见胞质内含许多神经原纤维,电镜下其由微丝或微管组成,散在分布于细胞质。

突起:分树突和轴突。树突短而粗,多分支,其内部结构与胞体相似,但无高尔基复合体,表面有许多树突棘,是形成突触的重要部位。轴突细而长,也可发出侧支,表面的细胞膜,又称轴膜;轴突内的细胞质,又称轴质;由细胞体发出轴突处常呈圆锥形,称轴丘;轴丘处因无尼氏体,而染色浅,此处也无高尔基复合体。神经原纤维沿轴突的长轴平行成束排列。

2. 定义:神经元与神经元之间、或神经元与非神经元之间一种特化的细胞连接。分类:化学性突触和电突触。电突触:见于低等动物,如鱼,实际是一种缝隙连接。化学性突触:即通常所说的突触。光镜下,可见是上一级神经元的末端膨大,形成扣状或球状与下一级神经元的树突、树突棘或细胞体的接触点。电镜下,可分为突触前成分、突触间隙和突触后成分。①突触前成分为神经元终末膨大,包括突触前膜、突触小泡等。②突触间隙 15 ~ 30 nm 宽,含糖蛋白和一些微丝。③突触后成分主要为突触后膜,其膜上有特定受体。

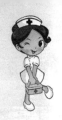

实验项目五　消化系统

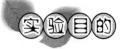

1. 掌握光镜下胃底腺、肝、胰、小肠的微细结构。

2. 熟悉消化系统各器官与功能相对应的微细结构。

3. 了解门管区、消化管壁的层次、肝小叶、胰腺腺泡和胰岛的微细结构。

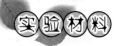

1. 消化管的基本结构。

2. 消化管各段黏膜层的结构特点。

3. 肝小叶和门管区的微细结构。

4. 胰的外分泌部和内分泌部的微细结构。

实验材料

1. 食管切片。

2. 胃底切片。

3. 小肠切片。

4. 肝切片。

5. 胰切片。

6. 结肠切片。

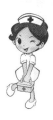

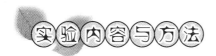

一、食管横切片（HE染色）绘图

（一）肉眼观察　管壁内层呈紫蓝色的部分是黏膜,由黏膜向外依次为黏膜下层、肌层和外膜。

（二）低倍镜观察　低倍镜下进一步观察各层的特点。

1. 黏膜

（1）上皮：在管壁的最内层,为复层扁平上皮。

（2）固有层：位于复层扁平上的外周,为结缔组织,内有小血管。

（3）黏膜肌：为纵行平滑肌,呈横切面,该层的外周为黏膜下层。

2. 黏膜下层：染色较浅,为疏松结缔组织,内含血管和食管腺,有时可见食管腺的排泄管,穿过黏膜肌和固有层,开口于管腔。

3. 肌层：为骨骼肌,分两层排列,内层为环行肌,外层为纵行肌。食管下段的组织则为平滑肌。

4. 外膜：由结缔组织构成。

绘食管结构图,并注明上皮、固有层、黏膜层、黏膜下层、肌层和外膜。

二、胃底切片（HE染色）

（一）肉艰观察　呈紫蓝色的部分为黏膜。

（二）低倍镜观察　首先分清胃壁的四层结构。重点观察黏膜。

黏膜：较厚,上皮为单层柱状上皮,黏膜表面的凹陷是胃小凹,上皮细胞界限清晰,顶部染色较淡,呈空泡状,细胞核呈卵圆形,位于细胞的基底部。固有层含有大量的胃底腺,因而结缔组织较少,胃底腺为管状腺,在切片中,可被切成纵、横或斜切面,胃底腺主要由染成红色和蓝色的两种细胞构成。注意两种细胞分布上的规律。黏膜肌较薄可分内环行和外纵行两层,黏膜下层为疏松结缔组织,内有血管和神经。肌层较厚,由平滑肌构成,其层次多不易分清。外膜为浆膜,由疏松结缔组织和间皮组成。

选一外形完整的纵切胃底腺,移入视野中央,换高倍镜观察。

（三）高倍镜观察　胃底腺主要由主细胞、壁细胞和颈黏液细胞构成。

主细胞：数量较多,多见于腺的体部相底部。细胞呈锥形,核圆,位于细胞的基底部,胞浆呈淡蓝色。

壁细胞：多分布于腺体的颈部和体部,细胞体较大,呈回形或锥体形,核圆,位于细胞的中央,胞浆呈红色。

颈黏液细胞：位于腺的颈部,数量较少,细胞呈柱状,胞质染色极浅淡、核扁圆,位于

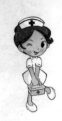

细胞的基底部。这种细胞较不易辨认。

三、小肠横切片（HE 染色）绘图

（一）肉眼观察　近管腔面染成淡紫红色的部分是黏膜,其外周依次是黏膜下层、肌层和外膜。

（二）低倍镜观察

1. 黏膜:表面有许多绒毛,呈指状,突入肠腔,在切片中绒毛可呈纵、横或斜切面。绒毛的浅层为单层柱状上皮,上皮细胞之间杂有许多杯状细胞。上皮的深面为固有层,主要由结缔组织构成,内含毛细血管和平滑肌纤维。在有的绒毛的中央,可见一条由内皮构成的小管,管腔内无血细胞,此为中央乳糜管。

上皮深面的固有层内可见切成不同形状的肠腺,肠腺也是管状腺,其开口在绒毛之间,肠腺的上皮为单层柱状上皮,与绒毛的上皮相延续。回肠的固有层内有时可见集合淋巴滤泡。固有层的外周为内环外纵的黏膜肌层。

2. 黏膜下层:为疏松结缔组织,含有小血管和神经。在十二指肠的黏膜下层内,有十二指肠腺,有时可见该腺导管穿过黏膜肌,开口于肠腺底部。

3. 肌层为平滑肌,分两层,内层环行,外层纵行,排列整齐。

4. 外膜为浆膜。十二指肠多为纤维膜。

（三）高倍镜观察　进一步观察绒毛的有关结构并绘图,注明上皮固有层、杯状细胞、中央乳糜管、毛细血管和平滑肌。

四、肝切片（HE 染色）绘图

（一）低倍镜观察　肝组织被结缔组织分隔成许多不规则的肝小叶(人的肝小叶周围结缔组织很少,故肝小叶间界限不清晰,而猪的肝小叶周围结缔组织较多,故界限明显)。肝小叶中央的圆形管腔是中央静脉。在中央静脉的周围呈放射状排列的细胞索是肝板。肝板间的腔隙为肝血窦。在相邻的数个肝小叶之间,结缔组织较发达,其内可见三种不同结构的管腔,该区称门管区。

（二）高倍镜观察　选择典型的肝小叶和门管进行观察。

1. 肝小叶

（1）中央静脉:是肝小叶中央的不规则腔隙,其管壁不完整,与肝血窦相通,腔内有时可见血细胞。

（2）肝板:呈索条状,由肝细胞排列而成,肝细胞体积较大,呈多边形,核圆,位于细胞中央,有时可见双核,核仁明显。

（3）肝血窦:为肝板间的网状腔隙,窦壁的内皮细胞核扁而小,染色深。

2. 门管区:主要由三种管腔组成。

（1）小叶间胆管:由单层立方上皮构成,细胞核圆,较大,染成紫蓝色。

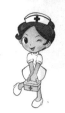

（2）小叶间动脉：管腔圆而小,管壁厚,染成红色。

（3）小叶间静脉：管腔大,管壁薄,形状不规则,染色红。

在低倍镜下绘肝小叶和门管区图,注明中央静脉、肝板、肝血窦、小叶间胆管、小叶间动脉和小叶间静脉。

五、胰（HE 染色）

（一）低倍镜观察　胰的外分泌部主要由腺泡构成,腺泡被结缔组织分成小叶,在结缔组织内可见大的导管和血管。

1. 腺泡为浆液性腺泡,上皮细胞的胞浆着红色,核圆形。

2. 胰岛为胰腺泡间染色较淡的细胞团。

（二）高倍镜观察

1. 腺泡腺细胞呈锥形,核圆,位于细胞的基底部,细胞的顶端染色较浅,基底部染色较深。

2. 导管由单层上皮构成,多位于小叶间的结缔组织内。

3. 胰岛细胞染色淡,排列不规则。细胞间毛细血管丰富。

六、示教

结肠黏膜（结肠切片,HE 染色）

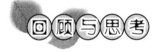

一、填空题

1. 消化管壁的组织结构可分为四层,由内向外依次为 _____、_____、_____ 和 _____。

2. 食管肌层的肌组织类型在食管上 1/3 为 _____；中 1/3 为 _____；下 1/3 为 _____。

3. 根据胃腺所在的部位,可将其分为三种类型,即 _____、_____ 和 _____。

4. 组成胃底腺的细胞主要有 _____、_____、_____ 和 _____。

5. 胃底腺主细胞的超微结构特征是：细胞基底部及核周围有丰富的 _____ 和发达的 _____,核上方胞质内有 _____,它们都是与合成 _____ 有关的细胞器。该细胞可分泌 _____。

6. 电镜下,胃底腺壁细胞游离面的胞膜向细胞内深陷形成迂曲分支的小管,称 _____,小管腔内有许多 _____,小管附近有许多 _____、_____ 和 _____。该细胞具有合成 _____ 和分泌 _____ 的功能。

7. 内因子是由胃底腺的 _____ 分泌,其分泌减少时可影响 _____ 的吸收。

8. 增加小肠表面吸收面积的结构有 _____、_____ 和 _____。

9. 小肠皱襞是 _____ 和 _____ 向肠腔内突出而成。

10. 小肠绒毛是由 _____ 和 _____ 向肠腔内隆起所形成的指状突起。

11. 小肠腺的细胞组成是 _____、_____、_____、_____ 和 _____。

12. 小肠绒毛的上皮是属于 _____ 上皮,其主要由 _____ 和 _____ 细胞组成,前者的功能是 _____;后者的功能是 _____。

13. 以分泌物性质来讲,十二指肠腺是一种 _____ 腺,它位于 _____。

二、选择题

(A 型题)

1. 以下结构描述中,哪一项与壁细胞无关? （ ）
   A. 细胞质嗜酸性　　　　　　　　B. 可分泌盐酸
   C. 细胞质内富含线粒体　　　　　D. 细胞质内富含粗面内质网
   E. 细胞内含细胞内分泌小管

2. 以下哪一个器官的黏膜上皮内不含杯状细胞? （ ）
   A. 胃　　B. 空肠　　C. 回肠　　D. 结肠　　E. 十二指肠

3. 下列哪一项结构与扩大小肠的表面积无关? （ ）
   A. 绒毛　　B. 微绒毛　　C. 小肠腺　　D. 柱状细胞　E. 环状皱襞

4. 以下关于胃酶细胞结构特点的描述中,哪一项是错误的? （ ）
   A. 细胞呈柱状　　　　　　　　　B. 细胞质嗜酸性
   C. 细胞质内含丰富的粗面内质网　D. 细胞质内含发达的高尔基复合体
   E. 分泌胃蛋白酶原

5. 以下关于小肠绒毛的描述中,哪一项正确? （ ）
   A. 由单层柱状上皮组成
   B. 由单层柱状上皮和固有层向肠腔突出而成
   C. 由黏膜和黏膜下层向肠腔突出而成
   D. 由黏膜下层向肠腔突出而成
   E. 与水、电解质转运相关

6. 消化道管壁可分为哪几层? （ ）
   A. 内膜、中膜、外膜　　　　　　B. 内膜、中膜、浆膜
   C. 内膜、中膜、纤维膜　　　　　D. 内皮、肌层、纤维膜
   E. 黏膜、黏膜下层、肌层、外膜

7. 胃黏膜之所以能抵御胃液等的侵蚀,是因为 （ ）
   A. 胃液中的酶只是一种酶原,尚无分解消化作用

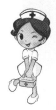

B. 上皮细胞分泌含有酸性黏多糖的黏液,具有保护作用

C. 上皮中杯状细胞分泌保护性黏液

D. 上皮细胞间紧密连接与表面黏液层构成的胃黏液屏障作用

E. 以上都正确

8. 以下关于人食管结构的描述中,哪一项是错误的?　　　　　　　　　(　　)

　　A. 腔面有 7 ～ 10 条纵行皱襞　　　　B. 黏膜上皮为角化的复层扁平上皮

　　C. 黏膜肌层为一层纵行平滑肌　　　　D. 黏膜下层内含黏液腺

　　E. 管壁内既有平滑肌,又含骨骼肌

9. 以下关于胃黏膜上皮的描述中,哪一项是错误的?　　　　　　　　　(　　)

　　A. 为单层柱状上皮　　　　　　　　　B. 含少量杯状细胞

　　C. 细胞顶部含大量黏原颗粒　　　　　D. HE 染色的标本中着色较淡

　　E. 上皮细胞可分泌黏液

10. 壁细胞多分布于　　　　　　　　　　　　　　　　　　　　　　　(　　)

　　A. 胃底腺的底部　　　　　　　　　　B. 胃底腺的底部和颈部

　　C. 胃底腺的底部和体部　　　　　　　D. 胃底腺的颈部和体部

　　E. 胃底腺的颈部

11. 盐酸的主要作用是　　　　　　　　　　　　　　　　　　　　　　(　　)

　　A. 激活胃酶　　　　　　　　　　　　B. 稀释毒物

　　C. 参与蛋白质的消化　　　　　　　　D. 激活胃蛋白酶原和杀菌

　　E. 以上答案都对

12. 胃腺壁细胞合成盐酸的部位是　　　　　　　　　　　　　　　　　(　　)

　　A. 滑面内质网　　　　　　　　　　　B. 粗面内质网

　　C. 高尔基复合体　　　　　　　　　　D. 小管泡系

　　E. 细胞内分泌小管

13. 以下关于壁细胞合成盐酸的描述中,哪一项是错误的?　　　　　　　(　　)

　　A. 先由细胞质内的碳酸酐酶催化 CO_2 与 H_2O 形成 H_2CO_3

　　B. 先由细胞质内的碳酸酐酶催化 H_2CO_3 解离生成 H^+

　　C. H^+ 被主动运输到细胞内分泌小管

　　D. Cl^- 也经小管泡系被主动运输到细胞内分泌小管

　　E. H^+ 与 Cl^- 在细胞内分泌小管内结合形成 HCl

14. 胃底腺的主细胞可分泌　　　　　　　　　　　　　　　　　　　　(　　)

　　A. 盐酸　　B. 胃蛋白酶　　C. 胃蛋白酶原　　D. 内因子　　E. 维生素 B_{12}

15. 内因子是由以下哪一种细胞所分泌?　　　　　　　　　　　　　　(　　)

　　A. 胃腺的主细胞　　　　　　　　　　B. 胃腺的颈黏液细胞

　　C. 胃腺的壁细胞　　　　　　　　　　D. 胃腺的内分泌细胞

E. 以上都不是

16. 消化管壁内的神经丛可位于 （　　）

　　A. 黏膜层　　　　B. 固有膜　　　C. 肌层　　　　D. 外膜　　　E. 以上均不对

17. 胃黏膜上皮分泌 （　　）

　　A. 胃蛋白酶原　B. 5- 羟色胺　　C. 黏液　　　　D. 内因子　　　E. H^+ 离子

18. 组成小肠腺的主要细胞有 （　　）

　　A. 柱状细胞、扁平细胞、潘氏细胞　　　　B. 柱状细胞、潘氏细胞、壁细胞

　　C. 柱状细胞、壁细胞、主细胞　　　　　　D. 柱状细胞、主细胞、颈黏液细胞

　　E. 柱状细胞、杯状细胞、潘氏细胞

19. 肠腺潘氏细胞内的嗜酸性分泌颗粒中含有 （　　）

　　A. 蛋白酶　　　　B. 脂酶　　　　C. 组织胺酶　　D. 溶菌酶　　　E. 过氧化物酶

（B 型题）

备选答案（第 20 ～ 25 题）：

　　A. 杯状细胞　　　B. 壁细胞　　　C. 主细胞　　　D. 颈黏液细胞　E. 潘氏细胞

20. 细胞质内含溶菌酶的细胞 （　　）

21. 能分泌胃蛋白酶原的细胞 （　　）

22. 能分泌盐酸的细胞 （　　）

23. 能分泌内因子的细胞 （　　）

24. 能分泌凝乳酶的细胞 （　　）

25. 细胞质内含肽酶的细胞 （　　）

备选答案（第 26 ～ 31 题）：

　　A. D 细胞　　　　B. I 细胞　　　C. G 细胞　　　D. EC 细胞　　E. Dl 细胞

26. 能分泌 5- 羟色胺的细胞是 （　　）

27. 能分泌生长抑素的细胞是 （　　）

28. 能分泌血管活性肠多肽的细胞是 （　　）

29. 能分泌胃泌素的细胞是 （　　）

30. 能分泌缩胆囊素 - 促胰酶素的细胞是 （　　）

31. 能分泌多种肽的细胞是 （　　）

三、名词解释

1. 味蕾　　　　　　　　　　　　　2. 胃小凹

3. 胃黏膜屏障　　　　　　　　　　4. 胃底腺

5. 小肠皱襞　　　　　　　　　　　6. 小肠绒毛

7. 中央乳糜管　　　　　　　　　　8. 胃肠内分泌细胞

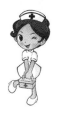

四、问答题

1.胃壁的组织结构特点是什么？

2.试述胃底腺主细胞的数量、分布、结构和功能。

3.试述胃底腺壁细胞的数量、分布、结构和功能。

4.叙述小肠绒毛的结构和与消化食物、吸收营养的关系。

5.试述各段小肠的形态结构特点。

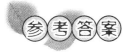

一、填空题

1.黏膜　黏膜下层　肌层　外膜

2.骨骼肌　骨骼肌和平滑肌　平滑肌

3.贲门腺　胃底腺　幽门腺

4.壁细胞　主细胞　颈黏液细胞　内分泌细胞

5.粗面内质网　高尔基复合体　酶原颗粒　分泌蛋白质　胃蛋白酶原

6.细胞内分泌小管　微绒毛　小管泡系　线粒体　高尔基复合体　盐酸　内因子

7.壁细胞　维生素 B_{12}

8.皱襞　绒毛　微绒毛

9.黏膜　黏膜下层

10.上皮　固有膜

11.吸收细胞　杯状细胞　潘氏细胞　未分化细胞　内分泌细胞

12.单层柱状　吸收细胞　杯状细胞　吸收　分泌黏液

13.黏液　十二指肠黏膜下层

二、选择题

（A 型题）

1.D　题解：壁细胞的功能是分泌盐酸,电镜下观察胞质内含丰富的细胞内分泌小管,小管附近有许多滑面内质网样的小管泡系、线粒体等,因此与壁细胞无关的正确答案为 D。

2.A　题解：胃上皮细胞为单层柱状,小肠、结肠上皮细胞为单层柱状含杯状细胞。

3.C　题解：扩大小肠表面积的三种结构是环状皱襞、绒毛、微绒毛,而微绒毛是柱状细胞的特化结构,因此扩大小肠表面积也与柱状细胞有关,但与小肠腺无关。

4.B　题解：胃酶细胞是产生分泌蛋白质的细胞,电镜下可见核周围有丰富的粗面

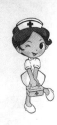

内质网和发达的高尔基复合体,故胞质嗜碱性。

5. B 题解:小肠绒毛表面被覆单层柱状上皮,中轴为固有层。

6. E

7. D 题解:胃上皮细胞顶部胞质内充满黏原颗粒,黏原颗粒排出后形成黏液层,覆盖细胞表面;同时,上皮细胞之间紧密连接,两者共同构成胃黏膜屏障,可防止胃酸及胃蛋白酶对上皮细胞的侵蚀。

8. B 题解:人消化管道的复层扁平上皮都不是角化的。

9. B 题解:胃上皮细胞是单层柱状上皮,可分泌黏液,但不含杯状细胞。

10. D 题解:壁细胞主要分布在胃底腺,以体部和颈部较多。

11. D 题解:壁细胞分泌的盐酸能激活胃蛋白酶原变成胃蛋白酶,并具有杀菌作用。

12. E 题解:被壁细胞胞质内碳酸酐酶解离生成的 H^+,主动运输到细胞内分泌小管,Cl^- 经小管泡系也被运到细胞内分泌小管,在此结合成 HCl。

13. B 题解:在盐酸产生过程中,先由壁细胞胞质内的碳酸酐酶催化细胞产生的 CO_2 与 H_2O 结合成 H_2CO_3,然后 H_2CO_3 再在细胞内解离成 H^+ 和 HCO_3^-,而不是先催化细胞内的 H_2CO_3 解离成 H^+ 和 HCO_3^-。

14. C 题解:胃底腺主细胞的功能是合成胃蛋白酶原。

15. C

16. C 题解:消化管壁内环、外纵两层肌组织之间可见肌间神经丛。

17. C 题解:胃黏膜上皮细胞顶部胞质含黏原颗粒,可分泌黏液。

18. E

19. D 题解:肠腺潘氏细胞的嗜酸性分泌颗粒中含有溶菌酶、肽酶、锌颗粒等。

(B型题)

20. E 21. C 22. B 23. B 24. C 25. E 26. D 27. A 28. E 29. C 30. B 31. D

三、名词解释

1. 是味觉感受器,由味细胞、支持细胞和基细胞三种细胞组成。其中味细胞基部与味觉神经末梢形成突触,司味觉。

2. 胃黏膜表面上皮下陷,形成胃小凹。胃小凹的底部有胃腺开口。

3. 胃上皮细胞之间的紧密连接以及上皮表面的黏液层构成胃黏膜屏障,可防止胃酸及胃蛋白酶对上皮细胞的侵蚀。

4. 分布于胃底及胃体部,为分支管状腺。胃底腺主要由壁细胞、主细胞、颈黏液细胞和内分泌细胞四种细胞组成。

5. 小肠黏膜和黏膜下层共同突入肠腔,形成的环状小肠皱襞。

6. 小肠黏膜层的上皮和固有层向肠腔伸出众多的指状突起称小肠绒毛。

7. 在小肠绒毛中轴内有一条或两条毛细淋巴管,称为中央乳糜管。主要转运肠上皮

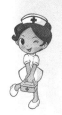

吸收的脂肪。

8. 胃肠的上皮和腺体内散布着大量内分泌细胞。这些细胞可分泌激素。这些激素可调节消化腺的分泌、消化管的活动。

四、问答题

1. 胃壁分为黏膜、黏膜下层、肌层及外膜。黏膜上皮为单层柱状,无杯状细胞。黏膜表面的上皮下陷,形成胃小凹,每个小凹的底部有 3～5 条胃腺开口。上皮细胞顶部胞质充满黏原颗粒,其分泌的黏液覆盖于细胞表面,与上皮细胞之间的紧密连接共同构成胃黏膜屏障,可防止胃酸和胃蛋白酶对黏膜的侵蚀。固有层含有胃底腺、贲门腺和幽门腺。胃底腺由壁细胞、主细胞、颈黏液细胞和内分泌细胞组成,壁细胞分泌盐酸,主细胞分泌胃蛋白酶原。贲门腺和幽门腺以分泌黏液为主。黏膜下层为疏松结缔组织,肌层为内斜、中环、外纵的平滑肌,外膜为浆膜。

2. 胃底腺主细胞又称胃酶细胞,数量最多,主要分布于体部和底部。细胞呈柱状,细胞核圆形,位于基部,细胞质嗜碱性,顶部胞质含酶原颗粒。电镜下细胞基底部及核周围有丰富的粗面内质网和发达的高尔基复合体,核上方胞质内有大量的酶原颗粒。主细胞可分泌胃蛋白酶原,经盐酸激活成胃蛋白酶,可水解蛋白质。婴儿的主细胞还能分泌凝乳酶。

3. 胃底腺壁细胞又称盐酸细胞,数量较少,分布于胃底腺各部,以体部和颈部较多。细胞呈三角形或圆形,细胞核圆形,居中,有的细胞可见双核,细胞质嗜酸性强。电镜下,壁细胞游离面的胞膜向细胞内深陷形成迂曲分支的小管,称细胞内分泌小管,小管腔内有许多微绒毛、小管附近有许多小管泡系、线粒体和高尔基复合体。该细胞具有分泌盐酸和内因子的功能。

4. 小肠黏膜上皮和固有层共同向肠腔伸出的细长突起称肠绒毛。肠绒毛表面为上皮,中轴为固有层。黏膜上皮为单层柱状,由吸收细胞、杯状细胞和少量内分泌细胞组成。吸收细胞的游离面有许多排列整齐的微绒毛,其周围有一层细胞衣,为糖蛋白,内含消化食物的酶。微绒毛可扩大吸收细胞的表面积,有利于食物的消化吸收。中轴固有层含细密结缔组织、有孔毛细血管、中央乳糜管和少量平滑肌细胞。吸收细胞吸收的葡萄糖、氨基酸进入毛细血管,甘油、脂肪酸在吸收细胞内再形成乳糜微粒,进入乳糜管。平滑肌收缩可使绒毛伸缩也有利于物质的消化吸收。

5. 十二指肠:皱襞高,绒毛呈叶状,杯状细胞少,固有层和黏膜下层分别含有肠腺和十二指肠腺,潘氏细胞和淋巴小结较少。空肠:皱襞最多,绒毛呈锥状、茂密、杯状细胞多,固有层含肠腺,但黏膜下层无十二指肠腺,潘氏细胞和淋巴小结较多。回肠:皱襞最低,至远端消失;绒毛呈指状,且稀少;杯状细胞最多;集合淋巴小结多。

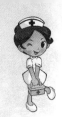
消化腺

一、填空题

1. 腮腺是一种 _____ 腺；颌下腺是以 _____ 腺泡为主,而舌下腺以 _____ 和 _____ 腺泡为主,但后两者均可称之为 _____ 腺。

2. 用特殊染色、免疫组织化学以及电镜方法可将胰岛细胞主要分为四种,它们分别是 _____ 、 _____ 、 _____ 和 _____ 。

3. 胰岛素是胰岛内 _____ 细胞的分泌物,它的生理功能是 _____ 。

4. 肝小叶是肝的 _____ 单位,呈 _____ 状,它主要由 _____ 、 _____ 、 _____ 、 _____ 等构成。由 _____ 、 _____ 、 _____ 三种伴行的管道和结缔组织组成的 _____ 。

5. 胆汁是由 _____ 分泌,依次流经 _____ 、 _____ 和 _____ 。

6. 在窦周间隙内,有散在的 _____ 细胞,细胞质内有大量 _____ ,可贮存 _____ 。

7. _____ 位于相邻肝板之间,并互相吻合成网状管道,其管壁及管腔内含有一种具有参与机体防御保护功能的 _____ 细胞,该细胞属于 _____ 细胞系统。

8. 肝细胞的胞体较大,呈多面形,其与周围的结构之间形成三种不同的相邻面,分别为 _____ 、 _____ 和 _____ 。

9. 贯穿肝小叶中央的血管称 _____ ；肝血窦的窦壁上皮为 _____ ；胆小管的管壁是由 _____ 构成。

10. 窦周隙是 _____ 和 _____ 之间的狭窄间隙,是 _____ 和 _____ 之间进行物质交换的重要场所。

11. 进入肝的血管有门静脉和肝动脉,前者是肝的 _____ 血管,而后者是肝的 _____ 血管。

二、选择题

（A 型题）

1. 组成胆小管管壁的细胞是 （ ）
   A. 血窦内皮细胞　　　　　　　　B. 肝巨噬细胞
   C. 单层立方上皮细胞　　　　　　D. 肝细胞膜
   E. 以上答案都不对

2. 肝的基本结构单位是 （ ）
   A. 肝板　　B. 肝细胞　　C. 肝血窦　　D. 胆小管　　E. 肝小叶

3. 胆小管位于 （ ）

A. 肝板之间   B. 肝细胞与血窦内皮之间

C. 肝细胞之间   D. 肝板与血窦之间

E. 肝板与窦周间隙之间

4. 以下不属于门管区的结构是   ( )

    A. 小叶间静脉   B. 小叶间动脉

    C. 小叶间结缔组织   D. 小叶下静脉

    E. 小叶间胆管

5. 分泌胆汁的结构是   ( )

    A. 胆囊   B. 胆管   C. 小叶间胆管   D. 肝细胞   E. 肝血窦

6. 关于肝细胞的超微结构描述中，哪一项是错误的？   ( )

    A. 肝细胞的外表面都有微绒毛   B. 细胞质内含丰富的线粒体

    C. 细胞质内含许多内含物   D. 细胞质内含大量的溶酶体

    E. 细胞质内含发达的高尔基复合体

7. 在肝内，具有吞噬功能的细胞是   ( )

    A. 淋巴细胞   B. 肝巨噬细胞

    C. 胆管上皮细胞   D. 肝细胞

    E. 以上都不是

8. 在肝细胞内与合成多种血浆蛋白有关的细胞器是   ( )

    A. 线粒体   B. 粗面内质网

    C. 滑面内质网   D. 微体

    E. 溶酶体

9. 每个肝细胞至少有几个面与血窦相邻？   ( )

    A. 一个   B. 二个   C. 三个   D. 四个   E. 五个

10. 以下哪两种有腔管道在肝内是相通的？   ( )

    A. 肝血窦与胆小管   B. 中央静脉与肝血窦

    C. 胆小管与窦周隙   D. 中央静脉与胆小管

    E. 小叶下静脉与胆小管

11. 泡心细胞是由以下哪种细胞延伸到胰腺腺泡内而形成的？   ( )

    A. 腺泡细胞   B. 闰管上皮细胞

    C. 小动脉的内皮   D. 胰岛细胞

    E. 胰岛毛细血管的内皮细胞

12. 以下关于胰岛特征的描述中，哪一项是错误的？   ( )

    A. 胰岛为大小不等的细胞团   B. 以胰头部较多

    C. 细胞形态不一，排列成索或团   D. 主要有 A、B、D、PP 四型细胞

    E. 含丰富的有孔毛细血管

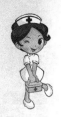

13. 以下哪一项与胰腺外分泌的结构特点不相符？ （ ）

　　A. 由纯浆液性腺泡组成　　　　　　B. 无肌上皮细胞

　　C. 有泡心细胞　　　　　　　　　　D. 闰管长,纹状管短

　　E. 既有小叶内导管又有小叶间导管

（B 型题）

备选答案（第 14 ～ 17 题）:

　　A. 肝血窦　　B. 中央静脉　　C. 小叶间静脉　　D. 胆小管　　E. 窦周间隙

14. 纵贯肝小叶中轴的结构是 （ ）

15. 相邻肝细胞之间的是 （ ）

16. 位于门管区内的是 （ ）

17. 肝细胞与血窦内皮细胞之间是 （ ）

备选答案（第 18 ～ 21 题）:

　　A. 胰高血糖素　　B. 胰岛素　　C. 生长抑素　　D. 胰多肽　　E. 内因子

18. 胰岛 B 细胞分泌 （ ）

19. 胰岛 D 细胞分泌 （ ）

20. 胰岛 A 细胞分泌 （ ）

21. 胰岛 PP 细胞分泌 （ ）

备选答案（第 22 ～ 25 题）:

　　A. 贮脂细胞　　　B. 肝巨噬细胞　　　C. 肝细胞　　　D. 泡心细胞

　　E. 胰腺导管上皮细胞

22. 分泌胆汁的细胞是 （ ）

23. 分泌水和离子的细胞是 （ ）

24. 属于单核吞噬细胞系统的细胞是 （ ）

25. 参与贮存维生素 A 的细胞是 （ ）

三、名词解释

1. 胰岛　　　　　　　　　　　　2. 肝小叶

3. 窦周间隙　　　　　　　　　　4. 门管区

5. 胆小管　　　　　　　　　　　6. 泡心细胞

7. 肝巨噬细胞

四、问答题

1. 论述胰腺的结构和功能。

2. 试述肝小叶的组成、结构及功能。

3. 试述肝内血液循环。

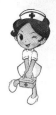

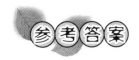

一、填空题

1. 纯浆液性　浆液性　黏液　混合性　混合

2. A 细胞　B 细胞　D 细胞　PP 细胞

3. B　降低血糖

4. 结构和功能　多角形棱柱体　中央静脉　肝板（肝索）　肝血窦　胆小管　小叶间动脉　小叶间静脉　小叶间胆管　门管区

5. 肝细胞　胆小管　小叶间胆管　左和右肝管

6. 贮脂　脂滴　维生素 A

7. 肝血窦　肝巨噬细胞　单核吞噬

8. 血窦面　细胞连接面　胆小管面

9. 中央静脉　内皮细胞　肝细胞膜

10. 血窦内皮细胞　肝细胞　肝细胞　血液

11. 功能　营养

二、选择题

（A 型题）

1. D　题解：胆小管是相邻肝细胞连接面局部胞膜凹陷形成的细管,因此,组成胆小管管壁的细胞是肝细胞膜。

2. E　题解：肝的基本结构单位是肝小叶。肝板、肝细胞、肝血窦、胆小管是组成小叶的基本成分。

3. C　题解：胆小管是相邻肝细胞连接面局部胞膜凹陷形成的细管,故胆小管位于肝细胞之间。

4. D　题解：相邻肝小叶之间的结缔组织内,含有小叶间动脉、小叶间静脉、小叶间胆管称门管区,不含小叶下静脉。

5. D　题解：肝细胞的功能之一是分泌胆汁。

6. A　题解：只有在肝细胞的肝血窦面和胆小管面才有微绒毛,并不是所有的表面都有微绒毛。

7. B　题解：肝血窦内巨噬细胞具有很强的吞噬作用。

8. B　题解：在肝细胞内与合成多种血浆蛋白相关的细胞器是粗面内质网。

9. B　题解：肝细胞呈多面体,以中央静脉为中心呈放射状排列成板状,肝板之间为肝血窦,肝细胞至少有两个面与血窦相邻。

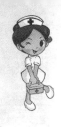

10. B　题解：肝血循环从小叶周边向中央汇集，即从肝血窦汇入中央静脉，因此，肝血窦与中央静脉相通。

11. B

12. B　题解：胰岛大小不一，分布不均，以胰尾部较多。

13. D　题解：胰腺内闰管长，但无纹状管（分泌管）。

（B型题）

14. B　15. D　16. C　17. E　18. B　19. C　20. A　21. D　22. C　23. E　24. B　25. A

三、名词解释

1. 是由内分泌细胞组成的细胞团，分布于胰腺腺泡之间。主要细胞有 A、B、D、PP 四类细胞，胰岛分泌的激素进入血液，调节碳水化合物等的代谢。

2. 是肝的结构和功能单位，为多角形棱柱体，每个肝小叶的中央有一条中央静脉贯穿，其周围是肝细胞组成的肝板和肝血窦。肝板内有盲端在中央静脉一侧的胆小管网。

3. 肝血窦内皮细胞与肝细胞之间的间隙称为窦周间隙。窦周间隙是肝细胞和血液之间进行物质交换的重要场所。

4. 相邻肝小叶间的结缔组织内含有小叶间动脉、小叶间静脉和小叶间胆管，称为门管区。

5. 是相邻肝细胞连接面局部胞膜凹陷形成的细管。以盲端起于中央静脉周围的肝板内，互相吻合成网，在肝小叶周围通入小叶间胆管。

6. 胰腺闰管的一端上皮细胞插入腺泡腔内，称泡心细胞。

7. 位于肝血窦腔内，体积较大，形状不规则并有胞质突起附于内皮细胞上，或者穿过内皮间隙或窗孔伸至窦周间隙。肝巨噬细胞有很强的吞噬能力，在清除从胃肠道进入门静脉的细菌和异物方面起关键性作用。此细胞还有处理抗原、参与免疫应答的功能。

四、问答题

1. 胰由外分泌部和胰岛组成。外分泌部由腺泡和导管构成。但无肌上皮细胞。腺泡腔内有由闰管上皮细胞插入形成的泡心细胞。导管与腺泡相连，起始段称闰管，以后相继为小叶内、小叶间和主导管。腺泡具有分泌功能，分泌胰脂肪酶、胰蛋白酶、胰淀粉酶而组成胰液，经一系列导管输送，进入十二指肠，对食物进行消化分解作用。胰岛是散在分布、大小不等的细胞团。细胞之间有丰富的有孔毛细血管。胰岛主要有 A 细胞，分泌胰高血糖素，使血糖升高；B 细胞分泌胰岛素，使血糖降低；D 细胞分泌生长抑素，对 A、B 细胞的分泌活动起抑制作用；PP 细胞分泌胰多肽，可抑制胰消化酶分泌和胆汁排出。

2. 肝小叶是肝的结构和功能单位，其由中央静脉、肝板、肝血窦和胆小管组成。肝板由一层肝细胞组成。肝细胞体积大，细胞核圆形，位于细胞中央，可见双核。电镜下肝细

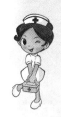

胞含丰富的内质网和发达的高尔基复合体,较多的线粒体等细胞器。肝细胞的粗面内质网可以合成多种血浆蛋白。滑面内质网可参与糖原、胆汁、脂类的合成和一些激素的灭活及解毒作用。肝板之间是血窦,其内皮细胞有孔,且间隙大,基膜不完整。窦腔内除血液外还有参与防御保护作用的肝巨噬细胞。肝细胞与血窦内皮细胞之间有窦周间隙,内充满血浆,此处的肝细胞面有大量微绒毛。窦周间隙内含有少量网状纤维和可贮存维生素 A 的贮脂细胞。相邻肝细胞膜凹陷形成的微细管道称胆小管,胆汁首先进入胆小管然后经一系列管道排入十二指肠。

　　3. 肝接受门静脉和肝动脉的双重血液供应,故肝内血液特别丰富。门静脉是功能性血管,入肝后,反复分支形成小叶间静脉,终末分支进入肝血窦。肝动脉是营养性血管,血液内富含氧,肝动脉在肝内分支形成小叶间动脉,其终末支也进入肝血窦。因此,肝血窦内含门静脉和肝动脉的混合血液,血液穿过血窦壁进入窦周间隙,与肝细胞充分接触,进行物质交换后从小叶周边汇入中央静脉。中央静脉再汇合成小叶下静脉,小叶下静脉单独行于小叶间结缔组织内,最后汇合成肝静脉出肝。

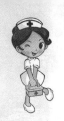

实验项目六　呼吸系统

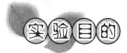

1.掌握呼吸系统导气部、呼吸部的组成和功能。

2.熟悉气管、支气管、肺的组织结构。

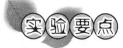

1.气管和主支气管的层次和结构特点。

2.肺的微细结构：导气部的组成及其微细结构的变化规律,呼吸部的组成及其微细结构,肺泡隔及尘细胞。

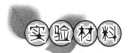

1.气管横切片。

2.肺切片。

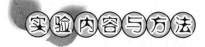

一、气管横切片（HE 染色）

（一）肉眼观察　呈环形,管壁中部呈浅蓝色的是软骨。

（二）低倍镜观察　由管腔面依次向外观察,分辨管壁的三层结构。靠近管腔呈淡紫红色的为黏膜层,黏膜层与软骨之间染成粉红色的区域为黏膜下层,软骨及其外围的结缔组织为外膜。

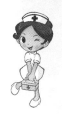

（三）高倍镜观察

1.黏膜层：上皮为假复层纤毛柱状上皮,染成淡紫红色。纤毛清晰,上皮内杂有杯状细胞。靠近上皮外周染成粉红色的是固有层。

2.黏膜下层：为疏松结缔组织,内有许多腺体和血管的切面。此层与固有层无明显分界。

3.外膜为透明软骨和结缔组织构成,软骨缺口处可见平滑肌束和结缔组织。

二、肺切片（HE 染色）绘图

（一）肉眼观察　结构疏松、呈蜂窝状,其中较大的腔隙为血管和支气管的断面。

（二）低倍镜观察　可见许多染色浅淡、大小不等、形态不规则的泡状结构,即肺泡的断面。肺泡与肺泡之间的薄层结缔组织为肺泡隔。肺泡之间还可以找到各级支气管的断面。

1.小支气管：管腔较大,外膜内可见透明软骨块。高倍镜观察：上皮为假复层纤毛柱状上皮,并杂有杯状细胞。上皮与软骨块之间有不完整的环行平滑肌束。

2.细支气管：管腔小,管壁已无软骨。高倍镜观察：上皮为单层柱状上皮,有纤毛或无纤毛。上皮外周有一薄层平滑肌。

3.呼吸性细支气管：管壁不完整,与肺泡或肺泡管相连。高倍镜观察：上皮为单层立方上皮,上皮的外周有少量平滑肌。

4.肺泡管为一弯曲而不规则的管道。高倍镜观察：管壁上有许多肺泡或肺泡囊的开口。管壁不连续,仅在相邻肺泡的开口处之间,呈现粉红色的结节状增大,表面衬有单层立方上皮。

5.肺泡囊及肺泡：肺泡囊连于肺泡管的末端,是几个肺泡共同开口的腔隙。高倍镜观察：肺泡壁极薄,上皮细胞的外形不明显,能看到细胞核。

在高倍镜下绘图,注明呼吸性细支气管、肺泡管、肺泡囊及肺泡。

选择结构较清晰的肺泡隔在高倍镜下观察,可见其内有许多毛细血管的断面。在肺泡隔或肺泡腔内可找到体积较大而不规则的细胞,有的其内含有许多棕色的灰泡隔或肺泡腔内可找到体积较大而不规则的细胞,核圆形,有的其内含有许多黑色的灰尘颗粒,此即尘细胞。

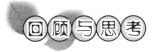

一、填空题

1.气管壁可分 _____、_____ 和 _____ 三层,腔面衬以 _____ 上皮。

2.肺的导气部从 _____ 至 _____,无 _____ 功能；肺的呼吸部从 _____

至 _____,具有 _____ 的功能。

3. 终末细支气管的管壁结构特点是:上皮为 _____、无 _____、无 _____、无 _____,平滑肌形成 _____。

4. 气管和支气管的黏膜上皮由 _____、_____、_____、_____ 和 _____ 组成。

5. 气血屏障由 _____、_____、_____、_____ 和 _____ 组成。

6. 肺泡隔是指 _____ 其中含有 _____ 和大量 _____。

7. 肺泡上皮由 _____ 和 _____ 组成,肺泡表面大部分由 _____ 覆盖。

8. Ⅱ型肺泡细胞在电镜下最典型的特征是含有 _____,其分泌物为 _____,具有 _____ 和稳定肺泡直径的作用。

9. 在病理情况下 _____ 和 _____ 管壁的环形平滑肌发生痉挛性收缩,引起支气管哮喘。

10. 在组织切片上,识别肺泡管的依据是在相邻肺泡开口之间,可见 _____,其表面为 _____ 或单层扁平上皮,下方为富含 _____ 的薄层结构组织和少量 _____。

11. _____ 又称尘细胞,属于 _____ 系统的成员。

12. 肺小叶即是指一个 _____ 连同它的各级分支和 _____。

13. 肺的实质即是肺内支气管的 _____ 及其终端的 _____;而肺间质为肺内的 _____、_____、_____ 和 _____ 等。

14. 呼吸性细支气管是 _____ 的分支,管壁上有 _____ 的开口,具有 _____ 的功能。

15. _____ 是支气管树的终末部分,为一面开口的多面形 _____,是肺进行 _____ 的主要部位。

二、选择题

（A 型题）

1. 气管上皮由以下细胞组成 （　　）

    A. 纤毛细胞、杯状细胞、基底细胞、刷细胞以及 Clara 细胞

    B. 柱状细胞、杯状细胞、基底细胞、潘氏细胞以及小颗粒细胞

    C. 纤毛细胞、杯状细胞、梭形细胞、刷细胞以及小颗粒细胞

    D. 纤毛细胞、杯状细胞、基底细胞、刷细胞以及小颗粒细胞

    E. 柱状细胞、壁细胞、基细胞、杯状细胞、刷细胞

2. 肺的导气部从肺内支气管起,到 （　　）

    A. 细支气管止　　　　　　　　　　B. 终末细支气管止

    C. 小支气管止　　　　　　　　　　D. 呼吸性细支气管止

    E. 肺泡管止

3. 肺的呼吸部包括　　　　　　　　　　　　　　　　　　　　　　　（　　）

    A. 肺泡、肺泡囊、肺泡管、细支气管

    B. 肺泡、肺泡囊、肺泡管、呼吸性细支气管

    C. 肺泡、肺泡囊、呼吸性细支气管、终末细支气管

    D. 肺泡、肺泡囊、呼吸性细支气管、细支气管

    E. 肺泡、肺泡囊、肺泡管、终末细支气管

4. 肺泡管的结构是　　　　　　　　　　　　　　　　　　　　　　　（　　）

    A. 管壁完整,单层立方上皮,上皮下有薄层结缔组织和少量平滑肌

    B. 管壁不完整,单层立方上皮,上皮下有薄层结缔组织和少量平滑肌

    C. 管壁不完整,单层柱状上皮,上皮下有薄层结缔组织和少量平滑肌

    D. 管壁不完整,单层扁平上皮,上皮下有薄层结缔组织,无平滑肌

    E. 以上都不对

5. 气血屏障的结构组成是　　　　　　　　　　　　　　　　　　　　（　　）

    A. 毛细血管内皮,内皮基膜,肺泡上皮

    B. 毛细血管内皮,内皮基膜,上皮基膜和Ⅰ型肺泡细胞

    C. Ⅰ型肺泡细胞,基膜,薄层结缔组织,毛细血管内皮基膜和内皮

    D. 肺泡上皮,上皮基膜及内皮

    E. 肺泡隔,肺泡上皮,基膜和尘细胞

6. 关于气管、支气管上皮内的细胞描述中,哪一项是错误的?　　　　　（　　）

    A. 基细胞是一种未分化的细胞　　　　B. 纤毛细胞对呼吸道具有净化作用

    C. 刷细胞表面具有密集的纤毛　　　　D. 杯状细胞的结构类似于肠道杯状细胞

    E. 小颗粒细胞具有内分泌的功能

7. 关于肺泡的结构,哪一项是错误的?　　　　　　　　　　　　　　（　　）

    A. 是肺进行气体交换的场所

    B. 上皮由Ⅰ型肺泡细胞和Ⅱ型肺泡细胞组成

    C. 相邻两个肺泡间的薄层结缔组织称肺泡隔

    D. 肺泡隔内含丰富的毛细血管

    E. Ⅱ型肺泡细胞参与构成气血屏障

8. 关于肺泡隔,哪一项是错误的?　　　　　　　　　　　　　　　　（　　）

    A. 是相邻两个肺泡间薄层结缔组织

    B. 含丰富的有孔毛细血管

    C. 弹性纤维较多

    D. 含有成纤维细胞、巨噬细胞、浆细胞和肥大细胞

    E. 参与气血屏障的构成

9. 关于肺泡巨噬细胞,哪一项是错误的? （　）

    A. 由血液中的单核细胞分化而来　　　B. 仅分布于肺间质而不进入肺泡腔

    C. 吞噬功能活跃　　　D. 吞噬了尘颗粒后称尘细胞

    E. 属单核吞噬细胞系统

10. 关于Ⅰ型肺泡细胞,哪一项是错误的? （　）

    A. 细胞扁平,仅含核部分略厚　　　B. 覆盖肺泡小部分表面

    C. 细胞内吞饮小泡多　　　D. 可将肺泡内吸入的微尘运至间质

    E. 参与构成气血屏障

11. 关于Ⅱ型肺泡细胞的描述中,哪一项是错误的? （　）

    A. 细胞圆形或立方形

    B. 细胞表面有少量微绒毛

    C. 细胞质内粗面内质网、高尔基复合体发达

    D. 含有电子密度低的指状分泌颗粒

    E. 能分泌表面活性物质

12. 肺小叶是指 （　）

    A. 小支气管连同其各级分支和肺泡　　　B. 细支气管连同其各级分支和肺泡

    C. 终末细支气管连同其分支和肺泡　　　D. 呼吸性细支气管连同其分支和肺泡

    E. 以上都不是

13. 关于终末细支气管管壁结构的描述中,哪一项是错误的? （　）

    A. 上皮为假复层纤毛柱状上皮　　　B. 无杯状细胞

    C. 无腺体和软骨片　　　D. 平滑肌形成完整的环形层

    E. 黏膜皱襞明显

14. 支气管哮喘时,与何处平滑肌发生痉挛有关? （　）

    A. 支气管和小支气管　　　B. 小支气管和细支气管

    C. 细支气管和终末细支气管　　　D. 呼吸性细支气管和肺泡管

    E. 终末细支气管和呼吸性细支气管

15. 关于肺内血管,哪一项是错误的? （　）

    A. 肺内有两套血液循环管道

    B. 肺动脉是功能性血管、支气管动脉是营养性血管

    C. 肺动脉分支与支气管树伴行

    D. 分布于肺泡隔的毛细血管主要来自支气管动脉

    E. 以上都不对

16. 关于气管壁结构的描述中,哪一项是错误的? （　）

    A. 由黏膜、黏膜下层、外膜三层构成　　　B. 上皮为假复层纤毛柱状上皮

    C. 基膜明显　　　D. 固有层内具有弥散淋巴组织

E. 黏膜下层结缔组织中仅含黏液腺

17. 下列哪一项不属于肺呼吸部？　　　　　　　　　　　　　　　　　（　　）

　　A. 终末细支气管　　B. 肺泡管　　C. 肺泡　　D. 肺泡囊　　E. 呼吸性细支气管

18. 肺内分泌表面活性物质的细胞是　　　　　　　　　　　　　　　　（　　）

　　A. Ⅰ型肺泡细胞　　　　　　　　　　B. Ⅱ型肺泡细胞

　　C. 肺泡巨噬细胞　　　　　　　　　　D. 杯状细胞

　　E. 小颗粒细胞

19. 关于呼吸性细支气管的结构,哪一项是错误的？　　　　　　　　　（　　）

　　A. 表面被覆单层柱状或单层立方上皮

　　B. 上皮下有少量结缔组织和平滑肌

　　C. 管壁上有肺泡的开口

　　D. 属于肺的导气部

　　E. 分支形成肺泡管

20. 使肺组织具有弹性的主要结构是　　　　　　　　　　　　　　　　（　　）

　　A. 肺泡隔内的胶原纤维　　　　　　B. 肺泡隔内的弹性纤维

　　C. 肺泡隔内的网状纤维　　　　　　D. Ⅱ型肺泡细胞及其分泌的表面活性物质

　　E. 肺泡管壁上,肺泡开口处的平滑肌纤维

（B 型题）

备选答案（第 21 ～ 25 题）：

　　A. Ⅰ型肺泡细胞　　B. Ⅱ型肺泡细胞　　C. 纤毛细胞　　D. 刷细胞　　E. 基底细胞

21. 细胞质内有嗜锇性板层小体　　　　　　　　　　　　　　　　　　（　　）

22. 细胞扁平,吞饮小泡甚多　　　　　　　　　　　　　　　　　　　　（　　）

23. 细胞锥形夹在纤毛细胞之间,具有分裂增殖功能　　　　　　　　　（　　）

24. 分泌表面活性物质　　　　　　　　　　　　　　　　　　　　　　（　　）

25. 参与构成气血屏障　　　　　　　　　　　　　　　　　　　　　　（　　）

备选答案（第 26 ～ 30 题）：

　　A. 呼吸功能　　　B. 导气功能　　　C. 肺小叶　　D. 平衡肺泡间气压

　　E. 吞噬尘粒后称尘细胞

26. 一个细支管连同其各级分支和肺泡构成　　　　　　　　　　　　　（　　）

27. 终末细支气管具有　　　　　　　　　　　　　　　　　　　　　　（　　）

28. 呼吸性细支气管具有　　　　　　　　　　　　　　　　　　　　　（　　）

29. 肺泡孔　　　　　　　　　　　　　　　　　　　　　　　　　　　（　　）

30. 肺泡巨噬细胞　　　　　　　　　　　　　　　　　　　　　　　　（　　）

备选答案（第 31 ～ 35 题）：

　　A. 相邻肺泡间的结缔组织　　　　　　B. 多个肺泡的共同开口处

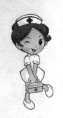

C.肺内结缔组织、血管、淋巴管和神经等

D.管壁上开始出现肺泡,上皮为单层柱状或单层立方上皮

E.不属于肺呼吸部的结构

31.肺泡囊 （ ）

32.呼吸性细支气管 （ ）

33.肺间质是指 （ ）

34.肺泡隔是 （ ）

35.终末细支气管 （ ）

备选答案(第36～40题):

A.呼吸系统的导气部 B.呼吸系统的呼吸部 C.肺实质

D.肺泡 E.肺泡管

36.肺支气管各级分支及终末的肺泡 （ ）

37.从鼻腔到肺内的终末细支气管 （ ）

38.从肺内呼吸性细支气管至肺泡 （ ）

39.无气体交换功能 （ ）

40.气体交换的主要场所 （ ）

三、名词解释

1.气血屏障 2.Ⅱ型肺泡细胞

3.肺小叶 4.肺泡巨噬细胞

四、问答题

1.试述肺导气部管壁结构特点。

2.试述肺泡及气血屏障的结构。

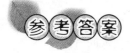

一、填空题

1.黏膜 黏膜下层 外膜 假复层纤毛柱状

2.小支气管 终末细支气管 气体交换 呼吸性细支气管 肺泡 气体交换

3.单层柱状 杯状细胞 混合腺体 软骨片 完整的环形层

4.纤毛细胞 杯状细胞 基底细胞 刷细胞 小颗粒细胞

5.Ⅰ型肺泡细胞 上皮基膜 薄层结缔组织 毛细血管内皮基膜 内皮细胞

6.相邻两肺泡间的薄层结缔组织 丰富的毛细血管 弹性纤维

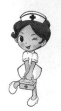

7.Ⅰ型肺泡细胞　Ⅱ型肺泡细胞　Ⅰ型肺泡细胞

8.嗜锇性板层小体　表面活性物质　降低肺泡表面张力

9.细支气管　终末细支气管

10.结节状膨大　单层立方　弹性纤维　平滑肌

11.肺泡巨噬细胞　单核巨噬细胞

12.细支气管　肺泡

13.各级分支　肺泡　结缔组织　血管　淋巴管　神经

14.终末细支气管　肺泡　气体交换

15.肺泡　囊泡　气体交换

二、选择题

（A 型题）

1.D　题解：气管上皮中有纤毛细胞、杯状细胞、基底细胞、刷细胞和小颗粒细胞。Clara 细胞在细支气管和终末细支气管中；潘氏细胞在小肠腺中；梭形细胞即是刷状细胞光镜下的名称；壁细胞在胃底腺中；故 A、B、C、E 均不对。

2.B　题解：肺的导气部从肺内支气管起到终末细支气管为止。

3.B　题解：肺的呼吸部包括呼吸性细支气管,肺泡管、肺囊管、肺泡。

4.B　题解：肺泡管由许多肺泡围成,故没有完整的管壁,仅在肺泡开口之间存在小部分管壁,表面为单层立方或扁平上皮,下方为薄层结缔组织和少量平滑肌。

5.C　题解：肺泡与血液之间的气体交换,至少要经过肺泡上皮（Ⅰ型肺泡细胞）、上皮基膜、薄层结缔组织、毛细血管内皮基膜、毛细血管内皮五层结构,称气血屏障。

6.C　题解：在刷细胞游离面有密集的微绒毛而不是纤毛。

7.E　题解：Ⅰ型肺泡细胞参与构成气血屏障,Ⅱ型肺泡细胞的主要功能是分泌表面活性物质,故 E 是错误的。

8.B　题解：分布在肺泡隔的毛细血管属连续性毛细血管。

9.B　题解：肺泡巨噬细胞广泛分布于肺泡隔或肺泡腔内。

10.B　题解：Ⅰ型肺泡细胞覆盖肺泡大部分表面。

11.D　题解：Ⅱ型肺泡细胞质内含有许多嗜锇性板层小体。

12.B

13.A　题解：终末细支气血管时上皮为单层柱状。

14.C　题解：细支气血管和终末细支气管平滑肌的收缩和舒张,可控制进入肺泡内的气流量。在病理情况下,平滑肌发生痉挛性收缩,引起呼吸困难称为支气管血管哮喘。

15.D　题解：分布于肺泡周围的毛细血管主要来自肺动脉,有利于气体交换。而支气管动脉主要在肺导气部形成毛细血管。

16.E　题解：在气管壁黏膜下层结缔组织中不仅含有黏液腺还有浆液腺。

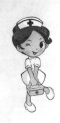

17. A   18. B

19. D   题解：因为呼吸性细支气管管壁上开始出现肺泡,具有气体交换的功能。

20. B

（B 型题）

21. B   22. A   23. E   24. B   25. A   26. C   27. B   28. A   29. D   30. E   31. B

32. D   33. C   34. A   35. E   36. C   37. A   38. B   39. A   40. D

三、名词解释

1. 是指肺泡与血液间气体交换所必须通过的结构。包括Ⅰ型肺泡细胞、基膜、薄层结缔组织、毛细血管基膜及内皮。

2. 指一个细支气管连同它的各级分支和肺泡所组成的肺组织。

3. 光镜下细胞圆形或立方形,镶嵌在Ⅰ型肺泡细胞之间,凸向肺泡腔,核圆形,胞质着色浅。电镜下可见细胞游离面有少量微绒毛,胞质内粗面内质网、高尔基复合体发达,还有许多嗜锇性板层小体。Ⅱ型肺泡细胞的功能是分泌表面活性物质,具有降低肺泡表面张力,稳定肺泡直径的作用。

4. 由单核细胞分化而来,广泛分布于肺泡隔或肺泡腔内,具有吞噬细菌、异物等功能。在吞噬了吸入的尘粒后,称尘细胞。

四、问答题

1. 肺导气部包括小支气管、细支气管和终末细支气管。随着管道的分支管径渐细,管壁变薄。黏膜:导气部起始端为假复层纤毛柱状上皮,含有杯状细胞,至终末细支气管时变为单层柱状上皮,杯状细胞消失。固有层逐渐变薄,在其深面的平滑肌从分散的螺旋排列逐渐相对增多,至终末细支气管形成完整的环形层。黏膜下层:随着管径变细,黏膜下层逐渐变薄,腺体逐渐减少,至终末细支气管腺体完全消失。外膜:软骨片逐渐减少达终末细支气管完全消失。

2. 肺泡为多面形囊泡,是肺进行气体交换的场所。肺泡一面开口于肺泡囊、肺泡管或呼吸性细支气管,其余各面与相邻肺泡彼此相接,其间有少量结缔组织相隔称肺泡隔;相邻肺泡间有孔相通称肺泡孔;肺泡壁很薄,表面覆盖以单层扁平上皮,基膜完整。

肺泡上皮:由两型细胞组成,Ⅰ型肺泡细胞呈扁平状,并覆盖肺泡大部分表面,细胞含核处略厚,其他部分很薄,胞质内含许多吞饮小泡。Ⅱ型肺泡细胞呈圆形或立方形,镶嵌于Ⅰ型肺泡细胞之间,凸向肺泡腔,表面有少量微绒毛,胞质内粗面内质网、高尔基复合体发达,还有许多嗜锇性板层小体。

气血屏障:即肺泡与血液之间进行气体交换所必须通过的结构,由Ⅰ型肺泡细胞、基膜、薄层结缔组织、毛细血管内皮基膜及内皮组成。

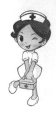

实验项目七　泌尿系统

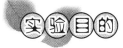

1. 辨认肾单位的组织结构,分辨肾小囊、肾小管各段上皮的特点。

2. 辨认球旁细胞和致密斑。

3. 了解膀胱的组织结构。

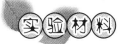

1. 肾单位的组成。

2. 肾皮质和肾髓质的结构。

3. 肾小体的结构、肾小管各段的结构特点。

4. 近血管球复合体的组成及结构。

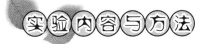

1. 肾切片。

2. 膀胱切片。

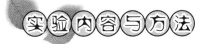

一、肾切片（HE 染色）

（一）肉眼观察　染色较深的部分为肾皮质,较浅的部分为肾髓质。

（二）低倍镜观察　区分被膜、肾皮质和肾髓质。

1. 被膜:即纤维囊,位于肾皮质的表面,由结缔组织构成,染成浅红色。

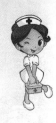

2. 肾皮质：位于被膜的深面,可见圆球形的肾小体、近端小管曲部和远端小管曲部的断面。

3. 肾髓质：位于皮质的深面,可见集合小管和细段等结构的断面。

（三）高倍镜观察 详细观察肾小体,近端小管、细段、远端小管、致密斑和集合小管。

1. 肾小体：位于皮质内,由肾小球及肾小囊构成。肾小球染成红色,为一团蟠曲成球状的毛细血管,肾小囊的内层与其紧贴而不易分清。肾小囊的外层为单层扁平上皮,它与肾小球之间的腔隙是肾小囊腔。

2. 近端小管曲部：位于皮质内,管壁厚,管腔较小而整齐,上皮细胞的界限不清晰,细胞质呈红色。细胞核圆,排列较稀疏,上皮细胞的游离面可见染成红色的刷状缘。

3. 细段 在髓质内：管壁较薄,由单层扁平上皮构成,胞质呈淡红色,细胞核突入管腔。

4. 远端小管曲部：在皮质内,管腔相对较大,管壁较近端小管曲部薄。由单层立方上皮构成,细胞排列紧密,界限较清晰。胞质呈淡红色。细胞核呈圆形,数量较多。

5. 致密斑：位于肾小体血管侧附近。远端小管曲部在靠近肾小体的一侧,上皮细胞变得窄而高,细胞界限较清晰,排列紧密,胞质染色浅,核较密集。

6. 集合小管：管腔较大,因部位不同,上皮细胞可为立方形或低柱状。核着色深,细胞界限清晰。

高倍镜下绘肾皮质图,并注明肾小囊外层、肾小球、肾小囊腔,近端小管曲部和远端小管曲部。

二、示教

膀胱的组织结构

1. 低倍镜下收缩状态

（1）黏膜：由变异上皮和固有层构成。黏膜较厚,有皱襞,上皮有 8～10 层细胞,表面是大而圆的盖细胞。上皮下固有膜为结缔组织。

（2）肌层：由内纵形、中环形、外纵形 3 层平滑肌组成。

（3）外膜：大部分为纤维膜,在顶部为浆膜。

2. 低倍镜下扩张状态与收缩状态 相比较,变异上皮变薄、变平,只有 2～3 层细胞,表面细胞呈扁平形或长方形。肌层的 3 层结构不易辨认。

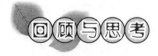

一、填空题

1. 一个肾叶由 ＿＿＿＿＿＿ 和 ＿＿＿＿＿＿ 组成。一个肾小叶由 ＿＿＿＿＿＿ 和 ＿＿＿＿＿
组成。

2. 泌尿小管由 _____ 和 _____ 两部分组成。

3. 肾小管由 _____ 、 _____ 和 _____ 三部分组成。

4. 肾的结构和功能单位为 _____ 。

5. 肾小体有两个极,与近端小管相连的一端称 _____ ,与入球、出球小动脉相连接的一端称 _____ 。

6. 肾血管球毛细血管为 _____ 型毛细血管,其汇合成一条 _____ ,从血管极处离开肾小体。

7. 肾小囊脏层细胞为 _____ ,其次级突起间的孔隙称 _____ 。

8. 滤过膜又称 _____ ,由 _____ 、 _____ 和 _____ 三层组成。

9. 肾小管中最粗最长的一段为 _____ 。

10. 近端小管曲部位于 _____ 和 _____ 内,管壁上皮细胞为单层 _____ 形或 _____ 形。细胞特点为细胞边界 _____ ,细胞质嗜 _____ 性,细胞游离面有 _____ ,电镜下是 _____ ;细胞基底部有 _____ ,电镜下是 _____ 和纵行排列的 _____ 。

11. 近端小管直部位于 _____ 和 _____ 内。

12. 细段位于 _____ 和 _____ 内,管壁上皮为 _____ 上皮。

13. 远端小管曲部位于 _____ 和 _____ 内,管壁的细胞具有重吸收 _____ 和 _____ 以及排出 _____ 和 _____ 的功能。

14. 集合小管分为 _____ 、 _____ 和 _____ 三部分,管壁上皮分别为 _____ 上皮、 _____ 上皮和 _____ 上皮。

15. 球旁细胞具有分泌 _____ 和 _____ 的功能。球旁细胞为上皮样细胞,由近肾小体血管极处的入球小动脉管壁中膜的 _____ 细胞转变而来。

16. 输尿管下 1/3 的管壁肌层为 _____ 层,都是 _____ 肌。

二、选择题

（A 型题）

1. 皮质迷路是指　　　　　　　　　　　　　　　　　　　　（　　）

　　A. 相邻肾锥体之间的皮质　　　　　B. 从肾锥体底部呈辐射状伸入皮质的条纹

　　C. 髓放线之间的皮质　　　　　　　D. 肾小体所在部位

　　E. 近曲小管所在部位

2. 肾小管包括　　　　　　　　　　　　　　　　　　　　　（　　）

　　A. 近端小管曲部、髓袢、远端小管曲部

　　B. 近端小管直部、细段、远端小管直部

　　C. 近端小管曲部、细段、远端小管曲部

　　D. 近端小管、髓袢、远端小管

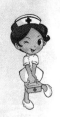

E. 以上均不对

3. 肾小体位于 （ ）

    A. 皮质迷路　　　　　　　　　　　B. 皮质迷路、髓放线

    C. 皮质迷路、肾柱　　　　　　　　D. 肾锥体

    E. 肾柱、肾锥体

4. 下列关于肾单位的描述中,哪一项是错误的? （ ）

    A. 为肾的结构和功能单位　　　　　B. 由肾小体和肾小管组成

    C. 可分为皮质肾单位和髓旁肾单位　D. 每个肾所含肾单位多达 100 万个以上

    E. 肾单位仅位于皮质

5. 下列关于肾单位所含结构,哪一项是错误的? （ ）

    A. 肾小体　　B. 集合小管　　C. 细段　　　　D. 近端小管　　E. 远端小管

6. 皮质肾单位的特点之一为 （ ）

    A. 数量多　　B. 细段长　　C. 肾小体较大　D. 髓袢长　　E. 位于皮质深部

7. 下列关于肾小体血管球的描述中,哪一项是错误的? （ ）

    A. 为入球小动脉分支形成的袢状毛细血管

    B. 为有孔型毛细血管

    C. 孔眼密度较大,孔上一般有隔膜覆盖

    D. 毛细血管之间有血管系膜

    E. 汇合成一条出球小动脉离开肾小体

8. 下列关于血管系膜的描述中,哪一项是错误的? （ ）

    A. 位于毛细血管袢之间　　　　　　B. 来自尿极处的少量结缔组织

    C. 含球内系膜细胞　　　　　　　　D. 球内系膜细胞具吞噬功能

    E. 球内系膜细胞可合成基膜成分,参与基膜的更新和修复

9. 下列关于肾小囊的描述中,哪一项是错误的? （ ）

    A. 为肾小管起始部膨大并凹陷而成的双层杯状囊

    B. 血管球滤过形成的滤液首先进入肾小囊腔

    C 壁层为单层立方上皮

    D. 肾小囊与近端小管相连的一端为肾小体的尿极

    E. 在血管极处肾小囊壁层返折与脏层相连

10. 下列关于足细胞的描述中,哪一项是错误的? （ ）

    A. 为肾小囊脏层细胞

    B. 形态特殊,有许多突起

    C. 胞体较大,凸向肾小囊腔,从胞体发出数个较大的初级突起

    D. 每个初级突起均发出许多次级突起,相互穿插

    E. 突起间的孔隙称裂孔,裂孔上无膜覆盖

11. 滤过膜的组成结构为　　　　　　　　　　　　　　　　　　　　（　　）

　　A. 内皮、基膜

　　B. 有孔内皮、基膜、血管系膜

　　C. 足细胞裂孔膜、有孔内皮、血管系膜

　　D. 有孔内皮、基膜、足细胞裂孔膜

　　E. 血管系膜、有孔内皮、基膜、足细胞裂孔膜

12. 下列关于近端小管曲部的特点,哪一项是错误的?　　　　　　　（　　）

　　A. 胞质弱嗜酸性,染色较浅　　　　　B. 细胞为锥体形或立方形

　　C. 细胞分界不清　　　　　　　　　　D. 核圆,位于细胞基底部

　　E. 细胞游离面有刷状缘,基底面有纵纹

13. 下列关于集合小管的描述中,哪一项是错误的?　　　　　　　　（　　）

　　A. 由弓形集合小管、直集合小管和肾乳头组成

　　B. 弓形集合小管位于皮质迷路

　　C. 直集合小管位于髓放线和髓质

　　D. 乳头管上皮为高柱状

　　E. 可重吸收水和 Na^+

14. 肾小球旁器包括　　　　　　　　　　　　　　　　　　　　　　（　　）

　　A. 足细胞、球旁细胞、球外系膜细胞

　　B. 球旁细胞、球外系膜细胞、球内系膜细胞

　　C. 球旁细胞、球外系膜细胞、远曲小管细胞

　　D. 致密斑、球旁细胞、球内系膜细胞

　　E. 以上都不对

15. 球旁细胞　　　　　　　　　　　　　　　　　　　　　　　　　（　　）

　　A. 由出球小动脉近血管极处的管壁成纤维细胞特化而来

　　B. 由入球小动脉近血管极处的管壁成纤维细胞特化而来

　　C. 由远曲小管近血管极处的管壁上皮细胞特化而来

　　D. 由入球小动脉近血管极处的管壁平滑肌细胞特化而来

　　E. 由肾小囊近血管极处的壁层细胞特化而来

16. 球旁细胞可分泌　　　　　　　　　　　　　　　　　　　　　　（　　）

　　A. 红细胞生成素　　　　　　　　　　B. 肾素

　　C. 肾素和红细胞生成素　　　　　　　D. 血管紧张素

　　E. 前列腺素

17. 致密斑的功能为　　　　　　　　　　　　　　　　　　　　　　（　　）

　　A. 感受近曲小管内钠离子浓度的变化

　　B. 感受近端小管内钠离子浓度的变化

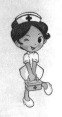

    C. 感受远端小管内钠离子浓度的变化

    D. 感受远端小管内钾离子浓度的变化

    E. 感受远端小管内钠、钾离子浓度

18. 肾的间质细胞可分泌 （　　）

    A. 雄激素　　　　　　　　　　B. 雄激素结合蛋白

    C. 前列腺素　　　　　　　　　D. 孕激素

    E. 醛固酮

19. 下列关于出球小动脉的描述中,哪一项是错误的？ （　　）

    A. 可发出直小动脉

    B. 可分支形成球后毛细血管网

    C. 由肾小体血管球毛细血管汇合而成

    D. 比入球小动脉粗

    E. 位于皮质迷路和肾柱

20. 下列关于输尿管的描述中,哪一项是错误的？ （　　）

    A. 管壁由黏膜、肌层、外膜组成　　B. 外膜为浆膜

    C. 上 2/3 段肌层为内纵、外环　　　D. 下 1/3 段肌层为内纵、中环、外纵

    E. 上皮为变移上皮

（B 型题）

备选答案（第 21 ～ 25 题）：

    A. 泌尿小管　　B. 肾单位　　C. 肾小管　　D. 肾小体　　E. 髓袢

21. 由肾小体和肾小管组成 （　　）

22. 由近端小管直部、细段和远端小管直部组成 （　　）

23. 由肾单位和集合小管组成 （　　）

24. 由近端小管、细段和远端小管组成 （　　）

25. 由血管球和肾小囊组成 （　　）

备选答案（第 26 ～ 36 题）：

    A. 皮质迷路、肾柱　　B. 髓放线、髓质　　C. 髓质　　D. 皮质浅层和中层

    E. 皮质深部

26. 肾小体位于 （　　）

27. 近端小管曲部位于 （　　）

28. 近端小管直部位于 （　　）

29. 远端小管曲部位于 （　　）

30. 远端小管直部位于 （　　）

31. 细段位于 （　　）

32. 髓袢位于 （　　）

33.集合小管位于　　　　　　　　　　　　　　　　　　（　　）

34.乳头管位于　　　　　　　　　　　　　　　　　　　（　　）

35.皮质肾单位位于　　　　　　　　　　　　　　　　　（　　）

36.髓旁肾单位位于　　　　　　　　　　　　　　　　　（　　）

备选答案（第37～41题）：

　　A.多孔、无隔膜覆盖的内皮细胞　　　B.足细胞　　　C.单层扁平细胞

　　D.单层立方或锥体形细胞　　　　　　　E.单层高柱状细胞

37.近端小管管壁细胞为　　　　　　　　　　　　　　　（　　）

38.乳头管管壁细胞为　　　　　　　　　　　　　　　　（　　）

39.肾小囊脏层细胞为　　　　　　　　　　　　　　　　（　　）

40.肾小体血管球毛细血管细胞为　　　　　　　　　　　（　　）

41.肾小囊壁层细胞为　　　　　　　　　　　　　　　　（　　）

备选答案（第42～49题）：

　　A.近端小管　　B.细段　　C.远端小管　　D.集合小管　　E.髓袢

42.细胞界限不清，胞质嗜酸性，细胞核近基部，细胞基底部有纵纹　　　（　　）

43.胞质弱嗜酸性，着色浅，细胞核居中或近腔面，细胞基底纵纹明显　　（　　）

44.细胞由立方形至高柱状，细胞界限清楚，核圆，位于细胞中央　　　　（　　）

45.细胞为单层扁平上皮　　　　　　　　　　　　　　　（　　）

46.在髓质内与直小血管袢伴行　　　　　　　　　　　　（　　）

47.是滤液重吸收的主要场所　　　　　　　　　　　　　（　　）

48.可重吸 Na^+，排出 K^+　　　　　　　　　　　　　（　　）

49.末端开口于肾乳头　　　　　　　　　　　　　　　　（　　）

三、名词解释

1.肾单位　　　　　　　　　　　　2.血管系膜

3.滤过膜　　　　　　　　　　　　4.足细胞

四、问答题

试述球旁复合体的组成、结构及功能。

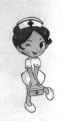

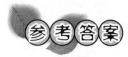

一、填空题

1. 一个肾锥体　相连的皮质　一条髓放线　周围的皮质迷路

2. 肾单位　集合小管

3. 近端小管　细段　远端小管

4. 肾单位

5. 尿极　血管极

6. 有孔　出球小动脉

7. 足细胞　裂孔

8. 滤过屏障　有孔内皮　基膜　足细胞裂孔膜

9. 近端小管

10. 皮质迷路　肾柱　锥体　立方　不清　酸　刷状缘　微绒毛　纵纹　质膜内褶　线粒体

11. 髓放线　肾锥体

12. 髓放线　肾锥体　单层扁平

13. 皮质迷路　肾柱　水　Na^+　K^+　NH_3

14. 弓形集合小管　直集合小管　乳头管　单层立方　单层立方　单层高柱状

15. 肾素　红细胞生成素　平滑肌

16. 三　平滑肌

二、选择题

（A 型题）

1. C

2. A　题解：肾小管由近端小管、细段和远端小管组成，其中近端小管和远端小管又都分为曲部和直部；髓袢由近端小管直部、细段和远端小管直部组成，因此肾小管包括了近端小管曲部、髓袢和远端小管曲部。

3. C

4. E　题解：肾单位由肾小体和肾小管组成。肾小体均位于皮质，肾小管则有的部分位于皮质，有的部分位于髓质。因此不能说肾单位仅位于皮质，而应说位于皮质和髓质。

5. B　题解：集合小管不属于肾单位，它与肾单位共同构成泌尿小管。

6. A

7. C　题解：肾小体血管球毛细血管的孔眼上一般无隔膜覆盖。

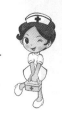

8．B　题解：血管系膜是由血管极处的少量结缔组织随血管进入血管球而形成的，并不是来自尿极的结缔组织。

9．C　题解：肾小囊壁层为单层扁平上皮。

10．E　题解：裂孔上有一层薄膜覆盖，称裂孔膜。

11．D

12．A　题解：近端小管曲部细胞胞质嗜酸性较强，染色较深。

13．A　题解：集合小管由弓形集合小管、直集合小管和乳头管组成。乳头管开口于肾乳头。

14．E　题解：肾小球旁器包括球旁细胞、致密斑、球外系膜细胞。

15．D　16．C　17．C　18．C

19．D　题解：入球小动脉比出球小动脉粗，因此入球小动脉内血流量大，血压高，有利于血液的滤过。

20．B　题解：输尿管外膜为纤维膜。

（B 型题）

21．B　22．E　23．A　24．C　25．D　26．A　27．A　28．B　29．A　30．B　31.C

32．B　33．B　34．C　35．D　36．E　37．D　38．E　39．B　40．A　41．C　42．A

43．C　44．D　45．B　46．E　47．A　48．C　49．D

三、名词解释

1. 是肾的结构和功能单位，由肾小体和肾小管组成。每个肾约有 100 万个肾单位。按照肾小体的分布位置，可分为皮质单位和髓旁肾单位，前者位于皮质浅层和中层，后者位于皮质深层。

2. 又称球内系膜，是位于肾小体血管球毛细血管之间的结缔组织，由肾小体血管极处的结缔组织随血管进入血管球后形成。血管系膜含有系膜细胞，呈星形多突状，参与基膜的更新和修复。此外，系膜细胞还可以吞噬血液滤过时沉积在基膜上的大分子物质，维持基膜的通透性。

3. 又称滤过屏障，由血管的毛细血管的有孔内皮、基膜和足细胞裂孔膜三层结构组成。当肾小体形成滤液时，血管球毛细血管内的血液在较高压力下经滤过膜进入肾小囊腔，生成滤液。滤液中除不含大分子蛋白质外，其他成分与血浆相似。一般情况下，分子量为 7 万以下的物质均可通过滤过膜，而大分子物质则不能通过。

4. 是构成肾小囊脏层的细胞。细胞体积较大，胞体凸向肾小囊腔。足细胞从胞体伸出几个大的初级突起，后者又分出许多指状的次级突起。相邻次级突起呈指状穿插紧贴于毛细血管基膜外。突起之间的裂隙称裂孔，裂孔上覆盖有薄膜，称裂孔膜，该膜参与滤过膜的构成。

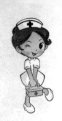

四、问答题

球旁复合体又称肾小球旁器，由直球旁细胞、致密斑和球外系膜细胞组成。

球旁细胞：是入球小动脉近血管极处的管壁平滑肌细胞转变成的上皮样细胞。细胞体积较大，呈立方形，细胞质内含丰富的分泌颗粒。球旁细胞可分泌肾素和红细胞生成素。致密斑：远端小管曲部近肾小体血管极一侧的管壁上皮细胞增高并紧密排列，形成一个椭圆形斑，称致密斑。其细胞质着色浅，细胞核椭圆形，位于细胞近顶端，是离子感受器。可感受远端小管内尿液的 Na^+ 浓度变化。

球外系膜细胞：又称极垫细胞。细胞形态结构与球内系膜细胞相似，并与之相连，功能不详。

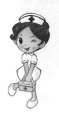

实验项目八　生殖系统

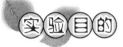

1.掌握睾丸、卵巢、子宫的结构。

2.熟悉附睾、前列腺、输精管的结构。

3.了解活动期和静止期乳腺的结构。

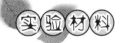

1.睾丸的微细结构特点,精子的发育过程,间质细胞的形态和分布。

2.卵巢的微细结构,各级卵泡的结构特点。

3.子宫壁的微细结构,增生期子宫内膜与分泌期子宫内膜的特点。

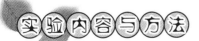

1.睾丸切片(HE 染色)。

2.卵巢切片(HE 染色)。

3.子宫(内膜为增生期)切(HE 染色)片。

4.子宫(内膜为分泌期)切片(HE 染色)。

5.输卵管切片(HE 染色)。

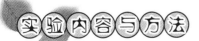

一、睾丸切片(HE 染色)

(一)肉眼观察　可见切片分两部分:大块为睾丸;小块为附睾。它们的外面均有

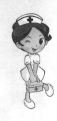

红染的结缔组织被膜。睾丸组织表面的红色带即白膜，白膜之内为睾丸实质。

（二）低倍镜观察

1. 被膜：表面覆盖有单层扁平上皮的鞘膜，鞘膜之下为由致密结缔组织构成很厚的白膜，白膜在睾丸后缘增厚形成睾丸纵隔。睾丸纵隔发出睾丸小隔伸入实质，将其分成许多小叶。

2. 实质：在睾丸小叶中，可见许多大小不等、形状不一、管壁厚薄各异的生精小管的断面，小管之间的结缔组织为睾丸间质。睾丸网与直精小管：在睾丸纵隔中，可见许多由单层立方上皮围成的腔隙，即睾丸网，其内可见大量精子与脱落的精子细胞。睾丸网形状不规则，互相吻合。在睾丸网与生精小管之间，可见一些单层柱状上皮围成的短小管道，即直精小管。

3. 间质：疏松结缔组织，内有三五成群分布的间质细胞。间质细胞呈圆形或多边形；体积较大；核亦大且圆，居中，染色浅；胞质丰富，嗜酸性强，染成淡红色。

（三）高倍镜观察

可见生精小管外有薄层基膜，基膜之外有肌样细胞和少量结缔组织，管壁由各级生精细胞和支持细胞构成。注意各级生精细胞与支持细胞的位置与形态结构。

1. 精原细胞：附着在基膜上；胞体较小，圆形或椭圆形；核圆形或卵圆形，染色较深。

2. 初级精母细胞：位于精原细胞上方近腔侧，有 2～3 层，细胞体积大而圆，核亦大而圆，多处于分裂状态，其染色质密集呈绒球状。

3. 次级精母细胞：位置更靠近腔面，基本结构与初级精母细胞相似，但体积较小，因其存在时间短，切片上不易找到。

4. 精子细胞：位于精母细胞上方，非常靠近管腔面，体积更小，胞质少，核圆形，染色质细密。在精子形成过程中，早期的精子细胞的核染色较浅，晚期的染色很深。

5. 精子：位于腔面，头部呈扁圆形，染色深，多插入支持细胞的胞质内；尾部长，淡红色，朝向腔面，并常被切断。有时也可在管腔中看到游离出来的精子。

6. 支持细胞：位于在各级生精细胞之间，呈长锥体形，底部附着在基膜上，顶端伸达腔面，其侧面和游离面均有生精细胞嵌入，故细胞轮廓不清。其光镜下的最大特点是：有一个较大的三角形或梭形的细胞核，核一侧常有凹陷，染色浅，核仁清楚。

二、附睾切片（HE 染色）

附睾头为睾丸输出小管，管腔呈波纹状凹凸不平，上皮由高柱状纤毛细胞和低柱状无纤毛细胞相间排列而成。上皮基膜外有环形平滑肌包绕。附睾体与尾为附睾管，其管壁平整，上皮为假复层纤毛柱状，游离面有许多粗长的静纤毛；腔内充满大量精子与脱落的精子细胞。

三、输精管切片（HE 染色）

（一）肉眼观察　为一圆形、红染、腔小、壁厚的小管。

（二）低倍镜观察　可见管壁由内向外依次可分为黏膜、肌层和外膜。

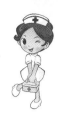

（三）高倍镜观察　黏膜形成数条纵行皱襞,突向管腔,腔面不如附睾管平整。黏膜上皮为假复层纤毛柱状上皮,固有层富含弹性纤维。有的上皮细胞表面有静纤毛,有的无;肌层厚,占管壁的比例很大,为发达的平滑肌,分内纵、中环、外纵三层,但分层不够明显,中环肌和外纵肌较厚;外膜为疏松结缔组织,可见丰富的血管和神经。

四、前列腺切片（HE 染色）

（一）肉眼观察　片中半月形裂隙为尿道（前列腺部）,周围的空泡状结构是前列腺的腺泡,腺泡之间的红色网格为前列腺的间质。

（二）低倍镜观察　可见腺体表面有结缔组织被膜,富有弹性纤维和平滑肌,并深入实质形成支架。腺实质由大小不等的腺泡组成,腺上皮形成许多皱襞,腺腔不规则。腺腔内有分泌物,分泌物常浓缩凝固形成圆形的嗜酸性红染的板层小体,称前列腺凝固体,它可钙化成结石。

（三）高倍镜观察　可见黏膜上皮形态不一,有单层立方、单层柱状或假复层柱状等多种类型。

五、卵巢切片（HE 染色）绘图

（一）低倍镜观察

1.皮质:位于卵巢的浅部,占卵巢实质的大部分,内有许多不同发育程度的卵泡。

2.髓质:位于皮质的深部,由疏松结缔组织及血管等构成。

（二）高倍镜观察

1.原始卵泡:位于皮质浅层。中央有一个大而圆、染色较淡的细胞即卵细胞,卵细胞周围有一层扁平（或柱伏）细胞,此即卵泡细胞。

2.生长卵泡:在切片上可以观察到不同发育阶段的生长卵泡,其大小虽有较大的差异,但结构有共同特点:

（1）卵细胞体积增大,卵细胞周围出现透明均质状结构、染成淡红色,此即透明带。

（2）卵泡细胞增至多层,紧靠透明带周围的一层卵泡细胞呈辐射状排列,形成放射冠。

（3）卵泡细胞间出现大小不等的腔隙,有的已经汇合成较大的卵泡腔,腔内的浅红色泡沫状结构为卵泡液。

（4）卵泡周围的结缔组织形成卵泡膜。

选一较典型的生长卵泡,在高倍镜下观察完毕后在低倍镜下绘图,注明透明带、放射冠、卵细胞、卵泡腔及卵泡膜。

3.成熟卵泡:结构与晚期的生长卵泡相似,但卵泡的体积更大,整个卵泡向皮质表面凸出。

4.闭锁卵泡:切片中可看到各个时期的闭锁卵泡,其表现为:卵细胞变形或消失,透

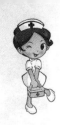

明带萎缩,卵泡壁塌陷。

六、子宫(内膜为增生期)切片(HE染色)

(一)肉眼观察 子宫壁很厚,其中染色较深的部分为子宫内膜。其余大部分染成红色,主要是肌层。

(二)低倍镜观察 由内膜向外逐层观察。

1. 内膜表面为单层柱状上皮,染成淡紫色。上皮深面为固有层,由较致密的结缔组织构成,其内可见由单层柱状上皮构成的子宫腺和小血管。

2. 肌层为平滑肌,很厚。肌束排列不规则,故层次不很明显。肌层中血管很多。

3. 浆膜浅层为间皮,深层为结缔组织。

七、子宫(内膜为分泌期)切片(HE染色)

在低倍镜下主要观察内膜的结构变化特点,并与增生期子宫内膜进行比较。

内膜表面为单层柱状上皮。固有层内的子宫腺胀大而弯曲,腺腔内有分泌物,染成红色。固有层的浅层组织变疏松。

八、输卵管(HE染色)

1. 低倍镜观察:为横断面,可见管壁分3层,因取材部位不同,管壁的结构有所不同。黏膜形成许多皱襞,使管腔形成极不规则,呈花边状;黏膜表面上皮为单层柱状。肌层为平滑肌,分内环形、外纵形两层,若在壶腹部,肌层较薄,环形肌明显,纵形肌散在分布;若在峡部,肌层厚,分内环形、外纵形两层;浆膜不完整。

2. 高倍镜观察:仔细观察上皮。

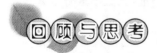

男性生殖系统

一、填空题

1. 生精上皮由两种细胞组成,即 _____ 和 _____。

2. 生精细胞包括 _____、_____、_____、_____ 和 _____。

3. 从精原细胞至形成精子的过程称为 _____。

4. 精子尾部分为 _____、_____、_____ 和 _____ 四个部分。

5. 精子顶体内含有 _____、_____、_____ 等多种水解酶。

6. 支持细胞呈 _____ 形,基底附于 _____ 上;细胞核呈 _____ 形,细胞质

嗜 _____ 性。

7. 血睾屏障由 _____、_____、_____、_____ 和 _____ 组成。

8. 睾丸间质是指 _____,除含有 _____ 和 _____ 外,还含一种 _____ 细胞。细胞体较大,呈 _____ 形或 _____ 形。细胞核 _____ 形,染色 _____,可见 _____ 个核仁。细胞质呈嗜 _____ 性,为具有分泌 _____ 激素细胞特点的细胞,可分泌 _____。

9. 输精管的管壁由 _____、_____ 和 _____ 组成。其黏膜表面被覆 _____ 上皮,其肌层由 _____、_____、_____ 三层平滑肌组成。

10. 前列腺位于 _____,其腺实质主要由 _____ 组成,按腺的分布位置,分为三组,分别称为 _____、_____ 和 _____。腺腔内可见 _____,可钙化形成 _____。

二、选择题

（A 型题）

1. 曲细精管变为直细精管的部位是　　　　　　　　　　　　　　　（　　）
    A. 睾丸锥形小叶的底部　　　　　　B. 锥形小叶的中部
    C. 锥形小叶的顶端　　　　　　　　D. 睾丸纵隔
    E. 以上都不是

2. 成人曲细精管管壁的生精上皮由以下细胞组成　　　　　　　　　（　　）
    A. 支持细胞和间质细胞　　　　　　B. 支持细胞和生精细胞
    C. 间质细胞和生精细胞　　　　　　D. 支持细胞和精原细胞
    E. 间质细胞和精原细胞

3. 下列关于曲细精管的描述中,哪一项是错误的?　　　　　　　　（　　）
    A. 位于睾丸实质的锥形小叶内　　　B. 为细长而弯曲的小管
    C. 为产生精子的场所　　　　　　　D. 进入睾丸纵隔,互相吻合成睾丸网
    E. 管壁上皮外有基膜

4. 下列关于精子发生的论述中,哪一项是错误的?　　　　　　　　（　　）
    A. 人类精子发生约需 60 天
    B. 精子发生是在脑垂体前叶嗜碱性细胞分泌的促性腺激素的作用下发生的
    C. 青春期前曲细精管无管腔或管腔很小,管壁只含有支持细胞和精原细胞
    D. 精原细胞不断分裂增生,最后全部分化为初级精母细胞
    E. 精母细胞经历了两次减数分裂

5. 不再进行分裂而只有形态变化的生精细胞是　　　　　　　　　　（　　）
    A. 精原细胞　　　　　　　　　　　B. 初级精母细胞
    C. 次级精母细胞　　　　　　　　　D. 精子细胞

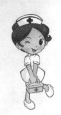

E. 精子

6. 光镜下常见细胞核染色质呈丝球状的细胞为 （　　）

    A. 精原细胞　　　　　　　　　　B. 初级精母细胞

    C. 次级精母细胞　　　　　　　　D. 间质细胞

    E. 支持细胞

7. 下列关于精原细胞的描述中，哪一项是错误的？ （　　）

    A. 紧贴生精上皮基膜　　　　　　B. 为最幼稚的生精细胞

    C. 染色体核型为 46, XY　　　　D. 为青春期前曲细精管内唯一的生精细胞

    E. 可进行减数分裂

8. 下列论述中，哪一项是正确的？ （　　）

    A. 初级精母细胞的染色体核型为 23, X 或 23, Y

    B. 初级精母细胞体积较小

    C. 初级精母细胞在进行第一次减数分裂前已进行了 DNA 的复制

    D. 次级精母细胞在进行第二次减数分裂时，于分裂中期停留较长时间

    E. 次级精母细胞体积较小，染色较浅

9. 以下关于精子形成的描述中，哪一项是错误的？ （　　）

    A. 细胞核染色质极度浓缩，核变长并移向细胞一侧形成精子头

    B. 高尔基复合体形成顶体覆盖在核的前 2/3

    C. 中心粒发出轴丝，形成精子尾（即鞭毛）

    D. 线粒体汇集于轴丝中部的周围，形成线粒体鞘

    E. 残余胞质脱落

10. 以下关于精子的描述中，哪一项是错误的？ （　　）

    A. 由精子细胞变态形成　　　　　B. 精子一旦形成，便具有了运动能力

    C. 精子头侧面呈梨形　　　　　　D. 精子镶嵌于支持细胞的腔面

    E. 精子是处于最后发育阶段的生精细胞

11. 以下关于精子尾部的描述中，哪一项是错误的？ （　　）

    A. 是精子的运动装置

    B. 颈段很短，主要为中心粒

    C. 中段短，主要由轴丝和线粒体鞘构成

    D. 主段长，主要由轴丝、线粒体鞘和纤维鞘构成

    E. 末段只有轴丝

12. 以下关于支持细胞的描述中，哪一项是错误的？ （　　）

    A. 为组成生精上皮的细胞之一　　B. 细胞侧面及腔面镶嵌着各级生精细胞

    C. 胞质弱嗜酸性　　　　　　　　D. 细胞顶部不到达腔面

    E. 胞核位于细胞基底部

13. 血睾屏障的组成中不含有　　　　　　　　　　　　　　　　　（　　）

　　A. 曲细精管的界膜　　　　　　　B. 曲细精管的基膜

　　C. 支持细胞基底面细胞膜　　　　D. 血管内皮及其基膜

　　E. 支持细胞间的紧密连接

14. 以下关于间质细胞的描述中,哪一项是错误的?　　　　　　　（　　）

　　A. 位于睾丸纵隔内

　　B. 常成群分布

　　C. 具有分泌类固醇激素细胞的超微结构特点

　　D. 体积较大,圆形或多边形

　　E. 胞质嗜酸性

15. 以下关于直细精管的描述中,哪一项是错误的?　　　　　　　（　　）

　　A. 位于睾丸近睾丸纵隔处　　　　B. 细而短

　　C. 由曲细精管移行而来　　　　　D. 进入睾丸纵隔后互相吻合成睾丸网

　　E. 管壁上皮为单层扁平上皮

16. 以下关于附睾的描述中,哪一项是错误的?　　　　　　　　　（　　）

　　A. 位于睾丸的后外侧　　　　　　B. 将睾丸产生的精子输送到输精管

　　C. 可使精子进一步成熟　　　　　D. 其分泌物不参与构成精液

　　E. 由头、体、尾三部分组成

17. 输出小管管壁上皮为　　　　　　　　　　　　　　　　　　　（　　）

　　A. 单层柱状上皮　　　　　　　　B. 假复层柱状上皮

　　C. 复层柱状上皮　　　　　　　　D. 单层立方上皮

　　E. 复层扁平上皮

（B 型题）

备选答案（第 18 ～ 22 题）：

　　A. 支持细胞　　B. 肌样细胞　　C. 精原细胞　　D. 间质细胞　　E. 精母细胞

18. 位于曲细精管基膜外　　　　　　　　　　　　　　　　　　　（　　）

19. 位于曲细精管之间的结缔组织内　　　　　　　　　　　　　　（　　）

20. 细胞体积较小,紧贴曲细精管基膜内侧　　　　　　　　　　　（　　）

21. 经历两次减数分裂　　　　　　　　　　　　　　　　　　　　（　　）

22. 分泌物可与雄激素结合　　　　　　　　　　　　　　　　　　（　　）

备选答案（第 23 ～ 27 题）：

　　A. 为最先成为单倍体细胞的生精细胞

　　B. 为含有多种酶的生精细胞

　　C. 为染色质常呈丝球状的生精细胞

　　D. 为不再进行分裂的圆形生精细胞

E. 为最幼稚的生精细胞

23. 精原细胞 （　　）

24. 初级精母细胞 （　　）

25. 次级精母细胞 （　　）

26. 精子细胞 （　　）

27. 精子 （　　）

备选答案（第 28 ～ 34 题）：

A. 轴丝 B. 线粒体鞘 C. 中心粒 D. 纤维鞘 E. 顶体

28. 位于精子尾颈段 （　　）

29. 只位于精子尾主段 （　　）

30. 来源于高尔基复合体 （　　）

31. 由 9+2 组微管组成 （　　）

32. 贯穿精子尾中段、主段、末段 （　　）

33. 为精子运动提供能量 （　　）

34. 内含物可溶解放射冠及透明带 （　　）

备选答案（第 35 ～ 40 题）：

A. 血睾屏障 B. 间质细胞 C. 输出小管 D. 附睾管 E. 前列腺

35. 可分泌雄激素 （　　）

36. 可阻止某些物质进出曲细精管 （　　）

37. 管壁上皮含有高柱状的、表面带有静止纤毛的细胞 （　　）

38. 管腔面呈波状起伏，不平整 （　　）

39. 分黏膜腺、黏膜下腺和主腺 （　　）

40. 管腔内可见大量精子 （　　）

三、名词解释

1. 精子发生　　　　　　　　2. 精子形成

3. 血睾屏障　　　　　　　　4. 生精细胞

四、问答题

1. 试述睾丸支持细胞的光、电镜结构。

2. 试述睾丸间质细胞的光、电镜结构及其功能。

3. 试述精子的结构。

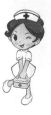

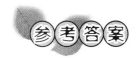

一、填空题

1. 生精细胞　支持细胞

2. 精原细胞　初级精母细胞　次级精母细胞　精子细胞　精子

3. 精子发生

4. 颈段　中段　主段　末段

5. 顶体蛋白酶　透明质酸酶　酸性磷酸酶

6. 不规则的高柱状或长锥体　基膜　三角形或椭圆　酸

7. 支持细胞间的紧密连接　曲细精管基膜　界膜　血管内皮　基膜

8. 睾丸曲细精管之间的疏松结缔组织　血管　淋巴管　间质　圆　多边　圆　浅　1～2　酸　类固醇　雄激素

9. 黏膜　肌层　外膜　假复层（低）柱状　内纵　中环　外纵

10. 尿道起始部　30～50条复管泡状腺　黏膜腺　黏膜下腺　主腺　凝固体　前列腺结石

二、选择题

（A型题）

1. C　题解：曲细精管在锥形小叶顶端,即近睾丸纵隔处变为直细精管,然后进入睾丸纵隔。

2. B　题解：成人曲细精管管壁生精上皮中的生精细胞已不止精原细胞一种。除精原细胞外,还有初级精母细胞、次级精母细胞、精子细胞和精子。

3. D

4. D　题解：精原细胞不断地分裂增殖,一部分作为干细胞继续分裂和产生精原细胞；另外一部分经过数次分裂后,分化为初级精母细胞。

5. D

6. B　题解：由于初级精母细胞在进行第一次减数分裂时,在分裂前期停留时间较长,因此常可见到处于分裂状态的初级精母细胞,此时其细胞核染色质呈丝球状。

7. E　题解：精原细胞只进行有丝分裂,分裂后形成的子细胞的染色体数目不变,DNA 含量也不变。

8. C

9. D　题解：线粒体汇聚于轴丝近段的周围,形成线粒体鞘。

10. B　题解：精子刚形成时,并无运动能力,要在附睾内停留一段时间,并经过一系

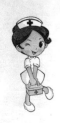

列成熟变化后,才能获得运动能力。

11.D 题解:精子尾部主段无线粒体鞘,由轴丝和纤维鞘构成。

12.D 题解:支持细胞顶部伸达曲细精管腔面。

13.C

14.A 题解:间质细胞位于睾丸曲细精管之间的疏松结缔组织,即睾丸间质内,因而称为间质细胞。

15.E 题解:直细精管管壁上皮为单层立方上皮或单层柱状上层。

16.D 题解:排精管道和附属腺的分泌物与精子共同构成精液。附睾属于排精管道中很重要的一部分,因此其分泌物参与构成精液。

17.B

(B型题)

18.B 19.D 20.C 21.E 22.A 23.E 24.C 25.A 26.D 27.B 28.C 29.D 30.E 31.A 32.A 33.B 34.E 35.B 36.A 37.D 38.C 39.E 40.D

三、名词解释

1. 是指从精原细胞到形成精子的过程。精子发生包括三个阶段:①精原细胞分裂增殖,形成精母细胞;②精母细胞减数分裂,形成单倍体的精子细胞;③精子细胞变态形成精子。

2. 精子细胞经过复杂的形态变化,由圆形变为蝌蚪形精子的过程,称为精子形成。

3. 是一种能阻止某些物质进出生精上皮的屏障性结构,由相邻支持细胞之间近基部的紧密连接、曲细精管基膜、界膜以及间质的血管基膜和内皮组成。血睾屏障形成了有利于精子发生的微环境。

4. 位于曲细精管内,与支持细胞共同组成曲细精管的生精上皮。它们镶嵌于支持细胞的侧面和腔面,从基底部至腔面依次为:精原细胞、初级精母细胞、次级精母细胞、精子细胞和精子。

四、问答题

1. 支持细胞又称 Sertoli 细胞。光镜下,细胞边界不清楚,胞质染色浅,核呈三角形或椭圆形,染色质稀疏,染色浅,核仁明显。电镜下,可见支持细胞呈不规则长锥体形,基底面位于基膜上,顶端直达管腔。细胞侧面和管腔面镶嵌着各级生精细胞,支持细胞的外形随着生精细胞的变化而改变。核呈不规则形,胞质中含有丰富的粗面内质网和滑面内质网、大量的杆状线粒体、微丝、微管以及溶酶体、糖原颗粒等。此外,相邻支持细胞侧面近基部的胞膜还形成紧密连接,参与构成血睾屏障。

2. 间质细胞又称 Leydig 细胞,位于睾丸曲细精管之间的疏松结缔组织,即睾丸间质内,常成群分布,体积较大,圆形或多边形,核圆,染色浅,核仁明显且常偏位,胞质嗜酸性,含有脂滴和色素颗粒。电镜下,间质细胞具有分泌类固醇激素细胞的特点,即:胞质含有丰富的滑面内质网、管泡状嵴线粒体和较多的脂滴。间质细胞的功能是合成和分泌雄激素。

3. 精子呈蝌蚪形,分头、尾两部分。头部正面观呈卵圆形,侧面观呈梨形,主要为高度浓缩的细胞核,核的前2/3覆盖有顶体。顶体为呈扁平帽状的囊,内含糖蛋白和多种水解酶。受精时,顶体内的酶释放,可溶解卵子周围的放射冠及透明带,使精子得以进入卵子内。精子尾又称鞭毛,为精子的运动器官,分为颈段、中段、主段和末段四部分。颈段最短,主要由中心粒构成,9+2组微管组成的轴丝由中心粒发出,并贯穿尾部的中段、主段和末段的正中。中段主要由轴丝及螺旋状环绕于轴丝周围的线粒体鞘组成,线粒体可为精子运动提供能量;主段最长,主要由轴丝和纤维鞘组成;末段只有轴丝。

女性生殖系统

一、填空题

1. 原始卵泡位于 _____,数量 _____,由一个 _____ 细胞和 _____ 层 _____ 形的 _____ 细胞组成。

2. 初级卵泡由一个 _____ 细胞和 _____ 层或 _____ 层 _____ 形或 _____ 状的 _____ 细胞组成。

3. 透明带位于 _____ 之间,是由 _____ 和 _____ 共同分泌而成。

4. 卵泡膜开始出现于 _____ 卵泡时期,它是由卵泡周围结缔组织内的 _____ 细胞形成。从 _____ 卵泡时期开始,卵泡膜分为内、外两层,分别称为 _____ 和 _____。

5. 卵丘开始出现于 _____ 卵泡时期。它的形成是由于随着卵泡腔的扩大的卵泡液的增多,_____ 和 _____ 被挤到卵泡的一侧,并凸向卵泡腔内形成了一个丘状隆起。

6. 放射冠由紧靠 _____ 的 _____ 层呈 _____ 排列的柱状卵泡细胞形成。

7. 从原始卵泡到发育为成熟卵泡,一般需要 _____ 天时间。

8. 初级卵母细胞由胚胎时期的 _____ 分裂分化而来,并长期停留在第 _____ 次成熟分裂的 _____ 期,直至排卵前 _____ 时,才完成分裂而形成一个 _____ 卵母细胞和一个第一极体。

9. 排卵时随同卵母细胞一起排出卵巢的还有卵母细胞周围的 _____、_____ 以及 _____。

10. 排卵时的卵母细胞为正停留在第 _____ 次成熟分裂 _____ 期的卵母细胞,其排出卵巢后,若受精,则完成分裂而形成一个 _____ 和一个第二极体。

11. 黄体可分为 _____ 黄体和 _____ 黄体,其主要由 _____ 细胞和 _____

细胞组成。这两种细胞分别由 _____ 细胞和 _____ 细胞在黄体生成素的作用下分化而来。其中 _____ 细胞体积较小,数量较少,染色较深。

12. _____ 卵泡或 _____ 卵泡退化时, _____ 细胞一度变得肥大,形似黄体细胞,并被结缔组织和血管分隔成分散的细胞团或索,称为 _____。

13. 输卵管黏膜上皮为 _____ 上皮,含有 _____ 和 _____ 两种细胞。

14. 子宫内膜分为浅层的 _____ 和深层的 _____。其中 _____ 较厚,自青春期开始便产生周期性剥脱和出血,称为 _____。

15. 月经期为月经周期的第 _____ 天。此时卵巢中黄体退化。月经期一般持续 _____ 天。

16. 增生期为月经周期的第 _____ 天。此时卵巢内若干卵泡开始增长并分泌 _____。至增生晚期,子宫内膜可厚达 _____ 左右。

17. 分泌期为月经周期的第 _____ 天。此时卵巢内黄体已经形成并分泌 _____ 和 _____。至分泌晚期,子宫内膜可厚达 _____。

二、选择题

（A 型题）

1. 以下关于卵巢的描述,哪一项是错误的?　　　　　　　　（　）

　A. 表面覆盖着单层立方或柱状上皮

　B. 皮质宽,髓质窄

　C. 青春期开始时两侧卵巢内约有 4 万个原始卵泡

　D. 具有内分泌功能

　E. 绝经期后卵巢不再排卵

2. 以下关于透明带的描述中,哪一项是错误的?　　　　　　（　）

　A. 由卵母细胞和卵泡细胞共同分泌形成

　B. 为一层嗜酸性的膜

　C. 位于卵母细胞与卵泡细胞之间

　D. 卵母细胞表面突起与卵泡细胞的微绒毛在透明带内密切接触,可形成缝隙连接

　E. 从初级卵泡开始出现

3. 以下关于初级卵母细胞的描述中,哪一项是错误的?　　　（　）

　A. 体积较大,圆形　　　　　　　B. 核大而圆,呈空泡状

　C. 染色质细疏,着色浅,核仁明显　　D. 由青春期卵原细胞分裂分化而来

　E. 排卵前才完成第一次成熟分裂

4. 以下关于卵泡膜的描述中,哪一项是错误的?　　　　　　（　）

　A. 由卵泡周围的梭形细胞形成

　B. 与卵泡细胞相贴

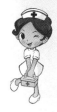

C. 内层细胞多,纤维少;外层纤维多,细胞少

D. 膜细胞位于卵泡膜内层

E. 于次级卵泡时期开始分层

5. 下列关于次级卵泡的描述中,哪一项是错误的? 　　　　　　　　　　（　　）

　　A. 卵母细胞为次级卵母细胞

　　B. 卵母细胞为初级卵母细胞

　　C. 当卵泡细胞增至十余层时,在卵泡细胞之间开始出现卵泡腔

　　D. 出现卵丘

　　E. 出现放射冠

6. 在卵泡中,粒层细胞是指 　　　　　　　　　　（　　）

　　A. 紧靠透明带的卵泡细胞　　　　B. 与卵母细胞共同构成卵丘的卵泡细胞

　　C 构成卵泡壁的卵泡细胞　　　　D. 紧靠卵泡腔的一层卵泡细胞

　　E. 卵泡周围的结缔组织细胞

7. 放射冠是指 　　　　　　　　　　（　　）

　　A. 紧靠透明带的一层柱状卵泡细胞　　B. 紧靠卵泡腔的一层卵泡细胞

　　C. 紧靠透明带的一层立方形卵泡细胞　　D. 卵泡膜内层的结缔组织细胞

　　E. 卵泡壁最外层的卵泡细胞

8. 第二次成熟分裂于 　　　　　　　　　　（　　）

　　A. 排卵时开始　　　　　　　　B. 排卵后立即完成

　　C. 次级卵母细胞形成后立即开始　　D. 次级卵母细胞形成后立即完成

　　E. 卵泡液迅速增多,卵泡直径达 1 cm 时完成

9. 分化形成粒黄体细胞和膜黄体细胞的细胞是 　　　　　　　　　　（　　）

　　A. 卵泡膜梭形细胞　　　　　　B. 粒层细胞

　　C. 卵丘的卵泡细胞　　　　　　D. 膜细胞

　　E. 粒层细胞和卵泡膜内膜层的膜细胞

10. 粒黄体细胞主要分泌 　　　　　　　　　　（　　）

　　A. 松弛素　　　　　　　　　　B. 孕激素

　　C. 雌激素　　　　　　　　　　D. 黄体生成素

　　E. 松弛素和雌激素

11. 膜黄体细胞主要分泌 　　　　　　　　　　（　　）

　　A. 孕激素　　　　　　　　　　B. 雌激素

　　C. 雌激素和孕激素　　　　　　D. 卵泡刺激素

　　E. 松弛素

12. 间质腺细胞由 　　　　　　　　　　（　　）

　　A. 退化的次级卵泡粒层细胞分化形成

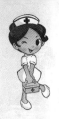

B. 退化的次级卵泡膜细胞分化形成

C. 退化的近成熟卵泡粒层细胞和膜细胞分化形成

D. 退化的次级卵泡或近成熟卵泡粒层细胞和膜细胞分化形成

E. 退化的次级卵泡或近成熟卵泡膜细胞分化形成

13. 输卵管的管壁由 （　　）

　　A. 上皮、固有层、黏膜肌层组成　　　　B. 黏膜、肌层、浆膜组成

　　C. 黏膜、肌层、纤维膜组成　　　　　　D. 黏膜、黏膜下层、肌层和浆膜组成

　　E. 黏膜、黏膜下层、肌层和纤维膜组成

14. 子宫内膜的上皮是 （　　）

　　A. 单层立方上皮,含分泌细胞

　　B. 单层立方上皮或单层扁平上皮,以分泌细胞为主

　　C. 单层柱状上皮,以分泌细胞为主

　　D. 单层柱状上皮或假复层纤毛柱状上皮,以纤毛细胞为主

　　E. 单层柱状上皮,以纤毛细胞为主

15. 在月经期,血液中含量迅速下降的激素是 （　　）

　　A. 卵泡刺激素　　　　　　　　　B. 黄体生成素

　　C. 雌激素　　　　　　　　　　　D. 孕激素

　　E. 雌激素和孕激素

16. 以下关于子宫内膜增生期的描述中,哪一项是错误的? （　　）

　　A. 为月经周期的第 5～14 天　　　B. 子宫腺上皮迅速增生

　　C. 子宫腺腔较窄,弯曲度较大　　　D. 内膜增厚至 3～4 mm

　　E. 又称卵泡期

17. 以下关于子宫内膜分泌期的描述中,哪一项是错误的? （　　）

　　A. 为月经周期的第 16～28 天　　　B. 又称黄体期

　　C. 固有层呈生理性水肿　　　　　　D. 子宫腺腔增大,腔内可见分泌物

　　E. 螺旋动脉伸至子宫内膜浅层

18. 阴道内表面被覆的上皮是 （　　）

　　A. 单层扁平上皮　　　　　　　　B. 单层或复层柱状上皮

　　C. 假复层纤毛柱状上皮　　　　　D. 单层立方上皮

　　E. 复层扁平上皮

（B 型题）

备选答案（第 19～24 题）：

　　A. 卵原细胞　　　B. 初级卵母细胞　　　C. 次级卵母细胞

　　D. 卵细胞　　　　E. 初级卵母细胞或次级卵母细胞

19. 原始卵泡含有 （　　）

20. 初级卵泡含有 　　　　　　　　　　　　　　　　　　　　（　　）

21. 次级卵泡含有 　　　　　　　　　　　　　　　　　　　　（　　）

22. 成熟卵泡含有 　　　　　　　　　　　　　　　　　　　　（　　）

23. 排卵时排出的是 　　　　　　　　　　　　　　　　　　　（　　）

24. 卵子受精后分裂分化为 　　　　　　　　　　　　　　　　（　　）

备选答案（第25～30题）：

　　A. 原始卵泡　　B. 初级卵泡　　C. 次级卵泡　　D. 成熟卵泡　　E. 以上都不是

25. 开始出现卵泡腔 　　　　　　　　　　　　　　　　　　　（　　）

26. 开始出现卵泡膜 　　　　　　　　　　　　　　　　　　　（　　）

27. 卵泡膜开始分为内、外两层 　　　　　　　　　　　　　　（　　）

28. 数量最多,体积最小 　　　　　　　　　　　　　　　　　（　　）

29. 为卵泡发育的最后阶段 　　　　　　　　　　　　　　　　（　　）

30. 可分泌松弛素的结构是 　　　　　　　　　　　　　　　　（　　）

备选答案（第31～38题）：

　　A. 透明带　　B. 卵泡液　　C. 放射冠　　D. 粒层　　　E. 黄体

31. 为紧靠透明带的一层卵泡细胞 　　　　　　　　　　　　　（　　）

32. 为构成卵泡壁的数层卵泡细胞 　　　　　　　　　　　　　（　　）

33. 由卵母细胞和卵泡细胞分泌而成 　　　　　　　　　　　　（　　）

34. 由卵泡细胞分泌物和卵泡膜血管渗留物组成 　　　　　　　（　　）

35. 由粒黄体细胞和膜黄体细胞组成,富含血管 　　　　　　　（　　）

36. 含糖蛋白 　　　　　　　　　　　　　　　　　　　　　　（　　）

37. 含透明质酸和雌激素 　　　　　　　　　　　　　　　　　（　　）

38. 可分泌孕激素和雌激素 　　　　　　　　　　　　　　　　（　　）

备选答案（第39～43题）：

　　A. 具有分泌类固醇激素细胞的特征　　　B. 为单倍体细胞

　　C. 可合成和分泌胶原蛋白　　　　　　　D. 约50μm长

　　E. 于排卵前36～48小时形成

39. 子宫内膜基质细胞 　　　　　　　　　　　　　　　　　　（　　）

40. 卵泡膜内膜层膜细胞 　　　　　　　　　　　　　　　　　（　　）

41. 卵细胞 　　　　　　　　　　　　　　　　　　　　　　　（　　）

42. 次级卵母细胞 　　　　　　　　　　　　　　　　　　　　（　　）

43. 子宫肌纤维 　　　　　　　　　　　　　　　　　　　　　（　　）

三、名词解释

1. 排卵　　　　　　　　　　　　　　　2. 黄体

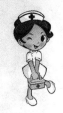

3.间质腺

四、问答题

1.试述次级卵泡的形态结构及所分泌的激素。

2.试比较子宫内膜增生期和分泌期的形态结构。

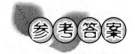

一、填空题

1.皮质浅层　多　初级卵母　一　扁平　卵泡

2.初级卵母　单　多　立方　柱　卵泡

3.卵母细胞和卵泡细胞　初级卵母细胞　卵泡细胞

4.初级　梭形　次级　内膜层　外膜层

5.次级　初级卵母细胞　周围的部分卵泡细胞

6.透明带　一　放射状

7.10～14

8.卵原细胞　一　前　36～48　次级

9.透明带　放射冠　卵泡液

10.二　中　次级　卵细胞

11.月经　妊娠　粒黄体　膜黄体　粒层　内膜层的膜　膜黄体

12.次级　近成熟　膜　间质腺

13.单层柱状　纤毛细胞　分泌细胞

14.功能层　基底层　功能层　月经

15.1～4　3～5

16.5～14　雌激素　3 mm

17.15～28　孕激素　雌激素　5 mm

二、选择题

（A型题）

1.A　题解：卵巢表面上皮为单层扁平或立方上皮。

2.D　题解：卵母细胞表面的微绒毛和卵泡细胞的突起在透明带内密切接触,可形成缝隙连接。

3.D　题解：初级卵母细胞在胚胎期由卵原细胞分裂分化而来。

4.B　题解：卵泡膜与卵泡细胞之间隔有基膜。

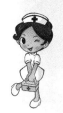

5. A 题解：次级卵泡的卵母细胞为初级卵母细胞。

6. C 7. A

8. C 题解：次级卵母细胞形成后立即进行第二次成熟分裂,但停留在分裂中期,直至受精后才完成。

9. E 题解：粒黄体细胞由卵泡壁的卵泡细胞,即粒层细胞分化形成,膜黄体细胞由卵泡膜内膜层的膜细胞分化形成。

10. B 11. B 12. E 13. B

14. C 题解：子宫内膜上皮为单层柱状,含分泌细胞和纤毛细胞,其中主要是分泌细胞。

15. E

16. C 题解：增生期的子宫腺腺腔较窄,腺体出现弯曲,但弯曲度不大。

17. A 题解：分泌期为月经周期的第 15 ~ 28 天。

18. E

（B型题）

19. B 20. B 21. B 22. E 23. C 24. D 25. C 26. B 27. C 28. A

29. D 30. E 31. C 32. D 33. A 34. B 35. E 36. A 37. B 38. E

39. C 40. A 41. B 42. E 43. D

三、名词解释

1. 在激素作用下,次级卵母细胞及其周围的透明带、放射冠随同卵泡液一起从卵巢排出,经腹膜腔进入输卵管,这个过程称排卵。排卵时间一般为月经周期第 14 天。

2. 成熟卵泡排卵后,残留的卵泡壁向内塌陷形成皱襞,卵泡膜的结缔组织和血管也随之陷入,在黄体生成素的作用下,发育成一个体积较大并富含血管的内分泌细胞团,新鲜时呈黄色,称为黄体。

3. 次级卵泡或近成熟卵泡退化时,卵泡壁塌陷,卵泡膜的结缔组织和血管随之陷入;膜细胞一度变得肥大,形似黄体细胞,并被结缔组织和血管分隔成分散的细胞团或索,称为间质腺。

四、问答题

1. 次级卵泡体积较大,卵泡细胞层数增多,可达十余层或更多。初级卵母细胞处于第一次成熟分裂前期,体积达到最大,以后不再长大。此期卵泡细胞可分为两部分:一部分与初级卵母细胞一起,组成卵丘,另一部分位于卵泡周围,形成卵泡壁,称粒层,之间为卵泡腔。初级卵母细胞位于卵丘中央,周围由一层增厚的透明带包裹,次级卵泡时期开始出现放射冠。放射冠为紧靠透明带的一层呈放射状排列的柱状卵泡细胞。卵泡腔内含卵泡液,并随着卵泡液的增多卵泡腔迅速增大;卵泡膜由卵泡周围结缔组织梭形细胞

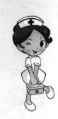

形成,到次级卵泡时期,卵泡膜分为内、外两层,分别称为内膜层和外膜层。内膜层细胞多,血管多,纤维少;外膜层纤维多,细胞少,血管少。内膜层含有梭形或多边形的膜细胞,具有分泌类固醇激素细胞的特点。

2.（可用表叙述）

	增生期	分泌期
内膜厚度	较厚,至增生晚期可达 4 mm	厚,至分泌晚期可达 5 mm
子宫腺	增长,出现弯曲,腺腔狭窄,晚期腺体开始分泌	更长、更弯曲,腺腔扩大,内含大量嗜酸性分泌物
螺旋动脉	增长、弯曲	更长、更弯曲,并伸达内膜浅层
固有层	相对较致密	组织液增多,呈生理性水肿
基质细胞	分裂增生	继续增生,在晚期分化为前蜕膜细胞和内膜颗粒细胞

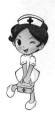

实验项目九　脉管系统微细结构实验

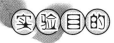

1. 掌握：描绘小动脉、中动脉、大动脉的组织结构特征，并与同型静脉比较。

2. 熟悉：描绘心壁的细微结构。

3. 了解血窦的组织特征，毛细血管网的形态特征。

实验要点

1. 心壁的微细结构。

2. 大动脉管壁的微细结构。

3. 中动脉和中静脉管壁的微细结构。

4. 小动脉和小静脉管壁的微细结构。

5. 淋巴结的微细结构。

实验材料

1. 心壁切片（HE 染色）。

2. 大动脉、大静脉切片（HE 染色）。

3. 中动脉、中静脉切片（HE 染色）。

4. 小动脉、小静脉切片（HE 染色）。

5. 淋巴结切片（HE 染色）。

6. 脾切片（HE 染色）。

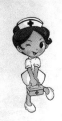

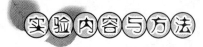

一、心壁切片（HE 染色）

（一）**肉眼观察** 组织呈红色,其凹凸不平的一面为心腔面。

（二）**低倍镜观察** 先找出含有脂肪组织的心外膜,以此识别心内膜面。

1. 心内膜：较薄,可看到 3 层不同的构造。

（1）内皮：为心脏内表面的单层扁平上皮。

（2）内皮下层：为一薄层较细密的结缔组织,并含少量平滑肌纤维。

（3）心内膜下层：由疏松结缔组织构成,内含神经、血管和束细胞。

2. 心肌膜：较厚,主要由心肌纤维构成,可见其各种切面。肌纤维间有少量结缔组织和毛细血管。

3. 心外膜：为浆膜,由最表面的一层间皮和其下面的结缔组织构成,在结缔组织内有小血管、神经,并可见大量的脂肪细胞。

（三）**高倍镜观察**

1. 心内膜：分清内皮、内皮下层和心内膜下层的结构层次,然后着重观察心内膜下层不同切面的束细胞。可见束细胞比心肌纤维粗大,胞核大,位于中央;肌丝束少,故染色浅。

2. 心肌膜：可见不同切面的心肌纤维。

二、中动脉和中静脉切片（HE 染色）,给图

（一）**肉眼观察** 标本中壁厚腔圆而小的为中动脉,壁薄腔大而不规则的是中静脉。

（二）**低倍镜观察** 先观察中动脉,由管腔面向外依次观察管壁的内膜、中膜和外膜。

1. 内膜：很薄,内皮细胞的轮廓不清晰,但核很明显;内皮下层很薄,由少量结缔组织构成;内弹性膜因管壁收缩而呈波浪状,染成亮红色。

2. 中膜：最厚,由环行平滑肌组成,有少量弹性纤维。

3. 外膜：较中膜稍薄,主要由结缔组织构成。含有小血管及神经。外弹性膜明显,但其纤维较分散。

在低倍镜下观察中静脉：管腔不规则,管壁较中动脉薄,也分内膜、中膜和外膜三层,但三层界限不及中动脉明显。

在低倍镜下绘中动脉和中静脉图,并注明内膜、中膜、外膜、内皮、内弹性膜和外弹性膜。

三、大动脉切片（HE 染色）

（一）**肉眼观察** 为大动脉横切片,呈环状。

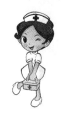

（二）低倍镜观察

1. 内膜：很薄，由一层内皮细胞、骨皮下层和内弹性膜组成。内皮下层为结缔组织；内弹性膜不甚明显。

2. 中膜：较厚，有大量的弹性纤维，染成亮红色，弹性纤维间有小量平滑肌纤维。外弹性膜不明显。

3. 外膜：较内膜稍厚，为疏松结缔组织，可见血管及神经的切面。

四、小动脉与小静脉

（一）低倍镜观察　小动脉管腔小而圆，壁较厚；小静脉管腔大而不规则，壁薄。

（二）高倍镜观察

1. 内膜：内皮紧贴在内弹性膜上，而较小的小动脉内弹性膜不明显。

2. 中膜：由 2～3 层环形平滑肌纤维围成。

3. 外膜：由少量结缔组织构成，一般没有外弹性膜。

小静脉腔大壁薄，由内皮及外侧的少量结缔组织构成。稍大的小静脉中膜可见 1～2 层松散的平滑肌纤维。

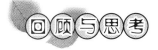

一、填空题

1. 循环系统包括 _____ 和 _____ 两部分。

2. 心血管系统由 _____、_____、_____ 和 _____ 组成。

3. 毛细血管是管径最细、管壁最薄、分布最广的血管。其管壁由 _____ 和 _____ 构成。紧贴内皮细胞之外，还可见到一种扁平而有突起的细胞，称 _____，它在血管生长和再生时能分化为 _____、_____ 和 _____。

4. 在光镜下，可见毛细血管的结构基本相似，而在电镜下，毛细血管又可分为三种类型，即 _____、_____ 和 _____。

5. 连续毛细血管的内皮含细胞核的部分较 _____，细胞质内含许多 _____，细胞连续排列，细胞间可见 _____ 连接，基膜 _____。

6. 有孔毛细血管 _____ 上有许多贯通的窗孔，细胞间有 _____ 结构，基膜 _____。

7. 窦状毛细血管，或称 _____，其形状不规则，管腔 _____，_____ 上有或无窗孔，_____ 不完整或缺如。

8. 动脉管壁具有共同的基本结构，由内向外可分为 _____、_____ 和 _____。根据管径的大小可将动脉分为 _____、_____、_____ 三级，其中 _____ 管壁的结构最为典型。

9. 中动脉管壁中膜富含 _____,故又称 _____ 动脉,其内膜与中膜的交界处有一层由连续的弹性蛋白膜称为 _____,它在切片的横切面上,因血管收缩常呈波浪状;在中膜与外膜的交界处,在较密集的弹性纤维组成 _____。

10. 大动脉中膜有 40～70 层 _____,其间有环形的 _____ 及少量 _____ 和 _____。

11. 管径在 2 mm 以上的静脉,其内膜向管腔突出形成两个半月形薄片,彼此相对,表面为内皮,中心为结缔组织,这个结构称为 _____,作用是 _____。

12. 心壁主要由 _____ 构成,能自主地进行 _____ 舒缩,使血液在血管中循环流动。

13. 心壁由内往外分为三层,分别为 _____、_____ 和 _____。

14. 心脏传导系统由特殊的心肌纤维构成,包括 _____、_____、_____ 及其分支。

二、选择题

（A 型题）

1. 以下称为肌性动脉的是 （   ）
   A. 大动脉   B. 中动脉   C. 小动脉   D. 微动脉   E. 以上都不是

2. 以下称为弹性动脉的是 （   ）
   A. 大动脉   B. 中动脉   C. 小动脉   D. 微动脉   E. 以上都不是

3. 称为外周阻力动脉的是 （   ）
   A. 大动脉   B. 中动脉   C. 小动脉   D. 中静脉   E. 小静脉

4. 毛细血管中具有分化能力的细胞是 （   ）
   A. 周细胞   B. 内皮细胞   C. 平滑肌细胞   D. 成纤维细胞   E. 以上都不是

5. 有孔毛细血管所指的"孔"位于 （   ）
   A. 内皮细胞连接之间   B. 内皮细胞胞质不含核的部分
   C. 基膜上   D. 内皮细胞核
   E. 以上都不是

6. 以下对连续毛细血管描述中,哪一项是正确的? （   ）
   A. 内皮细胞质含少量吞饮小泡,内皮细胞间有紧密连接,基膜完整
   B. 内皮细胞质含许多吞饮小泡,内皮细胞间有紧密连接,基膜完整
   C. 内皮细胞胞质含许多吞饮小泡,内皮细胞间有间隙,基膜完整
   D. 内皮细胞胞质含许多吞饮小泡,内皮细胞间有紧密连接,基膜不完整
   E. 内皮细胞胞质含少量吞饮小泡,内皮细胞间有间隙,基膜完整

7. 以下对有孔毛细血管的描述中,哪一项是正确的? （ ）

　　A. 内皮细胞胞质中含少量吞饮小泡,内皮细胞间有连接结构,基膜完整

　　B. 内皮细胞胞质含大量吞饮小泡,内皮细胞间有连接结构,基膜完整

　　C. 内皮细胞胞质含少量吞饮小泡,内皮细胞间有间隙,基膜完整

　　D. 内皮细胞胞质含少量吞饮小泡,内皮细胞间有连接结构,基膜不完整

　　E. 内皮细胞胞质含大量吞饮小泡,细胞间无间隙,基膜完整

8. 中动脉中膜的主要成分是 （ ）

　　A. 胶原纤维　B. 平滑肌纤维　C. 弹性纤维　　D. 网状纤维　　E. 神经纤维

9. 连续毛细血管主要分布于 （ ）

　　A. 中枢神经,如：血脑屏障　　　　B. 胃肠黏膜

　　C. 内分泌腺　　　　　　　　　　D. 肝、脾

　　E. 肾

10. 有孔毛细血管主要分布于 （ ）

　　A. 中枢神经,如：血脑屏障　　　　B. 胃肠黏膜

　　C. 肌组织　　　　　　　　　　　D. 肝、脾

　　E. 肺

11. 窦状毛细血管主要分布于 （ ）

　　A. 中枢神经,如：血脑屏障　　　　B. 胃肠黏膜

　　C. 肌组织　　　　　　　　　　　D. 肝、脾

　　E. 肾血管球

12. 以下对心脏传导系统的描述中,哪一项是错误的? （ ）

　　A. 心脏传导系统由特殊的心肌纤维形成

　　B. 心脏传导系统包括窦房结、房室结、房室束及其分支

　　C. 心脏传导系统均位于心内膜下层

　　D. 心脏传导系统的功能是协调心房和心室按一定节律收缩

　　E 心脏传导系统中,窦房结位于右心房心外膜深部

（B 型题）

备选答案（第 13 ～ 17 题）：

　　A. 有许多层环行平滑肌　　　　　B. 有大量弹性膜

　　C. 内皮细胞胞体上有孔　　　　　D. 内皮细胞连续,基膜连续

　　E. 内皮细胞间有空隙,基膜不完整

13. 大动脉中膜 （ ）

14. 中动脉中膜 （ ）

15. 有孔毛细血管 （ ）

16. 连续毛细血管 （ ）

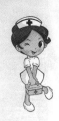

17. 窦状毛细血管 （ ）

备选答案（第18～22题）：

A. 弹性动脉 B. 肌性动脉

C. 心房利钠尿多肽 D. 由致密结缔组织构成的心的支架

E. 心内膜的突起形成的薄片状结构

18. 中动脉又称 （ ）

19. 心房肌可分泌 （ ）

20. 心骨骼是 （ ）

21. 大动脉又称 （ ）

22. 心瓣膜是 （ ）

三、名词解释

1. 周细胞 2. 静脉瓣

3. 蒲肯野纤维

四、问答题

1. 试述毛细血管光镜下的组织结构和电镜下的分类。

2. 试述毛细血管的电镜下结构特点和分布。

3. 试述中动脉管壁的组织结构特点。

4. 试述心脏管壁的组织结构特点。

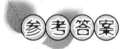

一、填空题

1. 心血管系统　淋巴管系统

2. 心脏　动脉　毛细血管　静脉

3. 内皮　基膜　周细胞　内皮细胞　成纤维细胞　平滑肌纤维

4. 连续毛细血管　有孔毛细血管　血窦

5. 厚　吞饮小泡　紧密　完整

6. 内皮细胞　连接　完整

7. 血窦　大　内皮细胞　基膜

8. 内膜　中膜　外膜　大　中　小　中动脉

9. 平滑肌　肌性　内弹性膜　外弹性膜

10. 弹性膜　平滑肌　胶原纤维　弹性纤维

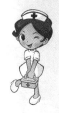

11. 静脉瓣　防止血液倒流

12. 心肌　周期性

13. 心内膜　心肌膜　心外膜

14. 窦房结　房室结　房室束

二、选择题

（A型题）

1. B　题解：中动脉管壁的平滑肌丰富,故称肌性动脉。

2. A　题解：大动脉管壁中有多层弹性膜和大量的弹性纤维,故称弹性动脉。

3. C　题解：小动脉和微动脉的舒缩,能显著地调节器官和组织的血流量,外周阻力的变化主要取决于小动脉和微动脉平滑肌的收缩程度,因此小动脉和微动脉又称外周阻力动脉。

4. A　题解：周细胞是一种未分化细胞,在血管生长和再生时可分化为平滑肌细胞和成纤维细胞。

5. B　题解：有孔毛细血管内皮细胞不含核的部分很薄,有许多贯穿细胞的孔,细胞间有连接结构,内皮细胞基底面有连续的基板。

6. B　题解：连续毛细血管内皮细胞的胞质中含有许多吞饮小泡,细胞间有紧密连接,基膜完整。

7. A　题解：有孔内皮细胞胞质中含有少量的吞饮小泡,不含核的部分很薄,有许多贯穿细胞的孔;内皮细胞间有连接结构,基膜完整。

8. B　题解：中动脉的中膜较厚,主要由环形排列的平滑肌组成,肌间有少量的弹性纤维和胶原纤维。

9. A　10. B

11. D　题解：连续毛细血管分布于结缔组织、肌组织、肺和神经中枢系统等处;有孔毛细血管主要分布于胃肠黏膜、某些内分泌腺和肾血管球等处;血窦主要分布于肝、脾、骨髓等处。

12. C　题解：心脏传导系统中,窦房结位于右心房心外膜的深部,因此不能说心脏传导系统均位于心内膜下层。

（B型题）

13. B　14. A　15. C　16. D　17. E　18. B　19. C　20. D　21. A　22. E

三、名词解释

1. 毛细血管壁上紧贴内皮细胞之外的一种扁平而有突起的细胞,称为周细胞;是未分化的间充质细胞,可分化为内皮细胞、平滑肌纤维或成纤维细胞。

2. 是较粗的静脉,其内膜向管腔内突出而形成的两个半月形突起,彼此相对,表面为

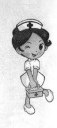

内皮,中央为结缔组织,其作用是防止血液倒流。

3. 又称束细胞,是组成房室束及其分支的特殊心肌细胞,比普通的心肌细胞短而宽,肌浆丰富,肌原纤维少,线粒体和糖原丰富,细胞中央有 1 ～ 2 个细胞核,细胞的末端与心肌纤维相连,其功能是传导冲动到整个心脏。

四、问答题

1. 毛细血管的组织结构:管径很细,管壁由内皮及基膜组成,1 个或 2 ～ 3 个内皮细胞即可围成,细胞呈扁平梭形,沿血管长轴排列。内皮附着在基膜上,紧贴内皮细胞外还可见到扁平而有突起的周细胞,具有分化能力。毛细血管的分类:光镜下毛细血管的结构相似。在电镜下,毛细血管可分为三型:连续毛细血管、有孔毛细血管、窦状毛细血管。

2. 电镜下,毛细血管可分为连续毛细血管、有孔毛细血管、窦状毛细血管。

连续毛细血管:内皮细胞含核的部分较厚,凸向管壁,不含核的部分很薄,胞质内含有许多吞饮小泡。内皮细胞连续排列,细胞间有紧密连接。基膜完整,在周细胞处分开包绕周细胞。它主要分布于结缔组织、肌组织、中枢神经系统等处。

有孔毛细血管:内皮细胞不含核的部分很薄,并有许多贯穿的窗孔,孔上有或无隔膜封闭。胞质内吞饮小泡较少,内皮细胞间有连接结构。基膜完整。它主要分布于胃肠黏膜、某些内分泌腺、肾血管球等处。

窦状毛细血管:又称血窦,形状不规则,管腔较大,粗细不均。内皮细胞上有或无窗孔,细胞间隙较大。基膜不完整或缺如。它主要分布于肝、脾、骨髓和一些内分泌腺。

3. 中动脉又称肌性动脉,由内膜、中膜和外膜组成。

内膜:由内皮、内皮下层和内弹性膜组成。内皮为单层扁平上皮;内皮下层较薄,为少量结缔组织;内弹性膜较明显,由弹性蛋白组成。

中膜:较厚,由 20 ～ 40 层平滑肌组成,间或有少量的弹性纤维和胶原纤维。

外膜:与中膜厚度几乎相等,由结缔组织组成,含血管、淋巴管和神经。多数中动脉的中膜和外膜交界处有外弹性膜。

4. 心脏壁由心内膜、心肌膜和心外膜组成。

心内膜:由内皮、内皮下层和心内膜下层组成。内皮为单层扁平上皮;内皮下层较薄,为少量结缔组织;心内膜下层由疏松结缔组织构成,其中含血管、神经和心脏传导系统的分支。

心肌膜:较厚,主要由心肌构成,心肌纤维多集合成束,大致分为内纵、中环和外斜等层。肌束间或有较多的疏松结缔组织和丰富的毛细血管。

心外膜:是浆膜,是结缔组织和间皮组成。间皮下含薄层疏松结缔组织,其中含血管、神经和少量脂肪组织。

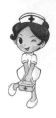

实验项目十　免疫系统

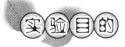

1. 掌握胸腺的组织结构特点。

2. 熟悉淋巴结的组织结构。

3. 熟悉脾的组织结构和功能特征。

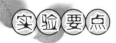

1. 免疫细胞的种类及作用。

2. 淋巴细胞的形态结构。

3. 主要免疫器官（胸腺、淋巴、脾）的形态、结构及功能。

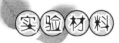

1. 胸腺切片（HE 染色）。

2. 淋巴结切片（HE 染色）。

3. 脾切片（HE 染色）。

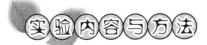

一、胸腺

（一）肉眼观察

沿标本凸面可见粉红色的被膜，被膜伸到胸腺内部形成小叶间隔，它们将胸腺实质分成许多不完全分隔的胸腺小叶。胸腺实质分为皮质和髓质两部分。在小叶周边着深

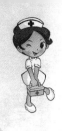

蓝紫色的是皮质,在小叶中央着色较浅的为髓质:皮质不完全包裹每个小叶的髓质,相邻小叶的髓质彼此相连。

(二)低倍镜观察 胸腺标本以低倍镜观察为主,辨认其各组成部分的结构,并分析与淋巴结和脾脏的异同。

1. 被膜和小叶间隔:由结缔组织构成,胶原纤维着粉红色,在纤维之间可见成纤维细胞的细胞核。

2. 皮质:位于小叶的周边,相邻小叶的皮质之间有小叶间隔。皮质主要由扁平的被膜下上皮细胞和星状的胸腺上皮细胞和淋巴细胞组成,淋巴细胞多而密集,故皮质着色较深。(胸腺皮质有无淋巴小结和淋巴窦?)

3. 髓质:位于小叶的深部,相邻小叶的髓质彼此相连。髓质也主要由星状的胸腺上皮细胞和淋巴细胞组成,但由于前者较多而后者较少并且稀疏,故髓质着色较浅。髓质上皮细胞的体积较大,呈圆形或多边形;细胞质较宽,着浅粉色;细胞核呈圆形,着色浅;淋巴细胞呈圆形,细胞核染色较深,细胞质少而着色不明显。

4. 胸腺小体:散在分布于髓质内,多呈圆形,大小不一,由数层扁平的胸腺小体上皮细胞同心环抱形成(细胞层数不易分辨)。小体外层的细胞有细胞核,呈新月状,小体中心的细胞可完全角化,嗜酸性较强。低倍镜观察后换高倍镜进一步观察。

二、淋巴结切片(HE 染色)

(一)肉眼观察 外周着色较深的部分是皮质,中央染色较浅的部分是髓质。

(二)低倍镜观察 淋巴结表面染成淡红色的结缔组织膜,为被膜深入淋巴结实质内形成小梁,小梁常呈长短不等的棒状。

1. 皮质:位于被膜的深面。

(1)淋巴小结:由许多淋巴细胞密集而成。其周围部染色较深,中央部染色较浅淡,称生发中心。

(2)副皮质区:位于皮质的深层及淋巴小结之间,为一片弥散的淋巴组织。

(3)淋巴窦:是淋巴小结与被膜之间或淋巴小结与小梁之间着色较浅的区域。

2. 髓质:位于淋巴结的中央。

(1)髓索:由许多淋巴细胞组成的索条状结构,互相连接成网。

(2)淋巴窦:髓索与髓索之间或盆索与小梁之间的染色较浅的区域为淋巴窦。

在低倍镜下绘图,注明淋巴结的被膜、皮质、小梁、淋巴小结、生发中心、副皮质区、髓索及淋巴窦等。

三、脾切片(HE 染色)

(一)肉眼观察 边缘粉红色部分为被膜,内部为脾实质。

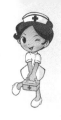

（二）低倍镜观察

1.被膜与小梁：被膜较厚，由致密结缔组织构成，表面覆盖有间皮，内含平滑肌纤维。脾实质内可见有被膜伸入的脾小梁。

2.白髓：脾实质内可见许多散在的染成蓝色的细胞团为白髓，它包括以下两种结构。

（1）淋巴小结：位于动脉周围淋巴鞘的一侧，小结中央常可见生发中心。

（2）动脉周围淋巴鞘：在淋巴小结的一侧可见1～2条小动脉为中央动脉，其周围所包绕的薄层淋巴组织即为淋巴鞘。

3.边缘区：位于白髓与红髓交界处，淋巴细胞较白髓稀疏，但较红髓密集。

4.红髓：位于白髓与小梁之间的粉红色部分，由脾窦和脾索组成。

（1）脾窦：腔隙不规则，大小不等，内含血细胞。

（2）脾索：为脾血窦之间富有血细胞的淋巴索，并连接成网。脾索内常有小血管。

（三）高倍镜观察

1.脾窦：为不规则的腔隙，在血窦的横切面上有杆状的内皮细胞，胞核部切面大，突向窦腔。

2.脾索：位于脾血窦之间，在脾索里偶可见有胞体大的巨噬细胞。

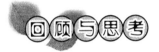

一、填空题

1.淋巴组织是以 _____ 构成网状支架，网孔中分布着大量 _____ 及 _____ 的组织，又可分为 _____ 、_____ 两种类型。

2.在人类，根据淋巴器官所发生的时间和功能，可分为 _____ 和 _____ 两类。前者包括 _____ 及 _____ 。后者包括 _____ 、_____ 及 _____ 等，这些器官的淋巴细胞能直接参与机体的 _____ 。

3.胸腺皮质位于小叶周边，其上皮性网状细胞相对 _____ ，而胸腺细胞 _____ ，染色较深。髓质的上皮性网状细胞 _____ ，形态 _____ 。而胸腺细胞小，而且 _____ ，故染色较浅。另外，髓质内散在分布着许多圆形、大小不等的 _____ 。

4.血胸腺屏障主要由以下5层组成，即：①皮质的 _____ ；② _____ ；③ _____ ；内含巨噬细胞、周细胞、组织液等。④ _____ ；⑤最外面包裹一层连续的 _____ 。

5.淋巴结实质可分为 _____ 和 _____ 两部分，前者又由 _____ 、_____ 及 _____ 等构成。

6.当受到抗原刺激后，淋巴结的浅层皮质内可出现大量的 _____ ，主要是由 _____ 密集而成的球状结构。功能活跃时，后者中心浅染，称 _____ ，在其内侧聚集着大量的大淋巴细胞,染色深,为_____;在其外侧聚集着中等淋巴细胞、较多的网状细胞等,染色较浅,为_____,其周边近被膜侧是小淋巴细胞常聚集成的结构,称_____。

7. 淋巴结副皮质区又称_____,位于皮、髓质交接处,主要由_____组成。此区有_____通过,其结构特点为:管腔明显,内皮呈_____,可见淋巴细胞出入。

8. 淋巴窦主要分为_____和_____。前者主要是_____,主要结构特点是在其淋巴窦腔内有_____支撑,窦腔内或窦壁上有游离或附着的_____及少量淋巴细胞。后者与前者结构相似,但常含较多的_____及_____,故具有较强的滤过作用。

9. 脾位于_____通路上,是人体最大的_____淋巴器官,表面被覆由_____组成的被膜,内含丰富的弹性纤维及散在的_____,外覆_____,实质分为_____、_____及_____。

10. 脾的白髓可分为_____和_____两部分。前者即_____,主要由_____组成,常有_____,同时含有巨噬细胞等。后者由位于_____周围的淋巴组织构成,主要含_____,属于_____区。脾的红髓可分为_____和_____。前者腔内充满血液,其壁是由_____内皮细胞沿血窦纵轴排列所构成,细胞间有_____,基膜_____,另外可见_____附着在壁外,常见其伪足伸在前者内。

11. _____是脾白髓向红髓移行的区域,其结构疏松,含大量的_____和一些T细胞、B细胞。该区具有很强的_____作用。

二、选择题

(A型题)

1. 在人类中枢淋巴器官包括 （ ）
    A. 胸腺、淋巴结及脾   B. 胸腺及淋巴结
    C. 胸腺及脾   D. 胸腺及骨髓
    E. 胸腺及腔上囊

2. 关于淋巴组织,哪一项是错误的? （ ）
    A. 以网状组织构成网状支架
    B. 网孔中分布着少量造血干细胞及各级造血细胞
    C. 网孔中分布着大量淋巴细胞等
    D. 可见少量交错突细胞及滤泡(小结)树突状细胞
    E. 可分为弥散淋巴组织、淋巴小结两种类型

3. 对B细胞的描述中,哪一项是正确的? （ ）
    A. 在人类其发生于胸腺   B. 主要位于周围淋巴器官副皮质区
    C. 淋巴母细胞分化后具有杀伤功能   D. 参与机体的细胞免疫

E. 参与机体的体液免疫

4. 对 T 细胞的描述中,哪一项是正确的? 　　　　　　　　　( )

　A. 在人类其发生于骨髓

　B. 主要位于周围淋巴器官淋巴小结

　C. 淋巴母细胞分化后转变为浆细胞可产生抗体

　D. 参与机体的细胞免疫

　E. 参与机体的体液免疫

5. 中枢淋巴器官的主要特点是 　　　　　　　　　　　　　　( )

　A. 较周围淋巴器官发生晚

　B. 均以网状细胞和网状纤维为支架

　C. 是造血干细胞增殖、分化为 T 细胞或 B 细胞的场所

　D. 淋巴细胞增殖需抗原刺激

　E. 直接参与机体的免疫功能

6. 关于弥散淋巴组织的描述中,哪一项是错误的? 　　　　　　( )

　A. 常位于周围器官的胸腺依赖区　　　B. 常位于肠道和呼吸道的固有层内

　C. 主要由 T 细胞组成　　　　　　　　D. 主要由 B 细胞组成

　E. 常包绕在淋巴小结周围

7. 胸腺皮质与髓质相比,前者的主要结构特点是 　　　　　　( )

　A. 胸腺细胞多,上皮性网状细胞少　　B. 胸腺细胞少,上皮性网状细胞多

　C. 胸腺细胞和上皮性网状细胞均较少　D. 胸腺细胞和上皮性网状细胞均较多

　E. 有胸腺小体

8. 对血胸腺屏障的血管周间隙的内含,哪一项最正确? 　　　　( )

　A. 组织液　　　　　　　　　　　　　B. 周细胞

　C. 巨噬细胞　　　　　　　　　　　　D. 巨噬细胞、周细胞和组织液

　E. 以上都不对

9. 胸腺上皮性网状细胞的主要特点中,哪一项是错误的? 　　　( )

　A. 由内胚层上皮分化而来　　　　　　B. 细胞形态多样,但多呈星状多突

　C. 细胞核大,染色浅,核仁 1～2 个　　D. 细胞质内含成束的张力细丝

　E. 产生网状纤维,构成胸腺微细支架

10. 胸腺小体位于 　　　　　　　　　　　　　　　　　　　　( )

　A. 胸腺的皮质和髓质　　　　　　　　B. 胸腺的皮质

　C. 胸腺的髓质　　　　　　　　　　　D. 胸腺皮质与髓质交界处

　E. 胸腺的小叶间隔或胸腺隔内

11. 抗原刺激后,淋巴结的哪一部分结构明显增大形成淋巴小结? 　( )

　A. 浅层皮质　　　　　　　　　　　　B. 副皮质区

  C. 浅层皮质和副皮质区   D. 髓索

  E. 淋巴窦

12. 组成脾白髓的结构是   (   )

  A. 动脉周围淋巴鞘和脾小结   B. 脾小结和脾索

  C. 脾索和脾窦   D. 脾索和动脉周围淋巴鞘

  E. 边缘区和脾索

13. 脾的胸腺依赖区是指   (   )

  A. 脾小结   B. 动脉周围淋巴鞘   C. 白髓   D. 脾索   E. 边缘区

14. 脾滤血的主要部位是   (   )

  A. 脾索和边缘区   B. 边缘区和动脉周围淋巴鞘

  C. 动脉周围淋巴鞘和脾小结   D. 脾小结和脾血窦

  E. 以上均不对

15. 脾红髓的结构组成是   (   )

  A. 脾索和边缘区   B. 边缘区和脾血窦

  C. 脾血窦和脾小结   D. 脾小结和脾索

  E. 以上均不对

16. 关于脾小结,哪一项是错误的?   (   )

  A. 与淋巴鞘组成脾白髓   B. 位于淋巴鞘与边缘区之间

  C. 大部嵌入淋巴鞘内   D. 其结构与淋巴结的淋巴小结不同

  E. 主要为 B 细胞,常有生发中心

17. 以下哪一项不是扁桃体的特点?   (   )

  A. 表面被覆复层扁平上皮,并深陷至固有层内形成隐窝

  B. 上皮下及隐窝周围及被膜结缔组织内均含大量淋巴小结

  C. 淋巴小结的生发中心比较明显

  D. 弥散淋巴组织内可见毛细血管后微静脉

  E. 上皮内常有大量的淋巴细胞侵入

18. 以下哪一种细胞不属于单核吞噬细胞系统?   (   )

  A. 单核细胞   B. 中性粒细胞

  C. 枯否细胞   D. 破骨细胞

  E. 小胶质细胞

（B 型题）

备选答案(第 19 ～ 22 题):

  A. 淋巴小结   B. 副皮质区   C. 毛细血管后微静脉

  D. 淋巴窦   E. 脾索

19. 具有滤过血液的功能　　　　　　　　　　　　　　（　　）

20. T 细胞增殖的区域　　　　　　　　　　　　　　　（　　）

21. B 细胞增殖的区域　　　　　　　　　　　　　　　（　　）

22. 淋巴细胞再循环的通路　　　　　　　　　　　　　（　　）

备选答案（第 23 ～ 27 题）：

　　A. 长杆状内皮细胞　　B. 立方形内皮细胞　　　C. 扁平状内皮细胞

　　D. 扁平状网状细胞　　E. 上皮性网状细胞

23. 构成胸腺的微细支架　　　　　　　　　　　　　　（　　）

24. 被覆在淋巴窦内皮外面　　　　　　　　　　　　　（　　）

25. 被覆在毛细血管后微静脉内面　　　　　　　　　　（　　）

26. 被覆在淋巴窦的内面　　　　　　　　　　　　　　（　　）

27. 被覆在脾血窦的内面　　　　　　　　　　　　　　（　　）

备选答案（第 28 ～ 31 题）：

　　A. 胸腺　　　B. 淋巴结　　　C. 脾　　　　D. 扁桃体　　　E. 骨髓

28. T 细胞的增殖分化的场所　　　　　　　　　　　　（　　）

29. B 细胞的增殖分化的场所　　　　　　　　　　　　（　　）

30. 具有淋巴窦的器官　　　　　　　　　　　　　　　（　　）

31. 具有脾索的器官　　　　　　　　　　　　　　　　（　　）

备选答案（第 32 ～ 36 题）：

　　A. T 细胞　　B. B 细胞　　　C. 浆细胞　　　D. 网状细胞　　　E. 滤泡树突状细胞

32. 淋巴母细胞分化后产生抗体　　　　　　　　　　　（　　）

33. 可产生抗体　　　　　　　　　　　　　　　　　　（　　）

34. 在人类其发生于胸腺　　　　　　　　　　　　　　（　　）

35. 构成淋巴结、脾的微细支架　　　　　　　　　　　（　　）

36. 参与机体的细胞免疫　　　　　　　　　　　　　　（　　）

三、名词解释

1. 淋巴组织　　　　　　　　　　　　2. 胸腺小体

3. 血胸腺屏障　　　　　　　　　　　4. 淋巴小结

5. 副皮质区　　　　　　　　　　　　6. 动脉周围淋巴鞘

7. 边缘区

四、问答题

1. 试述胸腺皮、髓质的结构特点。

2. 试述淋巴结浅层皮质的结构。

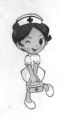

3.试述脾白髓的结构特点。

4.单核吞噬细胞系统的定义、细胞来源、组成和分布。

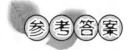

一、填空题

1.网状组织　淋巴细胞　巨噬细胞　弥散淋巴组织　淋巴小结

2.中枢淋巴器官　周围淋巴器官　胸腺　骨髓　淋巴结　脾　扁桃体　免疫功能

3.较少　密集　多　多种多样　少　胸腺小体

4.连续毛细血管内皮　基板　血管周间隙　上皮性网状细胞基板　上皮性网状细胞

5.皮质　髓质　浅层皮质　副皮质区　皮质淋巴窦

6.淋巴小结　B 细胞　生发中心　暗区　明区　小结帽

7.胸腺依赖区　T 细胞　毛细血管后微静脉　立方形

8.皮质淋巴窦　髓质淋巴窦　被膜下淋巴窦　网状细胞　巨噬细胞　网状细胞
巨噬细胞

9.血循环　周围性　致密的结缔组织　平滑肌　间皮　白髓　红髓　边缘区

10.脾小结　动脉周围淋巴鞘　淋巴小结　B 细胞　生发中心　中央动脉　T 细
胞　胸腺依赖　脾血窦　脾索　长杆状　裂隙　不完整　巨噬细胞

11.边缘区　巨噬细胞　吞噬滤过

二、选择题

（A 型题）

1.D　题解：中枢淋巴器官包括胸腺、骨髓及腔上囊,但腔上囊是禽类所具有。在人
类只有胸腺和骨髓是中枢淋巴器官。

2.B　题解：淋巴组织是以网状组织构成网状支架,网孔中分布着大量淋巴细胞、巨
噬细胞、交错突细胞及小结树突状细胞的组织。

3.E　题解：B 细胞淋巴母细胞分化后可转变为浆细胞产生抗体,参与机体的体液免
疫。

4.D　题解：T 细胞淋巴母细胞分化后可参与机体的细胞免疫。

5.C　题解：中枢淋巴器官是造血干细胞增殖、分化为 T 细胞和 B 细胞的场所。

6.D　题解：弥散淋巴组织主要由 T 细胞组成,不是由 B 细胞组成。

7.A　题解：胸腺皮质的主要结构特点是胸腺细胞多,上皮性网状细胞少。

8.D　题解：血胸腺屏障的血管周间隙内含有巨噬细胞、周细胞和组织液。

9.E　题解：胸腺上皮性网状细胞不产生网状纤维。

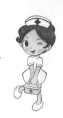

10. C　题解：胸腺小体位于胸腺的髓质。

11. A　题解：淋巴小结位于淋巴结的浅层皮质,因此应是浅层皮质明显增大。

12. A

13. B　题解：胸腺依赖区主要由T细胞组成,在脾内,T细胞沿中央动脉周围分布并形成鞘样结构,因此脾的胸腺依赖区是指动脉周围淋巴鞘。

14. A　题解：脾索和边缘区内均含有大量的巨噬细胞,而巨噬细胞具有强烈的吞噬细菌和病毒的功能,因此脾滤血的主要部位是脾索和边缘区。

15. E　题解：脾红髓是由血窦和脾索所组成,A、B、C、D四项所叙述的组成全不对。

16. D　题解：脾小结与淋巴鞘组成脾的白髓,其结构与淋巴结的淋巴小结基本相同,而不是不同。

17. B　题解：扁桃体的被膜结缔组织内不含淋巴小结。

18. B　题解：单核吞噬细胞系统是指除了粒细胞以外,分布于全身各处的吞噬细胞系统。

（B型题）

19. E　20. B　21. A　22. C　23. E　24. D　25. B　26. C　27. A　28. A　29. E

30. B　31. C　32. B　33. C　34. A　35. D　36. A

三、名词解释

1. 是以网状组织构成网状支架,网孔中分布着大量淋巴细胞及巨噬细胞的组织,同时在淋巴组织中还可见少量交错突细胞及小结树突状细胞。淋巴组织可分为弥散淋巴组织、淋巴小结两种类型。

2. 髓质内散在分布着许多圆形、大小不等的胸腺小体。其由数层以至十几层扁平状的上皮性网状细胞围成。外层细胞核呈新月形,胞质嗜酸性,细胞间有桥粒;小体中心细胞退化解体,结构不清。T胸腺小体的功能不清楚。

3. 为血液与胸腺皮质间的屏障结构。主要由以下5层组成：①皮质的连续毛细血管内皮；②内皮外完整的基板；③血管周间隙,间隙中可有巨噬细胞、周细胞、组织液等；④上皮性网状细胞基板；⑤最外面包裹一层连续的上皮性网状细胞。该结构使血液中的大分子物质很难与胸腺细胞接触,故不引起直接的免疫反应。

4. 主要是由B细胞密集而成的球状结构。功能活跃的淋巴小结中心浅染,称生发中心。生发中心可分为暗区和明区。生发中心内侧聚集着大量的大淋巴细胞,为暗区。生发中心外侧聚集着中等淋巴细胞、较多的网状细胞等,为明区。生发中心周边为小淋巴细胞,而且近被膜侧的小淋巴细胞常聚集成帽状结构,称小结帽。

5. 副皮质区：又称胸腺依赖区,位于皮、髓质交接处（皮质深层）,主要由T细胞组成。此区有毛细血管后微静脉通过,其结构特点为：管腔明显、内皮呈立方形,此处是血液内淋巴细胞进入淋巴组织的重要通道。

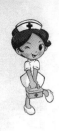

6. 动脉周围淋巴鞘：由位于中央动脉周围的淋巴组织构成。主要为 T 细胞，属于胸腺依赖区，同时含有巨噬细胞等。

7. 边缘区：为白髓向红髓移行的区域。结构疏松，含有大量的巨噬细胞和一些 T 细胞、B 细胞，以 B 细胞较多。该区具有很强的吞噬滤过作用。

四、问答题

1. 胸腺皮质位于小叶周边，其上皮性网状细胞相对较少，而淋巴细胞密集，染色较深。胸腺内的淋巴细胞又称胸腺细胞（简称 T 细胞），它们由胸腺内的淋巴干细胞增殖分化而成。皮质的淋巴细胞具有一定的排列规律，即皮质浅层的淋巴细胞较大而幼稚，有分裂能力；近髓质的淋巴细胞较小而成熟，无分裂能力。胸腺髓质的上皮性网状细胞多，形态多种多样；而淋巴细胞小，而且少，故染色较浅。另外，髓质内散在分布着许多圆形、大小不等的胸腺小体。其由数层以至十几层扁平状的上皮性网状细胞围成。外层细胞核呈新月形，胞质嗜酸性，细胞间有桥粒；小体中心细胞退化解体，结构不清。

2. 浅层皮质是临近被膜处的淋巴组织，主要含 B 细胞。当受到抗原刺激后，可出现大量的淋巴小结，是由 B 细胞密集而成的球状结构。功能活跃的淋巴小结中心浅染，称生发中心，其内侧聚集着大量的大淋巴细胞，染色深，为暗区。大淋巴细胞可不断分裂、增殖、分化为位于其外侧的中等淋巴细胞，此区染色较浅，为明区。生发中心周边的中等淋巴细胞继续分裂、增殖、分化，并向淋巴小结周边推移形成小淋巴细胞，而且近被膜侧的小淋巴细胞常聚集成帽状结构，称小结帽。同时淋巴小结内含较多的巨噬细胞。

3. 脾的白髓散在分布于脾的实质中。新鲜的脾切面，呈大小不等的灰白色小点状。白髓由密集的淋巴组织构成，沿中央动脉周围分布，又可分为脾小结和动脉周围淋巴鞘。脾小结即淋巴小结，位于动脉周围淋巴鞘与边缘区之间，大部嵌入动脉周围淋巴鞘内。其结构与淋巴结的淋巴小结相同，主要为 B 细胞，常有生发中心，同时含有巨噬细胞等。动脉周围淋巴鞘由位于中央动脉周围的淋巴组织构成。主要为 T 细胞，属于胸腺依赖区，同时含有巨噬细胞等。

4. 指体内除粒细胞以外，分散于全身各处的吞噬细胞系统。共同来源于造血干细胞。分布十分广泛，如：①结缔组织、淋巴结、脾、扁桃体等处的巨噬细胞；②神经系统的小胶质细胞；③血液中的单核细胞；④骨髓中的单核细胞、幼单核细胞；⑤肝中的枯否氏细胞；⑥肺内的隔细胞；⑦皮肤表皮内的郎格汉斯细胞；⑧骨组织中的破骨细胞等。它们具有共同吞噬细菌、病毒、异物，参与机体免疫反应，及加工、处理抗原等功能。

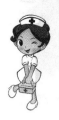

实验项目十一　感觉器官

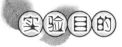

1. 说出眼球壁的结构,掌握角膜及视网膜的特点。
2. 说出蜗管在耳蜗内的位置关系及螺旋器的组织结构。
3. 辨认皮肤的各层结构。

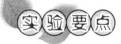

1. 眼球微细结构。
2. 内耳微细结构。
3. 皮肤各层的微细结构。

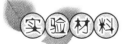

1. 人的眼球切片(HE 染色)。
2. 豚鼠内耳切片(HE 染色)。
3. 手指皮肤切片(HE 染色)。

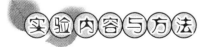

一、眼球　人的眼球切片(HE 染色)

(一) 肉眼观察　眼球为一个球形器官,前部稍向前凸起称角膜,其内侧椭圆形的红色结构为晶状体,与角膜根部相连的为睫状体,睫状体前方变簿的为虹膜,中央为瞳孔。眼球壁后部有一突出物为视神经。从外向内眼球壁由三层膜组成。

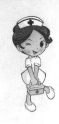

（二）低倍镜观察　可见眼球壁由外向内分3层。

1.纤维膜：分为两部分。

（1）角膜：染成红色,位于眼球前部的1/6处,稍向前凸起。

（2）巩膜：位于眼球后部5/6处,其前部表面被覆有球结膜。二者移行处称角膜缘。

2.血管膜：含大量色素细胞而呈棕黑色,分为三部分。

（1）脉络膜：位于眼球后部,紧贴巩膜内面。

（2）睫状体：为脉络膜向前增厚的部分。

（3）虹膜：由睫状体再向前,游离于角膜之后、晶状体之前的薄膜,其中央空隙是瞳孔。

3.视网膜：位于眼球壁最内层。

（1）视网膜视部：位于脉络膜内面。

（2）视网膜盲部：紧贴于睫状体与虹膜内面。

（三）高倍镜观察　重点观察角膜和视网膜。

1.角膜：由前向后分为五层。

（1）角膜上皮：为复扁,其特点为基部平整,表面不角化,不含色素。

（2）前界膜：为一层均质的染成粉红色的薄膜。

（3）角膜基质：由大量与表面平行排列的胶原板层组成。

（4）后界膜：也是一层匀质粉染的薄膜。

（5）角膜内皮：在角膜最内面,为一层扁平上皮。

2.巩膜：由致密结缔组织组成,纤维束之间可见成纤维细胞及少量色素细胞。

3.前房角：为角膜与虹膜的夹角。可见角膜基质的纤维、后界层和角膜内皮延续展开成小梁网（即梳状韧带）,网间裂隙称方氏间隙（小梁间隙）,其壁附有内皮,并与角膜内皮、虹膜内皮相连。在巩膜与角膜交界处的内侧,小梁网的外侧有一窄长腔隙,为环行的巩膜静脉窦的横断面,腔面衬有内皮。

4.脉络膜：在巩膜内面,是富有大量色素细胞及血管的疏松结缔组织。在脉络膜与视网膜相接处为一层均匀一致染成粉红色的薄膜。

5.视网膜视部：即通常所指的视网膜。在脉络膜内面,由四层细胞组成。从外向内依次为：色素上皮层、视细胞层、双极细胞层和节细胞层。

（1）色素上皮层：是一层富含黑色素的立方上皮。

（2）视细胞层：视杆细胞、视锥细胞的外侧突起,呈锥形或杆状,染成粉红色；细胞核密集成圆形,被染成深紫蓝色；其内侧为视锥、视杆细胞的内侧突,因与双极细胞相连呈网状,染粉红色。

（3）双极细胞层：可见大量的细胞核,呈圆形,染紫色；核两侧分别为双极细胞、节细胞形成的突触连接,也染成粉红色。

（4）节细胞层：可见数目较少体积较大、细胞核大而圆、胞质内含尼氏体的节细胞；节细胞的轴突组成粉红色细长的纤维,向视神经盘处集中。

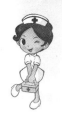

6. 锯齿缘：视网膜视部向前与视网膜盲部相连,二者交界处参差不齐,称锯齿缘。此处视网膜常因制作标本时有剥脱而呈隆起状。

7. 视神经乳头：为视神经纤维集中走出视网膜处。此乳头边缘突起,中央凹陷。视神经纤维穿行处的巩膜称为筛板。经此视神经纤维结合成束离开眼球,组成视神经,外有数层结缔组织膜包裹,各与脑之软膜、蛛网膜、硬膜及眼球之巩膜相连续。在视神经中央见到的动、静脉是视网膜中央动、静脉。

8. 黄斑：在眼球的后极,有一淡黄色区域,称为黄斑。其中央有一凹陷称中央凹,位于眼球后极附近,该处视网膜的厚度逐渐减薄而形成凹陷,主要含有色素上皮和视锥细胞。此处无血管。

二、内耳　豚鼠内耳切片（HE 染色）

（一）耳蜗

1. 肉眼观察：切片中央锥体形结构为耳蜗,正中着色深的为蜗轴,蜗轴两侧各有三、四个圆形断面是耳蜗的切面。断面中央染成粉红色的是螺旋板,将耳蜗分成上下两个部分,上为前庭阶,下为鼓阶。耳蜗断面周围染成粉红色的部分为半规管、前庭所在部位。

2. 低倍镜观察

（1）蜗轴：耳蜗中央是由海绵骨构成的蜗轴,其底大顶小,内有血管和耳蜗神经穿行。蜗轴海绵骨突入蜗管内侧形成骨螺旋板,呈紫蓝色。在基部（近蜗轴处）有成群的神经元,即螺旋神经节。节细胞为双极神经元,其树突分布于螺旋器的听觉器。

（2）耳蜗：蜗轴两侧各有三、四个圆形断面即耳蜗切面。每个耳蜗断面都被螺旋板分为上下两部分:上为前庭阶,下为鼓阶。

选择一结构完整的耳蜗断面观察,靠近蜗轴部分为内侧,远离蜗轴部分为外侧。由蜗轴突出的骨螺旋板和外侧的膜螺旋板共同形成一个隔。由骨螺旋板斜向外上至耳蜗外侧壁有一薄膜是前庭膜。这样耳蜗被分成三部分:在螺旋板上外侧的三角形腔,即膜蜗管。

膜蜗管的上面为前庭阶,下面是鼓室阶。前庭阶和鼓室阶属于骨迷路,膜蜗管属于膜迷路。前庭阶和鼓室阶的腔面皆被覆以单层扁平上皮。膜蜗管由上、外及下三个壁所组成。

（1）上壁：是前庭膜,膜的两面各为一层扁平细胞所被覆,细胞界限不清楚,只可见到椭圆形细胞核。两层上皮之间有少量结缔组织。

（2）外壁：即耳蜗外壁之一部分。此处骨膜增厚,形成螺旋韧带。螺旋韧带表面被覆有假复层或复层柱状上皮。

（3）下壁：由骨螺旋板和膜螺旋板组成。在膜螺旋板上有螺旋器（即听器,或柯蒂氏器）。骨螺旋板外缘伸出上下两突,上面的突向前庭阶叫前庭唇,下面的突向鼓室阶叫鼓室唇。由前庭唇向外伸出一个匀质红染的膜,即盖膜。

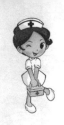

3. 高倍镜观察：选择一结构典型的蜗管断面,观察下列结构：

（1）上壁：即前庭膜,与低倍镜下所见相同。

（2）外壁：螺旋韧带表面的复层柱状上皮内含有毛细血管,故该处上皮又名血管纹。

（3）下壁：骨螺旋板内有平行纤维穿行,染色较深的是螺旋神经节细胞的树突,并由骨螺旋板基部进入螺旋器,分布至感觉细胞。膜螺旋板与骨螺旋板相连,分为基底膜、蜗管面和鼓室阶面。

①基底膜：其中有从蜗轴向外呈放射状走行的胶原纤维,染成红色,即听弦。

②鼓室阶面：位于基底膜下,表面被覆一层内皮细胞,细胞界限不清。

③蜗管面：位于基底膜上,由各种细胞组成螺旋器。须重点观察：

a. 柱细胞：在盖膜下面,有两排呈乙字形的细胞；内侧者称内柱细胞,外侧者称外柱细胞。其基部较宽,含有圆形的细胞核。因胞质内含有成束微管,故染色很深。此两排细胞上、下端相嵌合,中间分离而形成三角形腔道称内隧道。有时见有神经纤维穿过。

b. 内指细胞：为内柱细胞内侧的一行细胞。位于基膜上,细胞核位于细胞中部。

c. 内毛细胞：位于内指细胞上方,呈烧瓶状,着色较深,顶端有排列整齐的听毛（不易看清）。

d. 外指细胞：在外柱细胞外侧,位于基膜之上,排成 3～5 列。细胞呈柱状,细胞核位于中部。

e. 外毛细胞：位于外指细胞上方,染色稍深,细胞呈柱状,核圆居细胞中部。顶端也有排列整齐的听毛。

在内、外指细胞的内、外侧还有许多其他种类的细胞。

（二）半规管、椭圆囊和球囊

1. 低倍镜观察

（1）半规管：

①骨性半规管：为颞骨内的圆形小腔,有外淋巴间隙。

②膜性半规管：位于骨性半规管内之一侧,为膜性小管,由立方上皮和固有层组成,上皮细胞界限不清,细胞核呈圆形。上皮外侧呈纤维网状物即固有层的结缔组织。

（2）椭圆囊和球囊：构造与半规管相同,但断面口径较大。

（3）位觉斑和壶腹嵴：位觉斑包括椭圆囊斑和球囊斑。壶腹嵴和它们一样,均为椭圆囊、球状囊或膜半规管的黏膜增厚部分,呈小丘状。

2. 高倍镜观察：可见椭圆囊斑或球囊斑、壶腹嵴处黏膜增厚,其固有层的纤维结缔组织特别增厚。上皮细胞可分为两种。

（1）支持细胞：细胞底宽顶窄,位于基膜上,细胞核呈卵圆形,位于基部。

（2）毛细胞：为感觉细胞,夹于支持细胞之间,细胞上宽下窄,呈烧瓶状,细胞核为圆形,细胞游离端有突出的静纤毛。壶腹嵴的静纤毛更长,胶状物将毛包埋成圆锥状,称壶腹帽。椭圆囊斑、球囊斑的构造与壶腹嵴大致相似,只是毛短形成位砂膜,表面有红染的

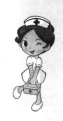

颗粒,称位砂。其黏膜隆起也不及壶腹嵴高。

三、手指皮肤切片（HE 染色）

（一）肉眼观察　切片中染成红色和紫红色的一层为表皮,其深面为真皮和皮下组织。

（二）低倍镜观察　表皮由复层扁平上皮构成,其浅部染成红色,无细胞核,深部细胞核密集,染色也较深。真皮由致密结缔组织构成,可分为乳头层与网状层:其与表皮相接的部分形成乳头状突起,此层即乳头层,乳头层的深面为网状层,但两者之间无明显的分界。

（三）高倍镜观察　表皮最浅部是角质层,染成粉红色,它由数层扁平无核的角质细胞组成,其内常有弯曲或呈螺旋形的管腔,这是已失去管壁结构的汗腺导管;透明层较薄,呈一条波浪形粉红色发亮的带,细胞界限不清晰,也见不到细胞核;颗粒层由2～3层梭形细胞构成,胞质中有大小不等的透明角质颗粒,染成蓝色;棘层由4～10层多边形细胞组成,细胞较大,核圆;基底层位于表皮最深层,借基膜与深面的真皮相连,为一层低柱状细胞,细胞较小,排列整齐,核为卵圆形,胞质中含黑色素颗粒。

真皮位于表皮深面,乳头层的纤维束较细,细胞成分较多,有的乳头内可见到触觉小体,网状层位于乳头层的深面,此层内的胶原纤维束较粗,细胞成分较少,含有小血管和汗腺导管等结构。

皮下组织由疏松结缔组织构成,含有脂肪组织、较大的小血管和汗腺的分泌部。汗腺的分泌部呈单管状,盘曲成团,故在切片中呈现为数个集中在一起的小管断面,管壁由一层低柱状细胞构成,细胞质较清亮。

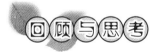

一、填空题

1. 眼球壁由外向内依次为 _____、_____、_____ 三层,其中最外层前 1/6 处为 _____,后 5/6 处为 _____。

2. 角膜的结构由前向后分为五部分,依次为 _____、_____、_____、_____、_____。角膜的营养来源主要是依靠 _____ 和 _____。

3. 血管膜从前向后依次为 _____、_____ 和 _____,其中后者紧贴于 _____ 的内侧。

4. 房水来源于 _____ 和 _____,其循环途径是:先进入 _____,经 _____ 进入 _____,然后通过 _____ 导入 _____,最后注入 _____。

5. 眼球的视觉通路为:光线 → _____ → _____ →瞳孔→ _____ → _____ → _____ →双极细胞→ _____ →视神经→视觉中枢。

6. 巩膜与角膜交界处形成环形嵴突,称 _____,此处是 _____ 和 _____ 的附着处。

7. 虹膜的组织结构特点是：由前向后为 _____、_____、_____，后者由两层细胞构成，前层细胞分化出 _____，后层细胞为 _____。

8. 视网膜由四层细胞构成，由外向内依次为 _____、_____、_____ 和 _____，其中第二层细胞分为 _____ 和 _____。

9. 内耳由 _____ 和 _____ 组成，前者是骨性隧道，由 _____、_____ 和 _____ 组成，后者相应包括 _____、_____、_____ 和 _____。

10. 耳蜗的结构是：中央为 _____，其周围螺旋形的管道分为三部分，上部为 _____，下部为 _____，中央是 _____。

11. 眼球内容物包括 _____、_____ 和 _____。它们的共同特点是无色透明，这一点与眼球壁上 _____ 的特点一致。

12. 眼睑的组织结构从前向后可依次分为 _____、_____、_____、_____、_____ 五层，最内面结构的上皮类型为 _____，大汗腺称为 _____。

二、选择题

（A 型题）

1. 不符合角膜前上皮结构特点的是 （　　）

　　A. 未角化的复层扁平上皮　　　　B. 基底层细胞有旺盛的分裂能力

　　C. 基底层细胞内有一定量的色素　　D. 基底面平坦

　　E. 表层细胞有微绒毛浸入泪液膜中

2. 角膜缘处所没有的结构是 （　　）

　　A. 巩膜距　　　B. 球结膜　　　C. 小梁网　　　D. 睫状小带　　　E. 巩膜静脉窦

3. 对于虹膜结构的描述不正确的是 （　　）

　　A. 位于角膜后方，呈环形

　　B. 中间为瞳孔

　　C. 其组织结构从前向后为前缘层，虹膜基质和色素上皮层

　　D. 前缘层与角膜后上皮相延续

　　E. 与玻璃体之间有腔隙称为眼后房

4. 对睫状体结构的叙述不正确的是 （　　）

　　A. 位于脉络膜前内方　　　　　　B. 矢状切面上呈三角形

　　C. 前部有较多突起，后部较平坦

　　D. 由外向内依次为血管层，睫状肌层和睫状上皮层

　　E. 睫状肌层由平滑肌组成

5. 关于小梁网，哪一项是错误的？ （　　）

　　A. 位于角膜缘内侧　　　　　　　　B. 其内侧有巩膜静脉窦

C. 由小梁和小梁间隙组成　　　　　　D. 小梁间隙内表面被覆内皮

E. 向后附着于巩膜距

6. 关于巩膜,哪一项是错误的?　　　　　　　　　　　　　　　　　　（　　）

　　A. 由致密结缔组织组成　　　　　　B. 是纤维膜的主要组成部分

　　C. 为无色透明　　　　　　　　　　D. 视神经从其后方穿过

　　E. 在其前方有球结膜贴附

7. 关于血管膜,哪一项是错误的?　　　　　　　　　　　　　　　　　　（　　）

　　A. 又称色素膜

　　B. 是眼球壁的中间层

　　C. 由结缔组织组成,与巩膜的主要区别在于含丰富的血管和色素细胞

　　D. 具有一定的感光作用

　　E. 最后方是脉络膜

8. 关于角膜,哪一项是错误的?　　　　　　　　　　　　　　　　　　（　　）

　　A. 前上皮由 5～6 层细胞组成

　　B. 后上皮为单层立方上皮,可合成分泌蛋白质

　　C. 固有层是 5 层中最厚的一层

　　D. 前、后界膜均为均质透明的膜状

　　E. 角膜内神经末梢丰富

9. 关于睫状上皮层的描述中,哪一项是正确的?　　　　　　　　　　　　（　　）

　　A. 内层为立方形色素细胞,外层为立方形非色素细胞

　　B. 内层细胞可分泌房水

　　C. 内层细胞可分化形成平滑肌纤维

　　D. 可通过平滑肌纤维的收缩和舒张使睫状体的位置发生改变

　　E. 外层细胞具有合成睫状小带功能

10. 睫状小带是　　　　　　　　　　　　　　　　　　　　　　　　　（　　）

　　A. 胶原纤维　　　　　　　　　　　B. 弹性纤维

　　C. 网状纤维　　　　　　　　　　　D. 连接巩膜距与晶状体囊

　　E. 视近物时被拉紧

11. 有关视杆细胞的描述,哪一项是错误的?　　　　　　　　　　　　　（　　）

　　A. 外侧突起呈细长杆状,分内、外两节

　　B. 外节细长,细胞膜从一侧凹陷形成许多平行排列的膜盘

　　C. 不出现在中央凹处

　　D. 膜盘上嵌有视紫红质

　　E. 内侧突起参与组成视神经

12. 关于房水功能的描述错误的是　　　　　　　　　　　　　　　　　（　　）

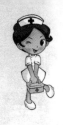

A. 维持眼压　　B. 营养角膜　　C. 营养虹膜　　D. 营养晶状体　　E. 营养玻璃体

13. 有关晶状体,哪一项是错误的?　　　　　　　　　　　　　　　（　　）

  A. 是有一定弹性的双凸透镜样结构

  B. 靠睫状小带悬挂于睫状体上

  C. 由晶状体囊、晶状体上皮和晶状体纤维组成

  D. 富含血管、神经的结构

  E. 视远物和视近物时其曲度发生相反的变化

14. 下列哪一项不是色素上皮的特点?　　　　　　　　　　　　　（　　）

  A. 紧贴于脉络膜内面　　　　　　　B. 含很多黑色素颗粒

  C. 有许多伸入视细胞间的细长突起　D. 有微弱的感光功能

  E. 可吞噬视神经的代谢产物

15. 下列哪一项不是视锥细胞特点?　　　　　　　　　　　　　　（　　）

  A. 细胞突起分内侧和外侧,外侧突起呈圆锥形,分内、外两节

  B. 外节膜盘上镶嵌有视色素

  C. 膜盘不断脱落,由内节产生补充

  D. 可位于中央凹处

  E. 内侧突起与双极细胞相连

16. 节细胞不具备下列哪一项特点?　　　　　　　　　　　　　　（　　）

  A. 树突与双极细胞形成突触

  B. 多极神经元

  C. 轴突组成视神经

  D. 先于视网膜上其他细胞感受光刺激

  E. 位于视网膜最内层

17. 黄斑之中央凹处由哪些细胞组成?　　　　　　　　　　　　　（　　）

  A. 色素上皮细胞、视锥细胞、节细胞　B. 色素上皮细胞、视锥细胞

  C. 视锥细胞、节细胞　　　　　　　　D. 视锥细胞、双极细胞

  E. 色素上皮细胞、视锥细胞、双极细胞

18. 下列哪一项不是血管纹的特点?　　　　　　　　　　　　　　（　　）

  A. 复层柱状上皮　　　　　　　　　B. 含有血管

  C. 位于椭圆囊外侧壁　　　　　　　D. 覆盖于螺旋韧带表面

  E. 能分泌产生内淋巴

19. 有关膜蜗管的描述错误的是　　　　　　　　　　　　　　　　（　　）

  A. 属于膜迷路　　　　　　　　　　B. 其上方为前庭阶,下方为鼓室阶

  C. 下壁为基底膜　　　　　　　　　D. 内有螺旋器

  E. 是与房水循环有关的结构

20. 与位觉感受无关的结构是 　　　　　　　　　　　　　　（　　）

　　A. 壶腹嵴　　　B. 椭圆囊斑　　C. 球囊斑　　　　D. 位砂膜　　　　E. 螺旋器

21. 以下关于眼睑的描述中,哪一项是正确的? 　　　　　　　　（　　）

　　A. 皮肤之内的皮脂腺叫 Zeis 腺　　　　B. 皮下组织含有大量脂肪

　　C. 肌层主要由平滑肌构成　　　　　　D. 层由睑板组成

　　E. 睑结膜为含血管的复层柱状上皮

22. 有关螺旋器的描述错误的是 　　　　　　　　　　　　　　（　　）

　　A. 位于基底膜上

　　B. 由支持细胞和毛细胞组成

　　C. 内毛细胞排列成 3～4 列,外毛细胞排成 1 列

　　D. 毛细胞的游离面有规则排列的静纤毛

　　E. 其下方有听弦

23. 下列哪一项不是听弦的特点? 　　　　　　　　　　　　　　（　　）

　　A. 是一些胶原样细丝束　　　　　　　B. 位于膜蜗管基底膜内

　　C. 由蜗顶到蜗底,其长度逐渐增加　　D. 又称为基底纤维

　　E. 可感受声波传导,产生共振

(B 型题)

备选答案(第 24～29 题):

　　A. 视锥细胞　　B. 视杆细胞　　C. 双极细胞　　D. 节细胞　　　　E. Muller 细胞

24. 神经胶质细胞 　　　　　　　　　　　　　　　　　　　　（　　）

25. 中间神经元 　　　　　　　　　　　　　　　　　　　　　（　　）

26. 可感受强光 　　　　　　　　　　　　　　　　　　　　　（　　）

27. 轴突构成视神经 　　　　　　　　　　　　　　　　　　　（　　）

28. 某种类型缺少时导致色盲 　　　　　　　　　　　　　　　（　　）

29. 感受暗光和弱光 　　　　　　　　　　　　　　　　　　　（　　）

备选答案(第 30～34 题):

　　A. 虹膜上皮　　　B. 睫状体上皮　　　C. 角膜内皮　　　　D. 角膜前上皮

　　E. 视网膜色素上皮层

30. 与房水生成有关 　　　　　　　　　　　　　　　　　　　（　　）

31. 与角膜后界膜更新有关 　　　　　　　　　　　　　　　　（　　）

32. 单层矮柱状上皮 　　　　　　　　　　　　　　　　　　　（　　）

33. 单层扁平上皮 　　　　　　　　　　　　　　　　　　　　（　　）

34. 分化出瞳孔开大肌和瞳孔括约肌 　　　　　　　　　　　　（　　）

备选答案(第 35～38 题):

　　A. 螺旋韧带　　B. 指细胞　　　C. 螺旋器的毛细胞　　D. 柱细胞　　　E. 骨螺旋板

35.与神经元的周围突形成突触 （　　）

36.形成三角形的内隧道 （　　）

37.可感受声波传导 （　　）

38.有支托细胞的作用 （　　）

备选答案（第39～44题）：

    A.盖膜　　　　B.前庭膜　　　　C.位觉斑　　　　　　D.基底膜　　　E.血管纹

39.位于膜蜗管底壁 （　　）

40.位于膜蜗管外侧壁 （　　）

41.位于膜蜗管上壁 （　　）

42.内含有听弦 （　　）

43.可分泌内淋巴 （　　）

44.与感受头部位置有关 （　　）

备选答案（第45～50题）：

    A.前庭　　　　　B.椭圆囊斑和球囊斑　　　　C.壶腹嵴

    D.膜蜗管　　　　E.螺旋器

45.感受等速直线运动 （　　）

46.感受头部旋转运动 （　　）

47.听觉感受器 （　　）

48.内有外淋巴流动 （　　）

49.内有内淋巴流动 （　　）

50.感受头部静止状态的位置觉 （　　）

三、名词解释

1.壶腹嵴　　　　　　　　　　　　　2.椭圆囊斑和球囊斑

3.血管纹　　　　　　　　　　　　　4.中央凹

5.晶状体

四、问答题

1.试述角膜的结构。

2.试述虹膜的结构。

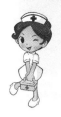

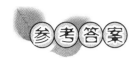

一、填空题

1. 纤维膜　血管膜　视网膜　角膜　巩膜

2. 前上皮　前界膜　固有层　后界膜　后上皮　房水　其外侧部血管渗透

3. 虹膜　睫状体　脉络膜　视网膜

4. 睫状体血管渗透　睫状体非色素上皮细胞分泌　后房　瞳孔　前房　小梁网　巩膜静脉窦　睫状前静脉

5. 角膜　房水　晶状体　玻璃体　视细胞　节细胞

6. 巩膜距　小梁网　睫状肌

7. 前缘层　虹膜基质　上皮层　瞳孔开大肌和瞳孔括约肌　色素上皮层

8. 色素上皮细胞　视细胞　双极细胞　节细胞　视杆细胞　视锥细胞

9. 骨迷路　膜迷路　骨半规管　前庭　耳蜗　膜半规管　椭圆囊　球囊膜　蜗管

10. 蜗轴　前庭阶　鼓室阶　膜蜗管

11. 房水　晶状体　玻璃体　角膜

12. 皮肤　皮下组织　肌层　纤维层　睑结膜　复层柱状上皮　睑缘腺或 Zeis 腺、睫状腺或 Moll 腺

二、选择题

（A 型题）

1. C　题解：角膜无色透明,细胞不含色素。

2. D　题解：睫状小带是连接晶状体囊和睫状体的结构,位于服后房。

3. C　题解：虹膜最后面一层为上皮层,由两层细胞组成,前层细胞分化为瞳孔开大肌和瞳孔括约肌,后层细胞为色素上皮层。

4. D　题解：睫状体由外向内为睫状体肌层,血管层,睫状上皮层。

5. B　题解：巩膜静脉窦位于小梁网外侧。

6. C　题解：巩膜是白色不透明的结构。

7. D　题解：血管膜无感光作用。

8. B　题解：角膜后上皮层是单层扁平上皮。

9. B　题解：睫状上皮层内层是立方形非色素细胞,外层是立方形色素细胞,内层细胞可分泌房水及合成睫状小带。

10. A　题解：睫状小带是呈辐射状走行的胶原纤维,连接睫状突与晶状体囊,视近物时松弛。

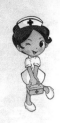

11. E 题解：视杆细胞内侧突起与双极细胞形成突触，不参与组成视神经。

12. C 题解：虹膜含丰富的血管，不需要房水来提供营养。

13. D 题解：晶状体内无血管、神经。

14. D 题解：色素上皮细胞内不含感光物质，故无感光功能。

15. C 题解：视锥细胞膜盘不脱落。

16. D 题解：节细胞不能感受光线刺激，只能接受视细胞感受光线后传来的信号。

17. B 题解：中央凹处只有色素上皮细胞和视锥细胞，无其他细胞。

18. C 题解：血管纹位于膜蜗管外侧壁。

19. E 题解：膜蜗管是内耳的结构，房水是眼内容物，二者不相关。

20. E 题解：螺旋器是听觉感受器。

21. D 题解：只有睑缘处皮肤内的皮脂腺才称作 Zeis 腺，眼睑皮下组织中脂肪少，肌层主要由眼轮匝肌组成，是骨骼肌。睑结膜内可有杯状细胞，但无血管。

22. C 题解：螺旋器内毛细胞排成 1 列，外毛细胞排成 3 ～ 4 列。

23. C 题解：蜗顶听弦较长，蜗底听弦较短。

（B 型题）

24. E　25. C　26. A　27. D　28. A　29. B　30. B　31. C　32. E　33. C　34. A

35. C　36. D　37. C　38. B　39. D　40. E　41. B　42. D　43. E　44. C　45. B

46. C　47. E　48. A　49. D　50. B

三、名词解释

1. 为半规管壶腹部局部黏膜增厚呈嵴状的结构，上皮由支持细胞和毛细胞组成，顶部覆有胶质状的壶腹帽，此结构可感受头部旋转运动开始和终止时的刺激。

2. 由椭圆囊和球囊壁局部黏膜增厚呈斑块状的结构，与位觉感受有关，统称位觉斑。上皮由支持细胞和毛细胞组成，顶部覆有胶质状的位砂膜，位觉斑可感受等速直线运动及头部在静止状态时的位觉。

3. 是位于耳蜗膜蜗管外侧壁的复层柱状上皮，内含有血管，覆盖于螺旋韧带表面，此结构可分泌产生内淋巴。

4. 在视网膜后极颞侧有一浅黄色区域为黄斑，黄斑中央有一小凹称中央凹，此处视网膜最薄，只有色素上皮细胞和视锥细胞，双极细胞和节细胞在其周围斜向排列，此处视锥细胞与双极细胞和节细胞形成一对一的通路，故是视觉最敏锐的区域。

5. 为扁圆形有弹性的双凸透明体，位于角膜后方，借睫状小带悬挂于睫状体上，由晶状体囊、晶状体上皮和晶状体纤维组成。内无血管和神经，营养由房水供给。通过睫状肌的舒缩，可调节晶状体的曲度，从而调节视力。

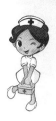

四、问答题

1. 角膜位于眼球前方,周缘与巩膜相连。其结构由前向后可分为5层:前上皮,是未角化的复层扁平上皮,表层细胞有微绒毛浸入泪液膜中,上皮基底面平坦,无乳头,基底层细胞内无色素,有旺盛的分裂能力;前界膜,为均质透明膜,主要由胶原原纤维和基质构成;固有层,又称角膜基质,约占角膜全厚的90%,由许多粗细均匀的胶原原纤维组成,平行排列成层;后界膜,为均质透明薄膜,较前界膜薄,由基板和网板组成;后上皮,又称角膜内皮,为单层扁平上皮,细胞能合成分泌蛋白质,参与后界膜的更新代谢。

2. 虹膜是血管膜最前部的结构,为环形薄膜,中央是瞳孔,根部与睫状体相连,其组织结构从前向后可分为三层:前缘层,为一层不连续的成纤维细胞和色素细胞,与角膜后上皮相连续;虹膜基质,为疏松结缔组织,含丰富的血管和色素细胞;上皮层,由两层细胞组成,前层细胞分化为瞳孔开大肌和瞳孔括约肌,收缩时分别使瞳孔开大或缩小,后层细胞胞质内充满色素颗粒。

皮肤

一、填空题

1. 皮肤覆盖身体表面,由 _____ 和 _____ 组成,借皮下组织与深部组织相连。

2. 表皮由角化的 _____ 构成,其主要由 _____ 细胞和 _____ 细胞组成。前者从基底层至游离面可分为五层,依次为 _____、_____、_____、_____、_____。

3. 表皮的非角质形成细胞,主要包括 _____ 和 _____。

4. 黑素细胞主要位于表皮的 _____,而郎格汉斯细胞主要位于表皮的 _____。

5. 真皮位于表皮的深层,由浅至深分为两层 _____ 和 _____。后者主要由 _____ 结缔组织构成。

6. 真皮的乳头层内具有的神经感受器是 _____,而网状层具有的神经感受器是 _____。

7. 毛发伸出皮肤外的部分称 _____,埋在皮肤内的称 _____,包围毛根的上皮和结缔组织构成 _____。

8. 毛根和毛囊下端形成膨大的 _____,是毛和毛囊的 _____,此处的上皮细胞较幼稚,称为 _____ 细胞。

9. 毛球的底面向内凹陷,结缔组织突入其内,称为 _____,内含 _____ 和 _____,具有 _____ 作用。

10. 毛和毛囊斜长在皮肤内,与皮肤表面呈 _____ 的一侧,有一束连于毛囊和真

皮乳头层的 _____ 肌,称为 _____ 收缩时可使毛竖立。

11. 黑素细胞具有合成 _____,形成 _____ 功能;郎格汉斯细胞的功能与 _____ 有关。

12. 皮脂腺是一种 _____ 腺,位于 _____ 和 _____ 之间;其导管上皮为 _____,开口开 _____,分泌皮脂的方式为 _____。

13. 汗腺是弯曲的 _____ 腺,开口于 _____。其组织结构可分为 _____ 和 _____。在腺细胞与基膜之间,有 _____,其收缩有助于汗液的排出。

二、选择题

（A 型题）

1. 以下表皮中哪组中的细胞中均含有膜被颗粒? （ ）
   A. 基底层和颗粒层　　　　　　　　B. 棘层和颗粒层
   C. 基底层、棘层和颗粒层　　　　　D. 基底层、棘层、颗粒层、透明层、角质层
   E. 以上各层均不含膜被颗粒

2. 组成表皮的两类细胞是 （ ）
   A. 郎格汉斯细胞和黑素细胞　　　　B. 角质形成细胞和黑素细胞
   C. 角质形成细胞和非角质形成细胞　D. 郎格汉斯细胞和非角质形成细胞
   E. 角质形成细胞和郎格汉斯细胞

3. 以下关于基底层细胞的描述中,哪一项是错误的? （ ）
   A. 胞质嗜碱性　　　　　　　　　　B. 细胞间有桥粒连接
   C. 胞质内有很多游离的核糖体　　　D. 胞质内有张力丝
   E. 无分裂能力

4. 以下关于透明层细胞结构的描述中,哪一项是错误的? （ ）
   A. 位于颗粒层的上方　　　　　　　B. 细胞界限清晰可见
   C. 细胞呈均质透明状　　　　　　　D. 细胞核和细胞器已退化消失
   E. 由数层扁平细胞组成

5. 以下关于棘层细胞结构的描述中,哪一项是错误的? （ ）
   A. 细胞表面有许多短小的棘状突起
   B. 胞质嗜碱性,有大量游离核糖体
   C. 胞质内含有卵圆形的膜被颗粒,内含类脂
   D. 胞质内没有黑素颗粒
   E. 胞质内有很多角蛋白丝

6. 以下关于颗粒层细胞结构的描述中,哪一项是错误的? （ ）
   A. 含有透明角质颗粒而不含膜被颗粒
   B. 透明角质颗粒无膜包裹

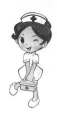

C.含有很多膜被颗粒

D.膜被颗粒的内容物可以释放到细胞间隙中

E.胞核和细胞器已退化

7.以下关于黑素细胞结构的描述中,哪一项是错误的?　　　　　　　　　（　　）

　A.有细长的突起　　　　　　　　　　B.胞体位于基底层细胞之间

　C.胞质含特有的黑素体　　　　　　　D.黑素颗粒不能进入附近的细胞

　E.黑素颗粒能被分泌出细胞外

8.以下关于真皮的乳头层结构的描述中,哪一项是错误的?　　　　　　　（　　）

　A.借基膜与表皮相连,呈乳头或嵴状突向表皮

　B.细胞少,纤维稀疏

　C.含有丰富的毛细血管

　D.含有游离的神经末梢和触觉小体

　E.纤维细密,细胞较多

9.以下关于真皮网状层结构的描述中,哪一项是错误的?　　　　　　　（　　）

　A.含有粗大的胶原纤维和许多弹性纤维

　B.胶原纤维交织成网

　C.内含较大的血管、淋巴管、皮脂腺和汗腺

　D.含有触觉小体

　E.含有环层小体

10.以下关于皮质腺结构的描述中,哪一项是错误的?　　　　　　　　（　　）

　A.是一种分支泡状腺

　B.皮脂腺有导管,但很短,开口于毛囊

　C.分泌皮脂时,细胞解体连同其内的脂滴一起排出,称为全浆分泌

　D.皮脂腺中央的细胞幼稚,有分裂能力;周围的细胞较成熟

　E.皮脂腺中央的细胞较成熟,无分裂能力;周围的细胞幼稚,有分裂能力

11.以下关于立毛肌的描述中,哪一项是错误的?　　　　　　　　　　（　　）

　A.位于皮肤内与皮肤表面呈钝角的一侧

　B.是一束骨骼肌

　C.连于毛囊和真皮乳头层

　D.收缩时使毛竖立

　E.是一束平滑肌

12.以下关于汗腺结构的描述中,哪一项是错误的?　　　　　　　　　（　　）

　A.是弯曲的单管状腺

　B.在腺泡细胞与基膜之间有肌上皮细胞

　C.导管由真皮深部上行,穿过表皮,开口于皮肤表面

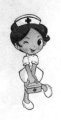

    D. 分泌部位于真皮的乳头层

    E. 分泌部位于真皮的网状层

13. 角质形成细胞中的黑素颗粒来源于　　　　　　　　　　　　　（　　）

    A. 郎格汉斯细胞　　　　　　　　B. 黑素细胞

    C. 基细胞　　　　　　　　　　　D. 毛母质细胞

    E. 棘层细胞

14. 表皮基底细胞与基膜之间的连接结构是　　　　　　　　　　　（　　）

    A. 桥粒　　　　B. 半桥粒　　　C. 紧密连接　　　D. 缝隙连接　　　E. 中间连接

15. 以下哪一项不是皮肤内的感受器？　　　　　　　　　　　　　（　　）

    A. 腱梭　　　　　　　　　　　　B. 触觉小体

    C. 游离神经末梢　　　　　　　　D. 环层小体

    E. 触觉小体、环层小体和游离神经末梢,三者均是

（B 型题）

备选答案（第 16 ～ 20 题）：

    A. 黑素细胞　　　　B. 郎格汉斯细胞　　　C. 基底细胞　　　D 棘细胞

    E. 透明层细胞

16. 有短小突起　　　　　　　　　　　　　　　　　　　　　　　（　　）

17. 能吸收紫外线　　　　　　　　　　　　　　　　　　　　　　（　　）

18. 细胞显嗜酸性　　　　　　　　　　　　　　　　　　　　　　（　　）

19. 有抗原呈递作用　　　　　　　　　　　　　　　　　　　　　（　　）

20. 有很强的分裂能力　　　　　　　　　　　　　　　　　　　　（　　）

备选答案（第 21 ～ 25 题）：

    A. 皮脂腺　　B. 汗腺　　　C. 毛囊　　　D. 毛球　　　E. 毛乳头

21. 含毛母质细胞　　　　　　　　　　　　　　　　　　　　　　（　　）

22. 产生皮脂　　　　　　　　　　　　　　　　　　　　　　　　（　　）

23. 立毛肌一端附于　　　　　　　　　　　　　　　　　　　　　（　　）

24. 富含血管和神经　　　　　　　　　　　　　　　　　　　　　（　　）

25. 开口于皮肤表面　　　　　　　　　　　　　　　　　　　　　（　　）

三、名词解释

1. 基底细胞（位置,形态,功能）　　　　2. 黑素细胞（位置,形态,功能）

3. 立毛肌

四、问答题

试述表皮基底层的组织结构。

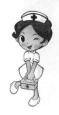

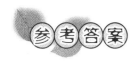

一、填空题

1.表皮　真皮

2.复层鳞状上皮　角质形成　非角质形成　基底层　棘层　颗粒层　透明层　角质层

3.郎格汉斯细胞　黑素细胞

4.基底层　棘层

5.乳头层　网状层　致密

6.触觉小体　环层小体

7.毛干　毛根　毛囊

8.毛球　生长点　毛母质

9.毛乳头　血管　神经　营养

10.钝角　平滑　立毛肌

11.黑色素　黑素颗粒　免疫反应

12.分支泡状　立毛肌　毛囊　复层扁平上皮　毛囊　全浆分泌

13.单管状腺　表皮　分泌部　导管部　肌上皮细胞

二、选择题

（A 型题）

1.B　题解：膜被颗粒又称板层颗粒,有膜包绕,内容物主要为类脂,存在于棘层和颗粒层。

2.C

3.E　题解：基底层细胞是未分化的幼稚细胞,有很强的分裂能力。

4.B

5.D　题解：棘层细胞不能产生黑素颗粒,但是含有吞噬而来的黑素颗粒。

6.A

7.D　题解：黑素细胞散在于基底细胞之间；光镜下有多个较长突起；电镜下此细胞的特点是含有多个长圆形小体,由膜包绕,称黑素体；黑素体能合成黑色素,黑素体充满黑色素后成为黑素颗粒；黑素颗粒能移至突起的末端后被输送到邻近的基底细胞内。

8.B

9.D　题解：触觉小体位于真皮的乳头层。

10.D

11.B　题解：立毛肌在皮肤内的毛和毛囊与皮肤表面呈钝角的一侧,连于毛囊和真

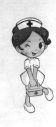

皮乳头层之间的一束平滑肌,称为立毛肌,收缩时能使毛竖立。

12.D 题解:汗腺的分泌部位于真皮的网状层。

13.B

14.B 题解:半桥粒是表皮基底细胞与基膜之间的连接结构。

15.A

（B型题）

16.D 17.A 18.E 19.B 20.C 21.D 22.A 23.C 24.E 25.B

三、名词解释

1.附着于基膜上;光镜下是一层矮柱状或立方形细胞组成,细胞核为卵圆形,胞质嗜碱性;电镜下,胞质内游离核糖体丰富,含有张力丝（角蛋白丝）,形成光镜下所见的张力原纤维。有活跃的分裂分化能力,可分化为表皮其余各层细胞。

2.散在于基底细胞之间;细胞有许多细长突起,核圆形,胞质内含特有的黑素体。可合成黑色素、形成黑素颗粒。

3.在皮肤内的毛和毛囊与皮肤表面呈钝角的一侧,连于毛囊和真皮乳头层之间的一束平滑肌,称为立毛肌,收缩时能使毛竖立。

四、问答题

基底层由位于表皮基底一层矮柱状的基底细胞构成。细胞附于基膜上,细胞核圆形,居中,细胞质嗜碱性,含丰富的核糖体和少量的张力丝（角蛋白丝）。细胞间有桥粒相连,其基底面有半桥粒与基膜相连接。基底层细胞幼稚,有活跃的增殖能力。在基底细胞之间散在分布有黑素细胞;细胞有许多细长突起,细胞核圆形,细胞质内含特有的黑素体;可合成黑色素,形成黑素颗粒。

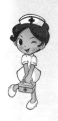

实验项目十二　内分泌系统

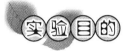

1. 辨认甲状腺的微细结构。

2. 辨认肾上腺的微细结构。

3. 辨认腺垂体和神经垂体的微细结构。

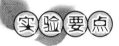

垂体、甲状腺、甲状旁腺及肾上腺的微细结构。

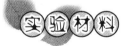

1. 甲状腺切片。

2. 肾上腺切片。

3. 垂体切片。

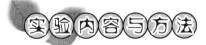

一、甲状腺切片（HE 染色），绘图

（一）低倍镜观察　可见许多大小不等的甲状腺滤泡的断面，泡腔内有染成深红色的胶状物质。滤泡之间为甲状腺的间质。

（二）高倍镜观察　滤泡壁为单层上皮构成，大部分为立方形细胞。在甲状腺间质内和滤泡壁上，注意辨认泡旁细胞，泡旁细胞较甲状腺滤泡上皮细胞稍大，呈卵圆形、胞浆染色较浅。

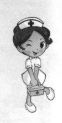

在高倍镜下绘图,注明甲状腺滤泡上皮、泡腔和泡旁细胞。

二、肾上腺切片（HE 染色）

（一）肉眼观察　外周部染成深红色,为皮质,中央部染成紫蓝色,为佳质。

（二）低倍镜观察　表面为结缔组织构成的被膜,染成红色。其外面附有大量脂肪组织和疏松结缔组织。被膜的深面为皮质,由浅入深,依次寻认其球状带、束状带和网状带、皮质的深面为盆质,内有较大的静脉。

（三）高倍镜观察

1. 球状带:此带较窄,位于皮质浅层。细胞体积较小,呈低柱状或多边形,排列成团,胞质染成紫蓝色:核大呈日形,位于细胞的中央。

2. 束状带:此带占皮质的大部分,细胞排列成束状。细胞的体积较大,形状不规则,染色较浅,由于胞质内的脂滴在制片过程中已被溶解,故胞质呈海绵状。

3. 网状带:此带也较窄。细胞呈索状排列,各索连接成网状。细胞呈多边形,胞质染色较红,核圆形。

上述皮质各带的分界都不很明显。各带内有丰富的血窦。

4. 髓质:主要由盆质细胞构成。细胞呈多边形,胞浆被染成紫蓝色;核圆形,位于细胞的中央。蓝质细胞排列成索状、团状或连成网状,细胞团之间有血窦。

三、示教

腺垂休（垂体切片,HE 染色）

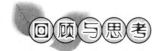

一、填空题

1. 内分泌系统是由 _____ 和一些散在的 _____ 组成,腺细胞的分泌物称 _____。

2. 旁分泌是指腺细胞分泌的激素通过 _____ 作用于 _____。

3. 激素作用的细胞或器官分别称作 _____ 或 _____。

4. 内分泌腺细胞分泌的激素按其化学性质可分为 _____ 激素细胞和 _____ 激素细胞。

5. _____ 是甲状腺的结构和功能单位,它由 _____ 上皮围成,中间为 _____,其内充满了 _____。上皮高度和胶质数量随腺体的功能状态而变化。当功能活跃时, _____ 上皮细胞呈 _____,腔内胶质 _____。

6. 滤泡上皮细胞可以从 _____ 中摄取酪氨酸后,经 _____ 合成为甲状腺球蛋白前体,再经 _____ 加糖浓缩成 _____ ,通过 _____ 作用储存在滤泡腔内。甲状腺滤泡上皮细胞属于 _____ 激素细胞。甲状腺滤泡腔内储存的是 _____ 。

7. 滤泡上皮从 _____ 中摄取碘,经过氧化物酶使其 _____ ,通过 _____ 作用释入滤泡腔,与腔内的 _____ 结合成碘化的 _____ 。当机体需要时,滤泡上皮通过 _____ 作用摄取碘化的 _____ ,经 _____ 作用,被分解成甲状腺素,即释放入血。

8. 甲状腺功能 _____ 可导致突眼性甲状腺肿,当甲状腺功能 _____ 时,在幼儿可导致呆小症,在成人则导致黏液性水肿。

9. 滤泡旁细胞分泌 _____ ,可促进 _____ 细胞活动,使血钙 _____ 。

10. 甲状旁腺腺细胞排列成 _____ 状,腺细胞可分为 _____ 和 _____ 。前者分泌 _____ ,它可增强 _____ 细胞的活动,使血钙 _____ 。

11. 肾上腺皮质可分为 _____ 、 _____ 和 _____ 带。

12. 脑垂体可分为 _____ 和 _____ 两部分。前者又可分为远侧部、 _____ 部、 _____ 部;后者又可分为 _____ 部和 _____ 部。 _____ 部和 _____ 部合称为前叶, _____ 部和 _____ 部合称为后叶。

13. 生长激素分泌过多,在幼年引起 _____ ,成年引起 _____ ,儿童时期分泌不足引起 _____ 。

14. 神经垂体与 _____ 直接相连成为一结构和功能的整体,由 _____ 、 _____ 和 _____ 组成。

15. 神经垂体的无髓神经纤维来源于下丘脑 _____ 和 _____ 。

16. 视上核的神经内分泌细胞主要合成 _____ ,可促进 _____ 重吸收水,使尿量减少。室旁核的神经内分泌细胞分泌 _____ ,靶器官为 _____ 和 _____ 。

二、选择题

（A 型题）

1. 以下关于内分泌腺的特点描述中,哪一项是错误的?　　　　　　　（　　）

    A. 腺细胞排列成索、网、团状或围成滤泡　　B. 腺细胞间有丰富的毛细血管网

    C. 毛细血管多为连续性　　　　　　　　　　D. 无导管

    E. 分泌物激素直接释放入血

2. 关于分泌类固醇激素细胞的特征描述中,哪一项是错误的?　　　　（　　）

    A. 起源于内胚层或外胚层　　　　　　　　　B. 丰富的滑面内质网

    C. 管状嵴的线粒体　　　　　　　　　　　　D. 胞质内有较多的脂滴

    E. 无膜包颗粒

3. 关于分泌含氮类激素细胞特征的描述中,哪一项是错误的?　　　　（　　）

    A. 胞质内有丰富的粗面内质网　　　　　　　B. 有发达的高尔基复合体

    C. 含丰富的脂滴　　　　　　　　　　　　　D. 有较多膜包颗粒

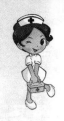

E.起源于内胚层或外胚层

4.关于甲状腺的结构的描述中,哪一项是错误的? （　）

    A.腺细胞围成滤泡状结构　　　　　　B.胞质内有丰富的滑面内质网和脂滴

    C.滤泡腔内充满胶状物　　　　　　　D.滤泡上皮的高低与机能状态相关

    E.滤泡上皮基底有完整的基膜

5.以下关于甲状腺素形成的描述中,哪一项是错误的？ （　）

    A.滤泡上皮自血液里摄取酪氨酸

    B.在粗面内质网和高尔基复合体内合成加工

    C.分泌颗粒以胞吐方式排入滤泡腔

    D.活化的碘在滤泡腔与甲状腺球蛋白结合

    E.碘化的甲状腺球蛋白即甲状腺素释放入血行使功能

6.以下关于滤泡旁细胞分泌的激素的功能描述中,哪一项是错误的？ （　）

    A.降低血钙　　　　　　　　　　　　B 加强破骨细胞的作用

    C.抑制小肠重吸收钙离子　　　　　　D.抑制肾小管重吸收钙离子

    E.与甲状旁腺共同维持血钙的平衡

7.以下关于甲状旁腺的描述中,哪一项是错误的？ （　）

    A.细胞排列成团、索状

    B.主细胞占大多数

    C.主细胞内含有大量的膜包颗粒

    D.嗜酸性细胞内含大量的嗜酸性颗粒即甲状旁腺素

    E.嗜酸性细胞单个或成群存在

8.以下关于肾上腺皮质的描述中,哪一项是错误的？ （　）

    A.网状带是皮质中最厚的带,HE 染色下呈泡沫状

    B.球状带位于最表层

    C.束状带分泌糖皮质激素,促糖异生,抑制免疫反应

    D.网状带细胞分泌雄激素和少量雌激素

    E.来源于中胚层

9.以下对肾上腺髓质的描述中,哪一项是错误的？ （　）

    A.与皮质网状带交界处参差不齐　　　B.细胞排列成索、团状,并互相连接成网

    C.来源于内胚层　　　　　　　　　　D.细胞嗜铬反应阳性

    E.嗜铬细胞分泌肾上腺素和去甲肾上腺

10.腺皮质球状带、束状带和网状带分泌的激素依次是 （　）

    A.肾上腺素、去甲肾上腺素和醛固酮　B.醛固酮、糖皮质激素和性激素

    C.性激素、糖皮质激素和肾上腺素　　D.糖皮质激素、去甲肾上腺素和性激素

    E.肾上腺素、性激素和糖皮质激素

11. 腺垂体可分为 （ ）

    A. 远侧部、结节部和漏斗   B. 前叶和后叶

    C. 前叶和垂体柄   D. 远侧部、中间部和结节部

    E. 前叶、漏斗和中间部

12. 以下关于腺垂体,哪一项是错误的? （ ）

    A. 是垂体的主要部分,占垂体体积的 75%

    B. 由远侧部、中间部和结节部三部分组成

    C. 腺细胞排列成索、团状或围成滤泡

    D. 细胞可分为嗜酸性、嗜碱性和嗜中性细胞三种

    E. 具有分泌含氮类激素的超微结构特点

13. 腺垂体嗜酸性细胞可分为 （ ）

    A. 催乳素细胞、促肾上腺皮质激素细胞和促甲状腺激素细胞

    B. 生长激素细胞、催乳素细胞和抗利尿激素细胞

    C. 促肾上腺皮质激素细胞、促甲状腺激素细胞和促性腺激素细胞

    D. 生长激素细胞、催乳素细胞

    E. 催乳素细胞、促甲状腺激素细胞和促性腺激素细胞

14. 腺垂体嗜碱性细胞可分泌 （ ）

    A. 催乳素、促甲状腺激素和生长激素

    B. 促甲状腺激素、促肾上腺皮质激素和促性腺激素

    C. 促甲状腺激素、生长激素

    D. 缩宫素、催乳激素和促肾上腺皮质激素

    E. 促性腺激素、促甲状腺激素

15. 以下关于促甲状腺素细胞的描述中,哪一项是错误的? （ ）

    A. 位于垂体远侧部   B. 是远侧部的嗜酸性细胞

    C. 靶器官是甲状腺   D. 分泌促甲状腺素

    E. 能促进甲状腺素的合成和分泌

16. 脑垂体中分泌黑色素细胞刺激素的细胞位于 （ ）

    A. 远侧部   B. 中间部   C. 结节部   D. 神经部   E. 以上都不是

17. 以下哪一项不是腺垂体细胞所分泌的激素? （ ）

    A. STH   B. TSH   C. ACTH   D. FSH   E. ADH

18. 垂体细胞是 （ ）

    A. 神经内分泌细胞   B. 神经元

    C. 神经胶质细胞   D. 内分泌细胞

    E. 以上都不是

19. 关于神经部的描述中,哪一项是错误的? （　）

    A. 有丰富的无髓神经　　　　　　　B. 赫令氏体嗜酸性,分散,大小不一

    C. 有大量的垂体细胞　　　　　　　D. 连续性毛细血管

    E. 是下丘脑的一部分

20. 关于垂体细胞,哪一项正确? （　）

    A. 合成抗利尿激素和缩宫素

    B. 是垂体嗜酸性细胞和嗜碱性细胞的前体

    C. 发出神经垂体内的神经纤维

    D. 分泌赫令氏体的细胞

    E. 对神经纤维起营养和支持作用的神经胶质细胞

21. 关于垂体门脉系统的描述中,哪一项是错误的? （　）

    A. 由垂体上动脉发出　　　　　　　B. 连接下丘脑与神经垂体的一条通道

    C. 初级毛细血管网位于漏斗柄　　　D. 次级毛细血管网位于远侧部

    E. 是下丘脑调节腺垂体分泌活动的通路

22. 垂体门微静脉经何处进入垂体远侧部? （　）

    A. 正中隆起　　B. 结节部　　C. 漏斗柄　　　D. 中间部　　　E. 神经部

23. 下丘脑神经内分泌细胞分泌的激素通过哪一结构调节腺垂体功能? （　）

    A. 垂体门脉系统　　　　　　　　　B. 垂体上动脉

    C. 垂体下动脉　　　　　　　　　　D. 垂体门微动脉

    E. 下丘脑—神经垂体束

（B 型题）

备选答案（第 24 ～ 28 题）:

    A. 升高血糖　　B. 升高血钙　　C. 降低血钙　　D. 降低血糖　　　E. 促卵泡发育

24. 甲状腺滤泡旁细胞分泌的激素 （　）

25. 胰岛 A 细胞分泌的激素 （　）

26. 垂体嗜碱性细胞分泌的激素 （　）

27. 甲状旁腺主细胞分泌的激素 （　）

28. 胰岛 B 细胞分泌的激素 （　）

备选答案（第 29 ～ 33 题）:

    A. 肢端肥大症　　B. 侏儒症　　C. 呆小病　　　D. 突眼性甲状腺肿

    E. 巨人症

29. 幼年生长激素分泌过低 （　）

30. 甲状腺激素分泌过多 （　）

31. 幼年甲状腺激素分泌过低 （　）

32. 幼年生长激素分泌过多 （　）

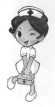

33. 成年生长激素分泌过多 （　　）

备选答案（第 34 ～ 38 题）：

　　A. 嫌色细胞　　B. 嗜铬细胞　　C. 垂体细胞　　D. 滤泡旁细胞　　E. 嗜碱性细胞

34. 垂体远侧部体积最大，PAS 反应阳性的细胞是 （　　）

35. 胞质内分泌颗粒含肾上腺素或去甲肾上腺素的细胞是 （　　）

36. 神经垂体的胶质细胞是 （　　）

37. 胞质内无颗粒或颗粒很少，可转变成垂体嗜碱性细胞或嗜酸性细胞 （　　）

38. 镀银染色可见胞质内有嗜银颗粒 （　　）

备选答案（第 39 ～ 43 题）：

　　A. 生长激素　　B. 降钙素　　C. 甲状腺素　　D. 促甲状腺素　　E. 缩宫素

39. 垂体后叶所含激素是 （　　）

40. 垂体嗜酸性细胞分泌的激素 （　　）

41. 垂体嗜碱性细胞分泌的激素 （　　）

42. 滤泡旁细胞分泌的激素 （　　）

43. 甲状腺滤泡上皮细胞分泌的激素 （　　）

备选答案（第 44 ～ 48 题）

　　A. 赫令氏体　　B. 垂体门脉系统　　C. 垂体门微静脉　　D. 结节部

　　E. 垂体前叶

44. 初级毛细血管返回结节部汇集而成 （　　）

45. 远侧部和结节部合称为 （　　）

46. 环绕神经垂体漏斗的腺垂体组织是 （　　）

47. 下丘脑分泌的释放和抑制激素调节腺垂体分必活动经过的结构是 （　　）

48. 下丘脑的神经内分泌颗粒在神经垂体内形成的嗜酸性团块是 （　　）

备选答案（第 49 ～ 52 题）：

　　A. 肾上腺素和去甲肾上腺素　　　　B. 醛固酮　　　　C. 性激素

　　D. 糖皮质激素　　　　　　　　　　E. 肾素

49. 肾上腺皮质网状带分泌 （　　）

50. 肾上腺皮质球状带分泌 （　　）

51. 肾上腺髓质分泌 （　　）

52. 肾上腺皮质束状带分泌 （　　）

备选答案（第 53 ～ 57 题）：

　　A. 调节腺垂体各种细胞的分泌活动

　　B. 提高机体代谢率

　　C. 促进破骨细胞活动，升高血钙

　　D. 增强肾集合小管及远曲小管对水分的重吸收

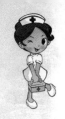

E. 促进糖异生,抑制免疫反应

53. 抗利尿激素 （　　）

54. 甲状腺素 （　　）

55. 释放激素及释放抑制激素 （　　）

56. 糖皮质激素 （　　）

57. 甲状旁腺素 （　　）

三、名词解释

1. 靶器官　　　　　　　　　2. 旁分泌

3. 嗜铬细胞　　　　　　　　4. 垂体门脉系统

5. 赫令氏体　　　　　　　　6. 垂体细胞

四、问答题

1、试述内分泌腺在结构上的共同特点。

2. 试述甲状腺滤泡上皮细胞的光、电镜结构及功能。

3. 试述肾上腺皮质束状带的光、电镜结构及功能。

4. 试述下丘脑是如何调节腺垂体分泌活动的。

5. 为什么说神经垂体是下丘脑的一部分?

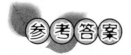

一、填空题

1. 内分泌腺　内分泌细胞　激素

2. 弥散　邻近细胞

3. 靶细胞　靶器官

4. 类固醇　含氮类

5. 滤泡　单层立方　滤泡腔　胶质　滤泡　柱状　减少

6. 血液　粗面内质网　高尔基复合体　膜包颗粒　胞吐　含氮类　甲状腺球蛋白

7. 血液　活化　胞吐　甲状腺球蛋白前体　甲状腺球蛋白　胞吞　甲状腺球蛋白　溶酶体

8. 亢进　低下

9. 降钙素　成骨　降低

10. 索或团　主细胞　嗜酸性细胞　甲状旁腺素　破骨　升高

11. 球状带　束状带　网状带

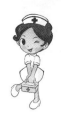

12. 腺垂体　神经垂体　中间　结节　漏斗　神经　远侧　结节　神经　中间

13. 巨人症　肢端肥大症　侏儒症

14. 下丘脑　无髓神经纤维　有孔毛细血管　神经胶质细胞

15. 视上核　室旁核

16. 抗利尿激素　肾远曲小管和集合小管　缩宫素　乳腺　子宫

二、选择题

（A 型题）

1. C　题解：内分泌腺的毛细血管多为有孔窦状毛细血管。

2. A　题解：分泌类固醇激素细胞起源于中胚层。

3. C　题解：含丰富的脂滴是分泌类固醇激素细胞的特点。

4. B　题解：甲状腺滤泡细胞为分泌含氮类激素细胞,而胞质内有丰富的滑面内质网和脂滴是分泌类固醇激素细胞的特点。

5. E　题解：碘化的甲状腺球蛋白在胞质内与溶酶体结合,经蛋白水解酶水解,才形成甲状腺素。

6. B　题解：滤泡旁细胞分泌降钙素,抑制破骨细胞的活动。

7. D　题解：电镜观察,嗜酸性细胞内大量的嗜酸性颗粒是线粒体。

8. A　题解：束状带是肾上腺皮质中最厚的带,HE 染色下呈泡沫状。

9. C　题解：来源于外胚层。

10. B　11. D

12. D　题解：腺细胞可分为嗜酸性细胞、嗜碱性细胞和嫌色细胞三种。

13. D　14. B

15. B　题解：促甲状腺激素细胞属于嗜碱性细胞。

16. B

17. E　题解：ADH 是抗利尿激素的简称,为下丘脑视上核的神经内分泌细胞合成。

18. C

19. D　题解：神经部的毛细血管为有孔毛细血管。

20. E　21. B　22. B　23. A

（B 型题）

24. C　25. A　26. E　27. B　28. D　29. B　30. D　31. C　32. E　33. A　34. E　35. B

36. C　37. A　38. D　39. E　40. A　41. D　42. B　43. C　44. C　45. E　46. D　47. B

48. A　49. C　50. B　51. A　52. D　53. D　54. B　55. A　56. E　57. C

三、名词解释

1. 激素作用的细胞或器官称作靶细胞或靶器官。

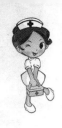
2. 一些腺细胞分泌的激素通过弥散而作用于邻近细胞称为旁分泌作用。

3. 是肾上腺髓质细胞,细胞胞体大,细胞核圆,着色较浅,用铬盐固定液固定时,其胞质内可见棕黄色嗜铬颗粒,因此称作嗜铬细胞,能合成和分泌肾上腺素及去甲肾上腺素。

4. 垂体上动脉从结节部上端进入神经垂体漏斗,并形成袢形窦状毛细血管网,称一级毛细血管网。这些毛细血管网再返回结节部汇集成数条垂体门微静脉,下行入远侧部,再形成窦状毛细血管网,称二级毛细血管网,由此构成垂体门脉系统。

5. 下丘脑神经内分泌细胞的分泌颗粒经轴突运送到神经垂体,一些分泌颗粒在神经纤维的轴突内或其末端可聚集成团,称作赫令氏体,为嗜酸性均质小体。

6. 神经垂体内的胶质细胞称作垂体细胞,形状不规则,细胞体小,有一个或多个突起,有些垂体细胞内富含脂滴和棕黄色颗粒。

四、问答题

1. 内分泌腺结构的共同特点是:腺细胞排列成索状、网状、团状或围成滤泡;腺细胞间有丰富的毛细血管(多为有孔窦状毛细血管)和淋巴管;内分泌腺无导管,腺细胞分泌的激素直接进入血流周流全身,来维持功能的调节和结构的稳定。

2. 甲状腺滤泡上皮为立方形,呈单层围成滤泡。滤泡腔内是粉红色胶质,胶质是滤泡上皮分泌物在细胞外的贮存形式。滤泡上皮细胞的高度和胶质的数量随腺体的功能状态而发生变化。当功能活跃时,滤泡上皮细胞增高呈柱状,滤泡腔内胶质减少;反之,细胞呈扁平状,胶质增多。电镜下,滤泡细胞游离面有少量微绒毛,胞质内有发达的粗面内质网和线粒体、溶酶体、高尔基复合体,细胞顶部有中等密度的分泌颗粒和胞吞作用形成的胶质小泡。滤泡上皮细胞的功能是合成和储存甲状腺素,从而促进细胞氧化和能量代谢,促进机体的生长发育。

3. 肾上腺皮质束状带细胞较大,排列成单行或多行的细胞索,从皮质到髓质成辐射状排列。 索间有纵向有孔毛细血管。束状带细胞核染色较浅,胞质富含脂滴,在 HE 标本上,因脂滴被溶解,故胞质呈泡沫状。电镜下可见丰富的滑面内质网和管状嵴的线粒体及许多脂滴。束状带细胞分泌糖皮质激素如可的松等,主要作用可使蛋白质和脂肪分解转变为糖,并能抑制免疫反应。

4. 在下丘脑促垂体区(如弓状核)的神经内分泌细胞所产生的激素可通过这些神经细胞的轴突,以分泌颗粒的形式释放入漏斗正中隆起的初级毛细血管网,随血流经垂体门微静脉到远侧部的二级毛细血管网,这些激素中有促进腺垂体细胞分泌的,叫释放激素,有抑制腺垂体细胞分泌的,叫抑制激素,由此调节远侧部各种腺细胞的分泌活动。

5. 神经垂体主要由无髓神经纤维、有孔毛细血管和神经胶质细胞组成。无髓神经纤维主要起源于下丘脑视上核和室旁核的神经元。这些细胞具有分泌功能,发出的轴

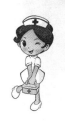

突汇集形成下丘脑—神经垂体束,经漏斗柄进入神经部,末梢终止于毛细血管附近。颗粒在视上核和室旁核的神经元胞体内合成分泌,沿轴突转移到神经部,贮存于末梢,当机体需要时,释放入血。由此,神经垂体只是储存和释放下丘脑视上核和室旁核分泌激素的部位,两者是结构和功能的统一体,组成下丘脑—垂体系,因此说神经垂体是下丘脑的一部分。

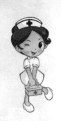

实验项目十三 人体发生总论

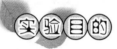

1. 观察卵裂及胚泡的形成过程。

2. 观察内细胞团的演变及二胚层胚盘的形成。

3. 识别三胚层的形成、分化。

4. 了解胎膜的发生过程及其功能。

5. 观察胚胎的发生及其结构。

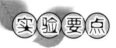

1. 胚泡的结构特点。

2. 蜕膜的区分。

3. 两周胚盘的结构。

4. 三周胚盘的结构。

5. 外胚层、中胚层和内胚层的早期分化。

6. 脐带和胎盘的结构特点及相互关系。

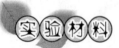

1. 桑椹胚模型。

2. 胚泡模型。

3. 胎膜与蜕膜模型。

4. 内、外胚层形成的模型（第二周）。

5. 中胚层形成的模型。

6. 神经管及体节形成模型。

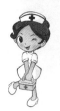

7. 胚盘膜型。

8. 第 28 天胚胎模型。

9. 胎盘标本。

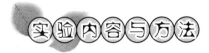

一、卵裂

取桑椹胚膜型观察卵裂球的形态、数量,并比较卵裂球的大小。

二、胚泡

取胚泡剖面标本观察:泡壁即滋养层,滋养层所围成的空腔即胚泡腔。内细胞群则位于胚泡腔内,其一端与滋养层相连。

三、蜕膜

取妊娠子宫剖面模型,观察子官内膜与胚胎的关系:

1. 基蜕膜　位于胚胎与子宫肌层之间。

2. 包蜕膜　为覆盖于胚胎表面的子宫内膜。包蜕膜与基蜕膜共同包围着胚胎。

3. 壁锐膜　指基蜕膜和包蜕膜以外的子宫内膜。

四、三胚层的形成及其分化

(一)二胚层的形成　取第 2 周的胚胎模型观察下列结构。

1. 绒毛膜:胚泡的滋养层,此时已形成绒毛膜。

2. 羊膜腔与卵黄囊:在绒毛膜的内面,相当于内细胞群的部位,有两个小腔。靠近绒毛膜的小腔为羊膜腔,另一个位于羊膜腔的腹侧为卵黄囊。

3. 内胚层和外胚层:卵黄囊的顶为内胚层,羊膜腔的底为外胚层。内、外胚层相贴形成胚盘,其外胚层的一面称背面;内胚层的一面称腹面。

4. 胚外中胚层和胚外体腔:胚外中胚层衬在绒毛膜的内面及羊膜和卵黄囊的外面。胚外中胚层所围成的腔隙,叫胚外体腔。连于胚盘和绒毛膜之间的胚外中胚层,叫体蒂。

(二)胚内中胚层的形成　取第 3 周不同发育阶段的胚胎模型,观察如下结构:

1. 原条原结和脊索:在胚盘背面的正中线上,有一条状结构,叫原条。原条所在的部位,是胚盘的尾侧。原条的头端有一隆起,即原结。原条的中部凹陷,两侧稍隆起。以后原条的细胞就在内、外胚层之间向两侧和头侧迁移,形成一片新的细胞层,即胚内中胚层,或称中胚层。

自原结向头端沿正中线伸向内、外胚层之间的条索状结构,即脊索。

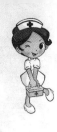

2.口咽膜和泄殖腔膜：在脊索的头侧有一小区，是由内胚层和外胚层形成的薄膜，即口咽膜，位于其头侧的中胚层，是心的发生区。在原条尾侧也有一小区，是由内胚层和外胚层形成的薄膜，称泄殖腔膜。

3.体蒂位于胚盘尾端与滋养层之间。

（三）三胚层的早期分化

1.神经管与体节的形成：观察第3周的胚胎模型，在外胚层的中央有一条纵贯胚盘全长的纵沟，叫神经沟。沟的两侧隆起即神经褶。胚盘头端神经褶较高，神经褶宽大，将来发育为脑；胚盘尾端的神经褶较低，神经沟狭小，是脊髓的原基，在胚盘的中份，两侧神经褶首先愈合形成神经管，并向头、尾两端延伸。观察第4周末的胚胎模型，可见两侧的神经褶已完全闭合。

在神经管开始形成的同时，在神经管的两侧，出现分节状的隆起，称体节。体节是由于中胚层增生、加厚而形成的。

2.内胚层的早期分化：观察第4周末的胚胎纵剖面模型，卵黄囊的顶部已被包入胚体内，形成原肠，其余部分位于胚体的腹侧仍称卵黄囊。

原肠可分三部分，与卵黄囊相对的部分为中肠，中肠尾侧和头侧的部分，分别称后肠和前肠。

3.中胚层的早期分化：观察第4周末的胚胎横切面模型，位于神经管和脊索两侧，呈块状膨大的为体节。体节的腹侧为间介中胚层。间介中胚层腹外侧为侧中胚层，侧中胚层内有一小腔隙，即胚内体腔。后者将侧中胚层分为两部分，与外胚层相贴的叫体壁中胚层，与内胚层相贴的叫脏壁中胚层。

五、胎膜与胎盘

取妊娠三个月子宫纵剖面模型，由外向内依次观察如下结构：

（一）子宫浆膜　为子宫的最外层，即覆盖于子宫表面的腹膜。

（二）子宫肌层　位于浆膜的深面，由平滑肌构成。

（三）蜕膜　已于前面观察。

（四）绒毛膜　衬在基蜕膜与包蜕膜的内面，其外面的树枝状突起，叫绒毛。绒毛伸入基蜕膜和包蜕膜。伸入基蜕膜的绒毛长而密集，因此这部分绒毛膜，又称丛密绒毛膜，属于胎盘的胎儿部分；伸入包蜕膜的绒毛，因随胚胎的发育而逐渐退化，故与包蜕膜相贴，这部分绒毛膜又称平滑绒毛膜。

（五）胚外中胚层与胚外体腔　胚外中胚层衬于绒毛膜的内面，围成胚外体腔，并伸入脐带内。

（六）胎盘　由胎儿的丛密绒毛膜和母体的基蜕膜构成，绒毛浸泡在基蜕膜的血窦内。

观察新鲜胎盘标本，可见其呈圆盘状，直径15～20厘米，厚2.5～3.0厘米，重约500克。胎盘的一面光滑，覆有羊膜，为胎儿面，中央连于脐带。透过羊膜可以看到以脐

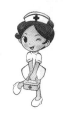

带为中心,呈放射状排列的血管。

（七）胎膜　包括绒毛膜、卵黄囊、尿囊、羊膜和脐带。

1. 羊膜：衬在胚外中胚层的内面,并包被于脐带的表面,羊膜所围成的腔隙,叫羊膜腔。

2. 卵黄囊：卵黄囊的顶部包于胚体内形成原肠（已于上述）。卵黄囊的其余部分已随胚胎的发育和脐带的形成,变小变细,包在脐带内,并闭锁为卵黄蒂。

3. 尿囊：是卵黄囊的尾端伸入体蒂内的盲囊,随着胚胎的发育,尿囊的近侧部演变为膀胱,远侧部被包入脐带内,最后闭锁、退化。尿囊表面的胚外中胚层,形成一对尿囊动脉和一对尿囊静脉,包裹在脐带内,改称为脐动脉和脐静脉。

4. 脐带：为一圆柱状结构,连于胎儿和胎盘之间,外被羊膜,内含一对脐动脉和一条脐静脉（右脐静脉退化消失）及卵黄囊和尿囊。

观察脐带标本的断端,寻认脐动脉和脐静脉。并注意脐带的长度和粗细。

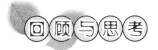

一、填空题

1. 受精卵的细胞分裂,称 _____ ,分裂形成的子细胞,称 _____ ,后者构成的实心胚称 _____ ,该实心胚进入子宫腔后,细胞间出现裂隙,汇合形成囊泡状的结构,称 _____ 或 _____ ,其表面是一层扁平细胞,称 _____ ,中心的腔称 _____ ,腔内含有的液体称 _____ ,在腔的一端有一团细胞附着,该团细胞称 _____ ,其附着处的扁平细胞称为 _____ 。

2. 胚泡埋入子宫内膜的过程称为 _____ 或 _____ 。其部位是在 _____ 或 _____ 。在该过程中滋养层叠细胞逐渐分化为两层,外层细胞间界限消失,称 _____ ;内层由一层分界明显的立方细胞组成,称 _____ 。

3. 根据蜕膜与胚泡的位置关系,可将蜕膜分为三部分：① _____ ;② _____ ;③ _____ 。胚第三个月, _____ 和 _____ 融合,子宫腔消失。

4. 两胚层盘是由 _____ 的底和 _____ 顶这两层细胞构成。胚盘上层为柱状细胞,称 _____ ,其下层为立方形细胞,称 _____ 。

5. 原条的细胞经原沟向深部迁移,在内外胚层之间,向头、尾及左右两侧扩展形成一层细胞,即 _____ ;在胚盘的头尾两端各有一个小区无该层细胞,内外胚层直接相贴,头端的小区称 _____ ,尾端的小区称 _____ 。

6. 脊索诱导其背侧的 _____ 细胞增厚成板状,称 _____ ,其中央凹陷,称 _____ ,凹陷两侧的隆起称 _____ ;隆起愈合成管状,称 _____ ,其头端的孔称 _____ ,后端的孔称 _____ 。

7. 胎膜包括 _____ 、 _____ 、 _____ 、 _____ 和 _____ 。

8. 胚胎早期,整个绒毛膜表面都有绒毛。第 8 周以后 _____ 侧的绒毛因血管充足和营养丰富而生长旺盛,该侧绒毛膜称 _____ ; _____ 侧的绒毛营养缺乏,逐渐退化消失,该侧绒毛膜称 _____ 。随后 _____ 与 _____ 融合,胚外体腔消失。

9. 脐带的外表面为 _____ ,内含 _____ 、 _____ 和 _____ 而形成的索状结构;当 _____ 和 _____ 退化以后,脐带内含 _____ 状的结缔组织以及 _____ 和 _____ 。

10. 胎盘由胎儿的 _____ 和母体的 _____ 共同组成, _____ 上发出 40 ~ 60 个 _____ ,其上又发出许多 _____ 绒毛,浸泡于 _____ 的母血中;脐血管的分支在 _____ 内形成毛细血管。

11. 在胎盘内 _____ 中的胎儿血与 _____ 中的母体血间的物质交换要通过: ① _____ ; ② _____ 及 _____ ; ③ _____ ; ④ _____ 及 _____ ,该四层结构称 _____ 或 _____ 。

二、选择题

（A 型题）

1. 受精的部位一般在 （ ）
   A. 子宫体部或底部　　　　　　　　B. 输卵管峡部
   C. 输卵管壶腹部　　　　　　　　　D. 输卵管漏斗部
   E. 腹腔内

2. 透明带溶解消失发生在 （ ）
   A. 受精时　　B. 卵裂时　　C. 8 个细胞期　　D. 桑椹胚期　　E. 胚泡期

3. 受精卵的细胞分裂称 （ ）
   A. 卵裂　　　　　　　　　　　　　B. 无丝分裂
   C. 第一次成熟分裂　　　　　　　　D. 第二次成熟分裂
   E. 以上都不是

4. 关于胚泡,哪一项是错误的? （ ）
   A. 又称囊胚　　　　　　　　　　　B. 表面是一层扁平细胞,称滋养层
   C. 胚泡内为含液体的胚泡腔　　　　D. 胚泡一端内面的细胞称极端滋养层
   E. 胞胚一端内面的细胞称内细胞群

5. 植入后的子宫内膜称 （ ）
   A. 胎膜　　　　B. 蜕膜　　　　C. 基蜕膜　　　　D. 基膜　　　　E. 黏膜

6. 关于合体滋养层的描述中,哪一项是错误的? （ ）
   A. 由胚泡滋养层发育而成　　　　　B. 细胞界限不清楚
   C. 能分化形成胚外中胚层　　　　　D. 合体滋养层的内面有细胞滋养层

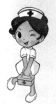

E. 能产生绒毛膜促性腺激素

7. 形成脊索的结构是　　　　　　　　　　　　　　　　　　　　　　　　　（　　）

　　A. 原条　　　　B. 原结　　　　C. 原凹　　　　D. 原沟　　　　E. 神经沟

8. 人胚盘的结构是　　　　　　　　　　　　　　　　　　　　　　　　　　（　　）

　　A. 上层为外胚层,下层为中胚层

　　B. 上层为中胚层,下层为内胚层

　　C. 上层为卵黄囊的底,下层为羊膜腔的顶

　　D. 上层为羊膜腔的底,下层为卵黄囊的顶

　　E. 上层来自细胞滋养层,下层来自合体滋养层

9. 诱导神经管形成的结构是　　　　　　　　　　　　　　　　　　　　　　（　　）

　　A. 原条　　　　B. 原结　　　　C. 原凹　　　　D. 脊索　　　　E. 体节

10. 后神经孔未闭合可形成　　　　　　　　　　　　　　　　　　　　　　　（　　）

　　A. 无脑儿　　B. 独眼畸形　　C. 无眼　　　　D. 无耳　　　　E. 脊髓裂、脊柱裂

11. 胚内中胚层形成后,在脊索左右两侧,由内向外依次为　　　　　　　　　　（　　）

　　A. 间介中胚层、轴旁中胚层、侧中胚层

　　B. 轴旁中胚层、间介中胚层、侧中胚层

　　C. 轴旁中胚层、侧中胚层、间介中胚层

　　D. 间介中胚层、侧中胚层、轴旁中胚层

　　E. 侧中胚层、轴旁中胚层、间介中胚层

12. 可分化为肾上腺的胚层是　　　　　　　　　　　　　　　　　　　　　　（　　）

　　A. 内胚层和外胚层　　　　　　　　B. 内胚层和中胚层

　　C. 中胚层和外胚层　　　　　　　　D. 内胚层

　　E. 外胚层

13. 下列哪五种结构属于胎膜?　　　　　　　　　　　　　　　　　　　　　　（　　）

　　A. 绒毛膜、羊膜、卵黄囊、尿囊和脐带

　　B. 绒毛膜、羊膜、卵黄囊、尿囊和基蜕膜

　　C. 绒毛膜、羊膜、卵黄囊、体蒂和脐带

　　D. 绒毛膜、羊膜、包蜕膜、尿囊和脐带

　　E. 绒毛膜、壁蜕膜、卵黄囊、尿囊和脐带

14. 原始生殖细胞来源于　　　　　　　　　　　　　　　　　　　　　　　　（　　）

　　A. 羊膜的胚外中胚层　　　　　　　B. 卵黄囊的胚外中胚层

　　C. 卵黄囊的胚外内胚层　　　　　　D. 间介中胚层

　　E. 胚盘内胚层

15. 人胚脐带形成时,哪一结构未被羊膜包卷?　　　　　　　　　　　　　　（　　）

　　A. 脐血管　　B. 卵黄囊　　　C. 尿囊　　　　D. 体蒂　　　　E. 绒毛干

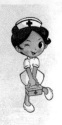
16. 下述哪一结构不是由受精卵发育而来？ （ ）

    A. 胚盘　　　B. 脐带　　　　　C. 羊膜　　　　　D. 蜕膜　　　　E. 绒毛膜

17. 胎儿诞生时，剪断脐带后从切口流出的血液是 （ ）

    A. 胎儿的动、静脉血　　　　　　　　B. 母体的动脉血和胎儿的静脉血

    C. 胎儿的动脉血和母体的静脉血　　　D. 胎儿和母体的动、静脉血

    E. 母体的动、静脉血

18. 胎盘的结构由哪两部分组成？ （ ）

    A. 胎儿平滑绒毛膜与母体包蜕膜　　　B. 胎儿平滑绒毛膜与母体基蜕膜

    C. 胎儿丛密绒毛膜与母体基蜕膜　　　D. 胎儿丛密绒毛膜与母体包蜕膜

    E. 胎儿丛密绒毛膜与母体壁蜕膜

19. 固定绒毛通过什么结构与母体子宫基蜕膜连接？ （ ）

    A. 体蒂　　　　　　　　　　　　　　B. 胚外中胚层

    C. 基膜　　　　　　　　　　　　　　D. 合体滋养层壳

    E. 细胞滋养层壳

20. 临床上作早期妊娠诊断时，通常是测孕妇尿中的 （ ）

    A. 雌激素　　　　　　　　　　　　　B. 孕激素

    C. 人绒毛膜促性腺激素　　　　　　　D. 人绒毛膜促乳腺生长激素

    E. 以上均不对

（B 型题）

备选答案（第 21 ～ 26 题）：

    A. 卵裂　　　B. 胚泡　　　C. 桑椹胚　　　D. 滋养层　　　E. 内细胞团

21. 胚胎发育中将形成绒毛膜的是 （ ）

22. 卵裂球数达 12 ～ 16 时的胚称 （ ）

23. 胚形成一个囊泡状的结构时称 （ ）

24. 胚泡内附着的结构是 （ ）

25. 将来发育成人胚原基的是 （ ）

26. 受精卵的细胞分裂称 （ ）

备选答案（第 27 ～ 32 题）：

    A. 包蜕膜　　B. 壁蜕膜　　　C. 基蜕膜　　　D. 平滑绒毛膜　　E. 丛密绒毛膜

27. 形成胎盘胎儿部的是 （ ）

28. 构成胎盘隔的是 （ ）

29. 胚胎长大而与壁蜕膜融合的是 （ ）

30. 形成胎盘母体部的是 （ ）

31. 因羊膜腔扩大先与羊膜合并的是 （ ）

32. 与基蜕膜关系最密切的结构是 （ ）

备选答案（第 33 ～ 43 题）：

A. 外胚层　　　　　B. 中胚层　　　　　C. 内胚层

D. 内胚层和外胚层　　E. 外胚层和中胚层

33. 肝细胞来源于　　　　　　　　　　　　　　　　　　（　　）

34. 血管内皮来源于　　　　　　　　　　　　　　　　　（　　）

35. 皮脂腺和汗腺来源于　　　　　　　　　　　　　　　（　　）

36. 肺泡上皮细胞来源于　　　　　　　　　　　　　　　（　　）

37. 原始消化管发生于　　　　　　　　　　　　　　　　（　　）

38. 分化为卵巢、睾丸和肾脏的是　　　　　　　　　　　（　　）

39. 形成泄殖腔膜的是　　　　　　　　　　　　　　　　（　　）

40. 脑和脊髓发生于　　　　　　　　　　　　　　　　　（　　）

41. 体节发生于　　　　　　　　　　　　　　　　　　　（　　）

42. 肾上腺来源于　　　　　　　　　　　　　　　　　　（　　）

43. 甲状腺滤泡旁细胞来源于　　　　　　　　　　　　　（　　）

备选答案（第 44 ～ 48 题）：

A. 尿囊　　　　　　B. 卵黄囊胚外内胚层　　C. 卵黄囊胚外中胚层

D. 中肾管　　　　　E. 中肾旁管

44. 原始生殖细胞来源于　　　　　　　　　　　　　　　（　　）

45. 造血干细胞来源于　　　　　　　　　　　　　　　　（　　）

46. 脐动、静脉来源于　　　　　　　　　　　　　　　　（　　）

47. 子宫来源于　　　　　　　　　　　　　　　　　　　（　　）

48. 输精管来源于　　　　　　　　　　　　　　　　　　（　　）

三、名词解释

1. 精子获能　　　　　　　　　2. 顶体反应

3. 受精　　　　　　　　　　　4. 桑椹胚

5. 胚泡　　　　　　　　　　　6. 胚盘

7. 原条　　　　　　　　　　　8. 脊索

9. 神经管　　　　　　　　　　10. 胎盘膜

四、问答题

1. 试述胚泡植入的定义、植入过程、部位以及植入后的子宫蜕膜分部。

2. 试述胚内中胚层形成过程以及该过程中相应结构的形成与变化。

3. 试述三级绒毛干的形成以及绒毛膜的演变。

4. 试述胎盘的结构及胎盘膜。

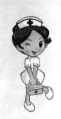

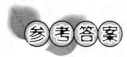

一、填空题

1. 卵裂　卵裂球　桑椹胚　胚泡　囊胚　滋养层　胚泡腔　胚泡液　内细胞团　极端滋养层

2. 植入　着床　子宫体　子宫底　合体滋养层　细胞滋养层

3. 基蜕膜　包蜕膜　壁蜕膜　包蜕膜　壁蜕膜

4. 羊膜腔　卵黄囊　外胚层　内胚层

5. 胚内中胚层　口咽膜　泄殖腔膜

6. 外胚层　神经板　神经沟　神经褶　神经管　前神经孔　后神经孔

7. 绒毛膜　羊膜　卵黄囊　尿囊　脐带

8. 基蜕膜　丛密绒毛膜　包蜕膜　平滑绒毛膜　平滑绒毛膜　羊膜

9. 羊膜　体蒂　尿囊　卵黄囊　尿囊　卵黄囊　胶质　脐动脉　脐静脉

10. 丛密绒毛膜　基蜕膜　丛密绒毛膜　绒毛干　游离绒毛　绒毛间隙　绒毛

11. 绒毛毛细血管　绒毛间隙　合体滋养层　细胞滋养层　基膜　结缔组织　毛细血管的基膜　内皮　胎盘膜　胎盘屏障

二、选择题

（A型题）

1. C　2. E　3. A

4. D　题解：胚泡一端内面的细胞称内细胞群，不是极端滋养层，内细胞群附着处的滋养层称极端滋养层。

5. B

6. C　题解：胚外中胚层由细胞滋养层分化形成，而不是由合体滋养层分化而来。

7. B　题解：原结的细胞增殖形成脊索。

8. D　题解：羊膜腔的底（外胚层）与卵黄囊的顶（内胚层）紧密相贴，共同构成胎盘。

9. D　10. E　11. B

12. C　题解：肾上腺的皮质是由中胚层分化形成，而髓质是由外胚层分化的。

13. C　14. C

15. E　题解：绒毛膜在胚体的最外面，直接与子宫内膜接触，不被羊膜包卷。

16. D　题解：蜕膜是由母体的子宫内膜转化而来，不是由受精卵发育分化而成。

17. A　题解：脐带内的血管是2条脐动脉和1条脐静脉，是胎儿血循环的必经之路，切断脐带后，流出的是胎儿的动、静脉血。

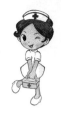

18. C　题解：胎盘由胎儿的丛密绒毛膜与母体的基蜕膜共同构成。

19. E　题解：细胞滋养层壳将绒毛干固定于基蜕膜上。

20. C　题解：人绒毛膜促性腺激素在妊娠第 2 周左右可从孕妇尿中检出，故作为临床早孕诊断的依据。

（B 型题）

21. D　22. C　23. B　24. E　25. E　26. A　27. E　28. C　29. A　30. C　31. D

32. E　33. C　34. B　35. A　36. C　37. C　38. B　39. D　40. A　41. B　42. E

43. C　44. B　45. C　46. A　47. E　48. D

三、名词解释

1. 射出的精子具有运动能力，但无受精能力，即不能穿越放射冠和透明带进入卵细胞内，这是因为精子头部黏附有来自附睾和精囊腺的糖蛋白，阻止了精子顶体酶的释放。在精子从子宫到达输卵管的过程中，这些糖蛋白可被女性生殖管道分泌的酶降解，从而使精子获得受精能力，此过程称精子获能。

2. 获能精子的顶体外膜与精子的质膜发生局部融合，形成许多小孔，顶体内所含的酶可从中释放出来，溶解放射冠和透明带，精子释放顶体酶的过程，称顶体反应。

3. 获能精子进入卵内，与卵子融合形成受精卵的过程。从精子的细胞膜与卵细胞膜融合开始，直至雌、雄原核融合，形成二倍体的受精卵。

4. 受精卵在透明带包裹下进行卵裂，卵裂球的数目逐渐增多，体积却越来越小，至受精后第三天，形成一个 12 ～ 16 个卵裂球构成的实心胚，称桑椹胚。

5. 约在受精后第四天，桑椹胚进入子宫腔并继续分裂，此时细胞间出现含有液体的裂隙，裂隙逐渐汇合形成一个囊泡状的胚，称胚泡或囊胚。胚泡表面是一层扁平细胞，称滋养层，中央的腔称胚泡腔，内含胚泡液。在胚泡的一端附着在滋养层内面的一团细胞称内细胞团。透明带包裹在滋养层外面。

6. 胚发育第二周，内细胞团分裂形成两层细胞，面向胚泡腔的一层为立方形，称内胚层，其上方为一层柱状细胞，称外胚层，内、外胚层细胞紧密相贴形成一个圆盘状的结构，称胚盘。胚盘是胚体发育的原基。胚发育第三周，在内、外胚层之间形成的一层细胞为胚内中胚层，此时形成三胚层胚盘。

7. 胚发育至第三周初，胚盘外胚层细胞增殖迁移至胚盘外胚层中轴线上形成一条增厚的细胞索，称原条。原条的出现决定了胚体的头尾方向：原条所在的一端为胚体尾侧，另一端为头侧。原条的细胞继续分裂增殖并向深部迁移，在内、外胚层之间向头、尾及左、右两侧扩展形成胚内中胚层。

8. 在原条形成胚内中胚层同时，原结的细胞增殖，经原凹向深部迁移，在内、外胚层之间中轴线上向头端生长，形成一条细胞索，称脊索。脊索可诱导其背侧的外胚层形成神经管，最后退化为人脊柱椎间盘的髓核。

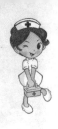

9. 胚发育第四周,在脊索诱导下,其背侧的外胚层细胞增厚形成神经板,神经板中央凹陷为神经沟,沟两侧隆起成神经褶,神经褶在胚胎中部愈合并向头尾延伸成管状,称神经管。神经管将来分化为中枢神经系统的脑、脊髓等。

10. 胎儿血与母体血在胎盘内进行物质交换所经过的结构,称胎盘膜,又称胎盘屏障。结构组成:①合体滋养层;②细胞滋养层及基膜;③绒毛内结缔组织;④绒毛内的毛细血管基膜及内皮。至胎儿发育后期,胎盘膜仅由合体滋养层、共同基膜和毛细血管内皮细胞组成。

四、问答题

1. 植入:胚泡埋入子宫内膜的过程,称植入,临床上称着床。植入于受精后第6~7天开始,至第11~12天完成。植入部位:正常植入部位是在子宫体或子宫底。植入过程:胚泡极端滋养层首先与子宫内膜接触,并分泌蛋白溶解酶,溶解子宫内膜形成一个缺口,胚泡由此缺口开始进入子宫内膜。在植入过程中,滋养层细胞逐渐分化成两层,外层细胞界限消失,称合体滋养层;内层为一层界限明显的立方细胞,称细胞滋养层。当胚泡完全植入子宫内膜后,植入处的子宫内膜上皮分裂增殖修补缺口,植入完成。植入后子宫内膜发生蜕膜反应,根据蜕膜与胚泡的位置,分为三部分:①基蜕膜;②包蜕膜;③壁蜕膜。

2. 胚体发育第三周,胚盘外胚层细胞增殖,并向胚盘中线迁移,形成一条细胞索,称原条。原条所在的一端即为胚体的尾端,原条中央出现的凹陷称原沟。继之原条的细胞分裂增殖,并经原沟向深部迁移,在内、外胚层之间,向头、尾及左右两侧扩展形成一层细胞,即胚内中胚层。此时胚盘由三个胚层组成。脊索形成后,胚盘内有三个区域没有胚内中胚层:即头端的口咽膜处,尾端的泄殖腔膜处和脊索处。随着胚体的发育,脊索由尾端向头端生长,而原条由头端向尾端逐渐退化消失;脊索最后退化为椎间盘的髓核。

3. 胚发育到第二周时胚泡表面的合体滋养层和细胞滋养层共同向外形成突起,称初级绒毛干。在胚第三周时,胚外中胚层长入初级绒毛干内,改称次级绒毛干。此后绒毛干内的胚外中胚层形成结缔组织和血管,形成三级绒毛干,绒毛干借细胞滋养层壳固定在基蜕膜上,绒毛干上伸出的游离绒毛浸在绒毛间隙的母血中。绒毛膜演变:胚胎早期,绒毛膜表面的绒毛均匀分布。第八周以后,包蜕膜侧的绒毛营养匮乏,逐渐退化消失,形成平滑绒毛膜;基蜕膜侧的绒毛血供充足,营养丰富,生长旺盛,形成丛密绒毛膜,参与形成胎盘。随着胚体发育,羊膜腔的扩大,羊膜、平滑绒毛膜、包蜕膜和壁蜕膜逐渐融合,使胚外体腔和子宫腔逐渐消失。

4. ①胎盘结构:胎盘由胎儿的丛密绒毛膜与母体的基蜕膜共同构成,其中央厚,边缘薄。胎盘的胎儿面光滑,表面覆盖有羊膜,脐带附于中央或略偏。胎盘的母体面粗糙,为剥离后的丛密绒毛膜和基蜕膜,可见15~30个胎盘小叶。丛密绒毛膜上有许多绒毛干,借细胞滋养层壳固定在基蜕膜上,绒毛干上发出的游离绒毛浸泡在绒毛间隙的母

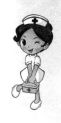

血中。绒毛内含脐血管分支而成的毛细血管。基蜕膜构成的胎盘隔伸到绒毛间隙内。

②胎盘膜：胎儿血与母体血在胎盘内进行物质交换必须经过的结构称胎盘膜或胎盘屏障。胎盘膜自绒毛表面向内由以下四层结构组成：合体滋养层；细胞滋养层及基膜；薄层结缔组织；毛细血管基膜及内皮。至胎儿发育后期,胎盘膜仅由合体滋养层、共同基膜和毛细血管内皮细胞组成,这更有利于胎儿血与母体血之间在胎盘内进行物质交换。

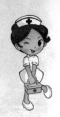

实验项目十四　人体重要器官的发生

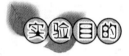

掌握重要器官的发生。

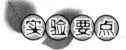

1. 食管、胃和肠的发生。

2. 后肾的发生和位置变化。

3. 子宫的发生。

4. 心的发生。

5. 主要动脉的发生。

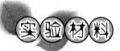

1. 颜面及腭发生模型。

2. 第 5 周人胚模型。

3. 第 7 周人胚模型。

4. 尿生殖脊模型。

5. 前、中、后肾的位置及其关系模型。

6. 女性生殖系发生模型。

7. 心发生模型。

8. 主要血管发生模型。

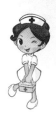

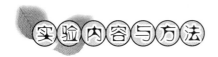

一、颜面及腭的发生

由正面观察颜面及腭发生模型,可见有额鼻隆起,左、右上颌和左、右下颌隆起。五个隆起之间的凹陷,称原始口腔。

额鼻隆起为胚胎头端腹面的团形膨大部分,其尾侧左右各有一个凹陷,为鼻窝。鼻窝内侧的隆起,称内侧鼻隆起;鼻窝外侧的隆起,称外侧鼻隆起。

上颌隆起位于原始口腔的外侧,左、右各一。

下颌隆起位于上颌隆起的尾侧,为一对弓形隆起。

上述五个隆起之间的凹陷即原始口腔,其底为口咽膜。在原始口腔内,下方有一圆形隆起,为舌的原基;上方有一长板状突起,为鼻中隔。

在上颌隆起的游离缘,有一较薄的突起,即外侧腭突。左、右外侧腭突将呈水平方向,向中线生长,二者愈合而成腭。于是原始口腔被分隔为上方的鼻腔和下方的口腔。

二、消化系和呼吸系的发生

观察第 5 周和第 7 周的人胚模型。

(一)消化系的发生　取第 5 周人胚模型,观察如下结构的形成:

1.咽:是位于前肠头端,左右宽、背腹窄的膨大部分。

2.食管:与咽的尾侧相连,呈短管状。

3.胃:为食管尾侧的膨大部分。此时胃大弯在背侧,胃小弯在腹侧。

4.肠与胃的尾侧相连,此时肠已形成"U"形肠袢。肠袢突入脐腔内,它的顶与卵黄囊相连。在卵黄囊头侧的肠管,称肠袢头支:在卵黄囊尾侧的肠管,称肠袢尾支。

5.泄殖腔:是后肠末端较膨大的部分,且与尿囊相连。

6.肝和胆道:前肠末端的腹侧面向腹侧突出,形成肝憩室。后者又可分为头、尾两支,头支为肝的原基。尾支短,为胆囊的原基。

7.胰:在相当于十二指肠的背、腹两侧各有一个突起,分别为背胰和腹胰的原基。

(二)呼吸系的发生　在咽的尾端和食管起始部的腹侧有一突起。其末端的两个杈状突起是肺芽。

(三)消化系和呼吸系各器官的变化　取第 7 周人胚模型,观察以下结构的变化:

1.消化系

(1)胃:胃已发生 90° 的旋转,胃大弯转向左侧,胃小弯转向右侧。

(2)肠:突入脐腔的肠袢,以肠系膜上动脉为轴旋转 90°,所以肠袢头支位于右侧,肠袢尾支位于左侧。

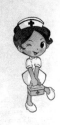

（3）肝和胆道：肝的原基发育成肝和左、右肝管及肝总管。胆囊的原基发育成为胆囊和胆囊管。肝憩室与前肠末端相连的部分发育为胆总管。

（4）胰：背胰已由背侧转向左侧，腹胰已转向左侧，与背胰相愈合。

2.呼吸系　左、右肺芽发生了分支。

三、泌尿生殖系的发生

观察尿生殖脊模型，背侧体壁的内面，中线的两旁，各有一条纵行的隆起，即为尿生殖脊。尿生殖脊的内侧份发生生殖腺，叫生殖膏；外侧份发生肾，叫生肾索。

（一）泌尿系的发生

为便于观察和理解人胚前、中、后肾的发生及演变，可按下列方法观察。

（1）哺乳动物的前、中、后肾的位置及其相互关系：取哺乳动物前、中、后肾的位置及其相互关系模型进行观察。

①前肾：在第7至第10体节的平面，有4条横行的细胞索，其外侧端连成一条纵管，即为前肾管。

②中肾：在前肾横行细胞索的尾侧，有许多横行的小管，为中肾小管，中肾小管的外侧端，与前肾管相通，此时前肾管改称中肾管。中肾管的尾端开口于泄殖腔。

③后肾：在中肾管的尾侧有一突出的小管，为输尿管芽。包围在输尿管芽末端的椭圆形组织，为生后肾组织，这两部分组织共同形成后肾。

（2）人胚中肾和后肾的发生：观察第5周人胚模型，在中线两侧的纵行隆起为中肾，隆起外侧的细管为中肾管，中肾管的尾端通入泄殖腔。在泄殖腔的外侧，有自中肾管尾部发出的一条小管，即输尿管芽。输尿管芽周围的椭圆形组织，即生后肾原基。

（二）女性生殖系的发生，观察女性生殖系统发生模型

1.生殖腺脊：是位于后肾内侧的纵行隆起，将来发育为卵巢。

2.生肾索：位于生殖腺脊的外侧隆起。此时中肾小管已退化，只见其残留的遗迹。其外侧的细管，则为即将退化的中肾管。

3.中肾旁管：在中肾管外侧的管道即中肾旁管，其纵行的头段和横行的中段，已形成输卵管；尾段左、右已合并形成子宫和阴道穹，位于膀胱和直肠之间。

四、心的发生

心的发生比较复杂，因此必须将有关心发生的模型结合起来观察。

（一）心发生的位置变化

1.生心索：观察第3周胚盘模型，此索是位于口咽膜头侧的中胚层。

2.心的位置变化：观察第28天人胚矢状切面模型，可见由于胚头向腹侧弯曲，心由头侧转到前肠的腹侧。

（二）心外形的演变　取心演变的四个模型观察；约第4周初的心模型，心管已发生

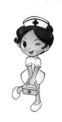

"S"状弯曲,心管的头端为心球,且其头端已与弓动脉相连。心管的尾侧为静脉窦,其尾端与静脉相连。心球由头侧斜向右下方,其尾端连于心室;心室由右下斜向左上,尾端连心房;心房由心球的左侧弯向背侧,其尾端连于静脉窦;静脉窦由心房弯向尾侧。其尾端分为左、右两支。

第4周末到第5周的心模型,则心室由腹侧下降至尾侧;心房由背侧上升至头侧。心房和心室均向两侧扩大。最后心球位于心房的腹侧,静脉蜜位于心房的背侧。此时心已初具成体心的外形。

（三）心内部的分隔　取心内部分隔的八个模型,按其胚胎发育先后进行观察,以了解心内部分隔的过程。

1. 房室管的分隔:取第4周心冠状剖面模型观察,房室管背侧壁中线处所见的隆起,为心内膜垫的背侧份,心内膜垫的两侧为左、右房室管。

2. 心房的分隔:在上述同一模型上,心房头端背侧壁的正中线处,有一镰状薄膜,即为第一隔。第一隔的凹缘朝向内膜垫,它与心内膜垫之间的孔,为第一房间孔。

观察第4周的心（左、右心房外侧壁已被切除）模型,从左、右心房侧观察,均可看到第一隔和第一房间孔。

自右侧观察第5周心（左、右心房外侧壁已被切除）的模型,可见第一房间孔缩小。第一隔头侧的部分组织被吸收,形成许多小孔。在第一隔的右侧,心房头端半月状较厚的隔膜,即为第二隔。

取第8周（已切除心房外侧壁）心模型,从右房侧观察房间隔,可见第二隔已长大,其尾侧有一卵圆孔,被第一隔所遮盖。从左侧观察则可见第一隔头侧的许多小孔,已合并成一大孔,即为第二房间孔。第二房间孔被第二隔遮盖,所以卵间孔和第二房间孔是交错相通的。

3. 心室的分隔:观察第4周心冠状切面模型,可见由心室底壁突向心室腔内的肌性室间隔,其上缘与心内膜垫之间有一孔,即室间孔。

在约第8周的心模型上,可见室间孔处由室间隔肌部边缘的结缔组织、心内膜垫的结缔组织和动脉球脊的结缔组织合并而成的室间隔膜部,将室间孔封闭,此时左、右心室完全分开。

4. 心球的分隔:观察切除心球腹侧壁的早期心模型,可见心球呈单管状。

观察第4周末的心模型,心球内已发生两个脊,即动脉球脊。

连续观察第5、6、7和8周的心模型,可见两个动脉球脊逐渐生长发育,愈合成为一个螺旋形的隔膜,将动脉球分隔成为两条互相缠绕的管道,即肺动脉干和主动脉升部。肺动脉干通右心室,主动脉升部通左心室。在近心端,肺动脉位于主动脉升部的腹侧;在远心端,肺动脉干转到主动脉升部的左侧。

5. 静脉窦的演变:对照观察各心的发育模型,可见静脉窦的左、右两角最初等大。以后随着心的发育,右角逐渐扩大,并逐渐并入右心房,于是上、下腔静脉直接开口于右心

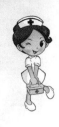

房。静脉窦的左角则逐渐退化。在第8周心模型的背侧面,可见静脉窦左角的近心端已形成冠状窦。

五、重要动脉的发生

观察第5和第7周人胚模型,可见在咽外侧有3对弓动脉,即第3、4和6对弓动脉。其腹侧端连于动脉囊,背侧端连于背主动脉的头段。

背主动脉的头段分为左、右两条,从咽的尾侧开始,背主动脉合并为一条。第3弓动脉与其头端的背主动脉相连,即颈内动脉。

在第7周人肠模型上,可见由第6号动脉发出的肺动脉伸向尾侧,抵达肺芽。

在心球分隔的模型上,可见左侧第6号动脉的远端,连于主动脉和肺动脉之间,形成动脉导管。

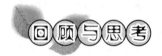

人体重要器官的发生

一、填空题

1.颜面形成时,胚体头端的五个隆起的名称和数量依次为 _____ 隆起, _____ 个; _____ 隆起, _____ 个和 _____ 隆起 _____ 个。这五个隆起之间的凹陷称 _____ ,凹陷的底部为 _____ 膜,此膜破裂后, _____ 与 _____ 相通。鼻窝两侧的隆起分别称 _____ 和 _____ 。

2.人胚的上颌和上唇的外侧部是由 _____ 形成;人中和上唇的中部是由 _____ 形成;鼻的外侧壁和鼻翼是由 _____ 形成; _____ 形成鼻梁和鼻尖;下颌和下唇是由 _____ 形成; _____ 和 _____ 愈合形成颊部;第 _____ 周末,颜面初具人形。

3. _____ 和 _____ 将原始口腔分隔为鼻腔和口腔,这两部分将愈合形成 _____ 、 _____ 和 _____ 。唇裂畸形的形成原因是由于 _____ 与 _____ 未愈合所致,常发生在 _____ ,分为 _____ 和 _____ 两种类型。

4.面斜裂形成原因是 _____ 与 _____ 未愈合所致。

5.腭裂是由于 _____ 愈合不良造成的,并常伴有 _____ 。

6.咽囊的衍生物:第一对咽囊外侧膨大形成 _____ 、内侧延伸形成 _____ ,末端的鳃膜分化为 _____ , _____ 形成外耳道;第二对咽囊外侧退化,内侧形成 _____ 和 _____ ;第三对咽囊腹侧分化成 _____ ,背侧形成 _____ ;第四对咽囊形成 _____ ;第五对咽囊的一团细胞称 _____ ,可能分化成 _____ 。

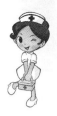

7. 后肠末端的膨大部称 _____ ,其腹侧顶端与 _____ 相连。该膨大部以后被 _____ 分为两部分:腹侧分为 _____ ,背侧为 _____ ;泄殖腔膜被分隔为 _____ 和 _____ 。

8. 肝憩室是由前肠末端腹侧壁的 _____ 增生形成,是 _____ 和 _____ 发育的原基。肝憩室末端膨大,并分为头、尾两支,头支分化成 _____ ,尾支形成 _____ 和 _____ 。肝血窦是由 _____ 的分支吻合形成。肝的被膜和肝内结缔组织是由 _____ 分化成的。

9. 回肠憩室又称 _____ ,是由于 _____ 退化不全,残留于 _____ 上的一个盲囊。

10. 脐(粪)瘘是由于 _____ 未退化,致使 _____ 和 _____ 之间残留的一个瘘管。

二、选择题

(A型题)

1. 下列有关鳃弓的描述中,哪一项是错误的? （　　）
   A. 鳃弓位于头部两侧　　　　　　　B. 由外胚层增生形成
   C. 为背腹方向排列的柱状隆起　　　D. 共6对鳃弓
   E. 相邻鳃弓之间是鳃沟

2. 以下哪些隆起间的凹陷称口凹? （　　）
   A. 额鼻隆起、左右内侧鼻隆起和下颌隆起之间
   B. 额鼻隆起、左右外侧鼻隆起和下颌隆起之间
   C. 额鼻隆起、左右第一对和第二对鳃弓之间
   D. 额鼻隆起、左右上颌隆起和下颌隆起之间
   E. 以上全不对

3. 关于颜面发生,哪一项是错误的? （　　）
   A. 上颌隆起与同侧内侧鼻隆起未愈合形成唇裂
   B. 上颌隆起与同侧外侧鼻隆起未愈合形成面斜裂
   C. 由内侧鼻隆起所形成的外侧腭突形成腭
   D. 左右外侧鼻隆起形成鼻的外侧壁和鼻翼
   E. 口咽膜破裂后,口凹与咽相通

4. 腭大部来自 （　　）
   A. 外侧腭突　　B. 外侧鼻隆起　　C. 正中腭突　　D. 额鼻隆起　　E. 下颌隆起

5. 唇裂形成的原因是 （　　）
   A. 上颌隆起与同侧外侧鼻隆起未愈合
   B. 下颌隆起与同侧内侧鼻隆起未愈合

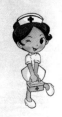

C. 正中腭突未愈合

D. 上颌隆起与同侧内侧鼻隆起未愈合

E. 鼻中隔未形成

6. 面斜裂形成的原因是 （　　）

A. 上颌隆起与同侧外侧鼻隆起未愈合　B. 下颌隆起与同侧内侧鼻隆起未愈合

C. 正中腭突未愈合　　　　　　　　　D. 上颌隆起与同侧内侧鼻隆起未愈合

E. 以上均不对

7. 腭裂形成的原因是 （　　）

A. 上颌隆起与同侧正中腭突未愈合　　B. 上颌隆起与同侧内侧鼻隆起未愈合

C. 两外侧腭突愈合不良所致　　　　　D. 左右内侧鼻隆起未愈合所致

E. 以上均不对

8. 关于原始消化管发生的描述中,哪一项是错误的? （　　）

A. 原始消化管是由卵黄囊顶部的内胚层及其外侧的脏壁中胚层,在胚体内形成头尾方向的管

B. 原始消化管分为前肠、中肠和后肠三部分

C. 前肠头端由口咽膜封闭

D. 后肠尾端由泄殖腔膜封闭

E. 中肠与卵黄囊相连的部分变细成为体蒂

9. 有关咽的描述中,哪一项是错误的? （　　）

A. 前肠头端膨大,形成咽　　　　　　B. 咽是背腹扁平、漏斗形的

C. 咽侧壁的膨大称为咽囊　　　　　　D. 与咽囊相对应的外胚层为鳃弓

E. 咽囊共有 5 对

10. 胸腺的上皮性网状细胞发生是由 （　　）

A. 第二对咽囊外侧份的上皮增生、分化形成的

B. 第三对咽囊腹侧份的上皮增生、分化形成的

C. 第三对咽囊背侧份的上皮增生、分化形成的

D. 第四对咽囊背侧份的上皮增生、分化形成的

E. 第四对咽囊腹侧份的上皮增生、分化形成的

11. 甲状旁腺的发生是由 （　　）

A. 第三对咽囊腹侧份的上皮增生、分化形成的

B. 第三对咽囊背侧份的上皮增生、分化形成的

C. 第四对咽囊腹侧份的上皮增生、分化形成的

D. 第三对和第四对咽囊腹侧份的上皮增生、分化形成的

E. 第三对和第四对咽囊背侧份的上皮增生、分化形成的

12. 有关胃发生的描述中,哪一项是错误的? （　　）

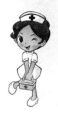

A. 胃在早期发生时为前肠尾部的梭形膨大,借腹、背系膜连于体壁上

B. 出于胃的背、腹侧生长速度不等,形成胃大弯和胃小弯

C. 当网膜囊形成时,胃大弯由背侧转向右侧,胃小弯由腹侧转向左侧

D. 由于胃的右侧肝在发育,使胃呈左上至右下的斜方向位

E. 胃背系膜形成网膜囊

13. 中肠襻在脐带内旋转时环绕的结构是　　　　　　　　　　　　　　　（　　）

　　A. 脐静脉　　　　　　　　　　　　B. 脐动脉

　　C. 肠系膜上动脉　　　　　　　　　D. 肠系膜下动脉

　　E. 卵黄动脉

14. 关于泄殖腔的描述中,哪一项是错误的?　　　　　　　　　　　　　　（　　）

　　A. 泄殖腔是中肠与后肠相接处的膨大部分

　　B. 泄殖腔是后肠末端的膨大部分

　　C. 泄殖腔与尿囊相连

　　D. 尿直肠隔将泄殖腔分为尿生殖窦和直肠

　　E. 泄殖腔外以泄殖腔膜封闭

15. 尿直肠隔起源于　　　　　　　　　　　　　　　　　　　　　　　　　（　　）

　　A. 泄殖腔与尿囊之间的间充质　　　B. 泄殖腔与尿生殖窦之间的间充质

　　C. 后肠与尿囊之间的间充质　　　　D. 直肠与尿囊之间的间充质

　　E. 以上均不是

16. 关于肝憩室,哪一项是错误的?　　　　　　　　　　　　　　　　　　（　　）

　　A. 肝憩室由前肠末端腹侧壁的内胚层增生形成

　　B. 肝憩室是肝、胆囊和胆道的原基

　　C. 以后肝憩室末端分为头、尾两支

　　D. 头支分化为肝细胞索和肝板

　　E. 肝憩室尾支末端膨大发育成肝血窦

17. 胰岛细胞是由　　　　　　　　　　　　　　　　　　　　　　　　　　（　　）

　　A. 前肠内胚层细胞分化来的　　　　B. 中肠内胚层细胞分化来的

　　C. 卵黄囊内胚层细胞分化来的　　　D. 鳃后体的部分细胞迁移到胰腺来的

　　E. 以上均不对

18. 关于脐（粪）瘘畸形,哪一项是错误的?　　　　　　　　　　　　　　（　　）

　　A. 脐（粪）瘘是由于卵黄蒂未退化造成的

　　B. 脐（粪）瘘是脐与肠管之间有一个通到脐外的瘘管

　　C. 胎儿出生后有粪便从脐漏出

　　D. 脐（粪）瘘的位置是在回肠上

　　E. 以上均不对

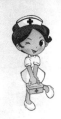

（B 型题）

备选答案（第 19 ～ 24 题）：

 A. 额鼻隆起下缘两侧,外胚层局部增厚并凹陷形成的结构称

 B. 上颌隆起与同侧内侧鼻隆起愈合后,上颌隆起形成的结构是

 C. 上颌隆起与同侧外侧鼻隆起愈合形成的结构是

 D. 左右内侧鼻隆起向下延伸形成的结构是

 E. 左右外侧鼻隆起形成的结构是

19. 上颌   （ ）

20. 鼻窝   （ ）

21. 人中   （ ）

22. 鼻翼   （ ）

23. 上唇外侧部   （ ）

24. 上唇正中部   （ ）

备选答案（第 25 ～ 29 题）：

 A. 外侧腭突   B. 唇裂   C. 腭裂   D. 面斜裂   E. 正中鼻突

25. 上颌隆起与同侧内侧鼻隆起未愈合的结果是形成   （ ）

26. 上颌隆起与同侧外侧鼻隆起未愈合的结果是形成   （ ）

27. 将原始口腔分隔为上部的鼻腔和下部的口腔的结构主要是 （ ）

28. 左右上颌隆起的内侧向水平方向长出的板状突起是   （ ）

29. 两外侧腭突未在中线愈合形成   （ ）

备选答案（第 30 ～ 37 题）：

 A. 前肠消化管壁的脏壁中胚层   B. 前肠   C. 中肠

 D. 后肠   E. 卵黄蒂

30. 咽囊来自于   （ ）

31. 十二指肠上部来自于   （ ）

32. 泄殖腔来自于   （ ）

33. 小肠壁的平滑肌和结缔组织来自于   （ ）

34. 盲肠和阑尾的原基是来源于   （ ）

35. 将中肠分为头、尾两支的结构是   （ ）

36. 肝和胰是来源于   （ ）

37. 喉、气管和肺的上皮来自于   （ ）

备选答案（第 38 ～ 43 题）：

 A. 食管闭锁   B. 不通肛   C. 阑尾易位

 D. 回肠憩室（美克尔憩室）   E. 脐（粪）瘘

38. 食管在发育过程中,上皮细胞增生,使管腔封闭,则发生 （ ）

39.肠襻自脐腔退回腹腔时,顺时针旋转会造成　　　　　　　　（　　）

40.肛膜未破裂会形成　　　　　　　　　　　　　　　　　　　（　　）

41.卵黄蒂未退化则形成　　　　　　　　　　　　　　　　　　（　　）

42.卵黄蒂根部退化不全则形成　　　　　　　　　　　　　　　（　　）

43.直肠与肛凹未接通的畸形称　　　　　　　　　　　　　　　（　　）

三、名词解释

1.外侧腭突　　　　　　　　　　2.唇裂

3.咽囊　　　　　　　　　　　　4.回肠憩室

5.脐瘘　　　　　　　　　　　　6.喉气管憩室

四、问答题

1.咽囊是怎样形成的？在胚体发生过程中怎样演变成体内的结构？

2.试述肝的发生。

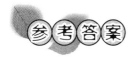

一、填空题

1.额鼻　一　上颌　两　下颌　两　口凹　口咽　口凹　咽　内侧鼻隆起　外侧鼻隆起

2.上颌隆起　左右内侧鼻隆起　左右外侧鼻隆起　额鼻隆起下部　左右下颌隆起　上颌　下颌　8

3.左右外侧腭突　正中腭突　硬腭　软腭　腭垂　上颌隆起　同侧内侧鼻隆起　上唇单侧　唇裂　双侧唇裂

4.上颌隆起　同侧外侧鼻隆起

5.两侧的外侧腭突　唇裂

6.中耳鼓室　咽鼓管　鼓膜　第一鳃沟　腭扁桃体上皮　隐窝　胸腺上皮性网状细胞　下一对甲状旁腺　上一对甲状旁腺　后鳃体　甲状腺滤泡旁细胞

7.泄殖腔　卵黄囊　尿直肠隔　尿生殖窦　直肠　尿生殖窦膜　肛膜

8.内胚层　肝　胆　肝细胞索（或肝板）　胆囊　胆囊管　卵黄静脉　间充质

9.美克尔憩室　卵黄蒂　回肠

10.卵黄囊　肠管　脐

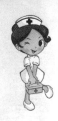

二、选择题

（A 型题）

1. B 题解：腮弓由间充质局部增生而成，其中轴为间充质，外表被覆体表外胚层，内表面为咽囊的内胚层。

2. D 题解：口凹是由额鼻隆起与其下方的一对上额隆起和一对下颌隆起围成。

3. C 题解：外侧腭突是由左右上额隆起的内侧向水平方向长出的板状突起，而不是由内侧鼻隆起形成的。

4. A 题解：外侧腭突形成软腭和硬腭的大部分。

5. D 题解：上额隆起与同侧鼻隆起未愈合形成唇裂。

6. A 题解：上额隆起与外侧鼻隆起未愈合形成面斜裂。

7. C 题解：两外侧腭突愈合不良形成腭裂。

8. E 题解：中肠与卵黄囊相连部分变细成为卵黄蒂，并非体蒂。

9. D 题解：与咽囊相对的为腮沟，并非腮弓。

10. B 解题：第三对咽囊分为背腹两部分，腹侧上皮增生形成左右两条细胞索，在胸腔内愈合形成胸腺的上皮性网状细胞。

11. E 题解：第三对咽囊分为背腹两部分，背侧上皮增生并下移到甲状腺背侧，形成下一对甲状旁腺，第四对咽囊也分为背腹两部分，腹侧退化，背侧形成上一对甲状旁腺。

12. C 题解：当网膜囊形成时胃大弯由背侧转向左侧，胃小弯由腹侧转向右侧。

13. C 题解：中肠襻在脐带内以肠系膜上动脉为轴向逆时针方向旋转。

14. A 题解：后肠末端的膨大部为泄殖腔，并非是中肠与后肠相接处的膨大部分。

15. C 题解：尿囊与后肠之间的间充质增生，形成尿直肠隔。

16. E 题解：卵黄静脉分支与脐静脉分支吻合，发育成肝血窦。

17. A 题解：前肠末端内胚层细胞形成胰腺原基时，一部分内胚层细胞形成胰岛。

18. E

（B 型题）

19. B 20. A 21. D 22. E 23. B 24. D 25. B 26. D 27. A 28. A 29. C

30. B 31. B 32. D 33. A 34. C 35. E 36. B 37. B 38. A 39. C 40. B

41. E 42. D 43. B

三、名词解释

1. 在左右上颌隆起的内侧由水平方向长出的板状突起，称为外侧腭突。外侧腭突向中线生长愈合，形成硬腭和软腭的大部分，从而将原始口腔分隔为上部的鼻腔和下部的口腔。

2. 唇裂是最常见的颜面畸形，其成因是上颌隆起与同侧内侧鼻隆起未愈合，裂沟多

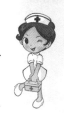

位于人中外侧。唇裂常发生在上唇,有单侧和双侧唇裂。

3. 前肠头端膨大,形成背腹扁平、头端宽、尾端窄、漏斗形的原始咽,在咽的两侧向外伸出囊状突起称咽囊。咽囊有 5 对,分别与其外侧的 5 对鳃沟相对。

4. 又称美克尔憩室,是残留在回肠壁上的一个盲囊。此畸形是由于卵黄蒂根部退化不全形成的,临床一般无症状。

5. 是由于卵黄蒂未退化,致使肠管与脐之间残留一个通到脐外的瘘管,出生后可有粪便从脐溢出。

6. 胚胎第 4 周时,原始咽底壁正中形成一个纵行的沟,称喉气管沟,此沟变深形成的一个盲囊,称喉气管憩室。喉气管憩室开口于咽,其头端发育为喉,中段发育成气管,末端形成的左右肺芽,反复分支,发育形成支气管树和肺泡。

四、问答题

1. 咽囊的形成:胚发育第 4 周,前肠头端膨大,发育成背腹扁平、漏斗形的原始咽,在咽的两侧壁,向外伸出 5 对囊状突起,即咽囊。5 对咽囊分别与其外侧的 5 对鳃沟相对。咽囊演变的结构:第一对咽囊外侧膨大形成中耳鼓室、内侧延伸形成咽鼓管,末端的鳃膜分化为鼓膜,第一鳃沟形成外耳道;第二对咽囊外侧退化,内侧形成腭扁桃体上皮和隐窝;第三对咽囊分为背腹两部分,腹侧上皮增生形成左右两条细胞索,在胸腔内愈合形成胸腺的上皮性网状细胞,背侧上皮增生随胸腺下移到甲状腺背侧,形成下一对甲状旁腺;第四对咽囊也分为背腹两部分,腹侧退化,背侧形成上一对甲状旁腺;第五对咽囊仅为一小团细胞,称后鳃体,其一部分细胞迁移到甲状腺,可能分化成滤泡旁细胞。

2. ①肝憩室形成:胚胎第 4 周初,前肠末端腹侧壁的内胚层增生,形成肝憩室,是肝、胆囊和胆道的原基。②肝的发生:肝憩室末端膨大,分为头、尾两支,头支分化成肝细胞索,并形成肝板。在肝细胞索之间,卵黄静脉分支发育成肝血窦;头支周围的间充质分化成肝的被膜及肝内结缔组织。③胆的发生:肝憩室尾支末端膨大形成胆囊,尾支的柄形成胆囊管。肝憩室与十二指肠通连的部分发育为总胆管。

泌尿系统与生殖系统的发生

一、填空题

1. 胚胎时期,尿生殖嵴是由 _____ 的组织增生而形成的,此嵴可分为内外两部分,其内侧部为 _____,是 _____ 发生的原基;其外侧部为 _____,是 _____ 发生的原基。

2. 输尿管芽是由左右 _____ 近 _____ 处向背侧长出一对盲管。它向胚胎头侧生长,其尾端形成 _____,头端膨大反复分支形成肾盂和 _____ 以及 _____。

3. 生后肾组织是 _____ 尾端的中胚层,在集合小管诱导下逐渐分化成"S"形小管,其一端与 _____ 的盲端通连,另一端膨大凹陷成 _____,并与 _____ 的毛细血管共同组成 _____,后者又与"S"形小管生长延长形成的 _____ 组成 _____。

4. 泄殖腔被尿直肠隔分隔为 _____ 和 _____,后者可分为三段,上段宽大,发育成 _____,中段狭窄呈管状,发育成男女性的 _____,下段在女性扩大为 _____,而在男性则发育分化成 _____ 的大部分。

5. 胚胎发育时,某些肾单位未与集合小管接通,导致肾单位内的尿液聚集而形成多个大小不等的 _____,从而导致 _____ 的发生。

6. 在胚胎发育时,两肾下端在发生时愈合在一起,成 _____ 形,则可形成 _____。

7. 在胚胎发育的第 4 周末,卵黄囊的内胚层迁移出一些大而圆形的 _____ 细胞,经过肠背系膜迁移到 _____ 内,与后者共同构成 _____ 生殖腺。

8. 早期曲细精管含两种细胞,一种是由 _____ 分化的精原细胞和由 _____ 分化的支持细胞,这种状况维持到 _____ 前。

9. 若生殖腺分化为睾丸,在睾丸间质细胞分泌的 _____ 作用下,邻近睾丸的中肾小管保留分化形成附睾的 _____,其余退化,中肾管头端发育成 _____,中段变直形成 _____,尾端形成 _____ 和 _____。

10. 若生殖腺分化为卵巢,在 _____ 作用下, _____ 继续发育,上段形成 _____,下段愈合发育形成 _____。

二、选择题

(A 型题)

1. 关于后肾发生的描述中,哪一项是错误的? ( )

A. 后肾演变成终生的肾

B. 集合小管、肾盏、肾盂来自输尿管芽

C. 初始位置较高,以后下降至永久位置,同时方位也发生变化

D. 生后肾组织由集合小管末端诱导继续发育

E. 肾单位来自生后肾组织

2. 输尿管芽发生于 ( )

A. 泄殖腔   B. 尿生殖窦

C. 中肾旁管(Müller 管)   D. 中肾管

E. 生后肾组织

3. 生后肾组织发生于 ( )

A. 尿生殖嵴内侧   B. 中肾管

C. 中肾嵴尾侧   D. 中肾旁管末端

E. 生肾索头部

4. 泌尿系统和生殖系统均发生于　　　　　　　　　　　　　　　（　　）

    A. 间介中胚层　　B. 侧中胚层　　C. 轴旁中胚层　　D. 间充质细胞　　E. 体节

5. 输尿管芽可演变为　　　　　　　　　　　　　　　　　　　　（　　）

    A. 肾小囊　　　　B. 肾小体　　　C. 细段　　　　D. 集合小管　　　E. 近端小管

6. 肾集合小管发生于　　　　　　　　　　　　　　　　　　　　（　　）

    A. 尿生殖窦上段　B. 中肾旁管　　C. 输尿管芽　　D. 生后肾原基　　E. 生肾索

7. 以下关于睾丸发生的描述中,哪一项是错误的?　　　　　　　（　　）

    A. 生殖嵴表面上皮向生殖嵴内增生,形成生殖腺索

    B. 生殖腺索演化成曲细精管,直精小管和睾丸网

    C. 曲细精管精原细胞由生殖腺索细胞演化来

    D. 曲细精管之间的间充质分化成睾丸的间质和间质细胞

    E. 睾丸发生时,起初位置较高,后来沿腹股沟管逐渐下降至阴囊内

8. 关于卵巢发生,哪一项是错误的?　　　　　　　　　　　　　（　　）

    A. 分化比睾丸晚　　　　　　　　B. 生殖腺索不退化

    C. 卵泡细胞由皮质索分化而来　　D. 卵原细胞由原始生殖细胞分化而来

    E. 出生时卵巢内已无卵原细胞

9. 未分化生殖腺向睾丸分化的决定因素是　　　　　　　　　　　（　　）

    A. 原始生殖细胞膜上有 H-Y 抗原　　B. 原始生殖细胞膜上无 H-Y 抗原

    C. 生殖腺细胞染色体组型为 46, XX　　D. 生殖腺索细胞膜上有雄激素受体

    E. 原始生殖细胞膜上有雄激素受体

10. 睾丸间质细胞来源于　　　　　　　　　　　　　　　　　　　（　　）

    A. 生殖嵴的间充质　　　　　　　B. 皮质索

    C. 生殖腺索　　　　　　　　　　D. 中肾管

    E. 中肾旁管

11. 睾丸支持细胞来源于　　　　　　　　　　　　　　　　　　　（　　）

    A. 皮质索　　　B. 生殖腺索　　C. 体蒂　　　D. 中肾旁管　　E. 中肾管

12. 中肾旁管在女性发育为　　　　　　　　　　　　　　　　　　（　　）

    A. 卵巢冠　　　B. 卵巢旁体　　C. 子宫、输卵管　　D. 阴道下部　　E. 阴道前庭

13. 关于女性生殖管道的分化,哪一项是错误的?　　　　　　　　（　　）

    A. 女性生殖管道的分化是在雌激素的作用下

    B. 中肾旁管上段形成输卵管

    C. 子宫由中肾旁管下段愈合而成

    D. 窦结节先形成实心的阴道板,以后形成阴道

    E. 处女膜位于子宫与尿生殖窦腔之间

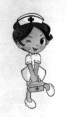

14. 先天性腹股沟疝是由于 （　　）

    A. 睾丸未下降

    B. 鞘膜腔过大

    C. 腹膜腔与睾丸鞘膜腔之间的通道未闭合

    D. 睾丸鞘膜腔未消失

    E. 鞘突发育不良

15. 在胚胎性分化时,由于中肾旁管下段未合并所引起的畸形是 （　　）

    A. 双输尿管　　　B. 隐睾症　　　C. 阴道闭锁　　　D. 半阴阳　　　E. 双子宫

（B 型题）

备选答案（第 16 ~ 20 题）：

    A. 皮质索　　　B. 尿生殖窦下段　　　C. 体蒂　　　D. 生后肾组织　　　E. 输尿管芽

16. 肾盂发生于 （　　）

17. 肾小管发生于 （　　）

18. 阴道前庭发生于 （　　）

19. 原始卵泡发生于 （　　）

20. 肾小囊发生于 （　　）

备选答案（第 21 ~ 25 题）：

    A. 中肾小管　　　B. 中肾旁管　　　C. 中肾管　　　D. 卵黄囊壁内胚层　　　E. 尿囊

21. 子宫发生于 （　　）

22. 附睾管发生于 （　　）

23. 输出小管发生于 （　　）

24. 输卵管发生于 （　　）

25. 原始生殖细胞发生于 （　　）

三、名词解释

1. 尿生殖嵴　　　　　　　　　　　　2. 后肾

3. 生后肾组织　　　　　　　　　　　4. 输尿管芽

四、问答题

1. 试述泄殖腔的分隔及演变。

2. 试述中肾旁管的来源及演变。

3. 试述睾丸的形成。

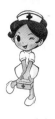

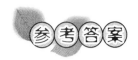

一、填空题

1. 生肾索　生殖嵴　生殖腺　中肾嵴　中肾

2. 中肾管　泄殖腔　输尿管　肾盏　集合小管

3. 中肾嵴　集合小管　肾小囊　肾动脉　肾小体　肾小管　肾单位

4. 原始直肠　尿生殖窦　膀胱　尿道　阴道前庭　尿道海绵体

5. 囊泡　多囊肾

6. 马蹄　马蹄肾

7. 原始生殖　生殖腺索　未分化

8. 原始生殖细胞　生殖腺索　青春期

9. 雄激素　输出小管　附睾管　输精管　射精管　精囊腺

10. 雌激素　中肾旁管　输卵管　子宫

二、选择题

（A 型题）

1. C　题解：后肾为人体终生的肾。它起源于输尿管芽和生后肾组织两个部分。后肾发生时，其原始位置较低，位于盆腔，后来随胚体及输尿管芽的生长，后肾逐渐上升至成年的位置。因此说后肾初始位置较高，以后下降至永久位置是错误的。

2. D　题解：输尿管芽是左右中肾管近泄殖腔处向背侧长出的一对盲管。所以起源于中肾管。

3. C　解题：生后肾组织来源于胚体尾端的尿生殖嵴外侧部分的中肾嵴。

4. A　题解：泌尿系统和生殖系统都来源于间介中胚层。

5. D　题解：输尿管芽尾端形成输尿管；头端膨大反复分支形成肾盂、肾盏以及集合小管。

6. C　题解：见第 5 题题解。

7. C　题解：曲细精管内的精原细胞由原始生殖细胞演化，不是由生殖腺索细胞演化。

8. B　题解：卵巢发生较晚，约在第 7 周，早期形成的生殖腺索退化，由表面上皮形成新的皮质索，分散于卵巢皮质内。皮质索分隔成许多圆形的细胞团，即原始卵泡。卵泡中央有原始生殖细胞分化的卵原细胞，卵泡周围是皮质索细胞分化的一层卵泡细胞。

9. A　题解：生殖细胞上有 H-Y 抗原，则分化为睾丸，否则分化为卵巢。

10. A　题解：睾丸发生时，生殖腺索与表面上皮分离，伸入到生殖腺的深部，形成细长弯曲的曲细精管，末端发育成直细精管和睾丸网，表面上皮与曲细精管之间的间充质

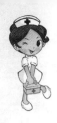

形成白膜。曲细精管之间的间充质分化为睾丸间质和间质细胞。早期曲细精管无明显管腔,含有由原始生殖细胞分化的精原细胞和由生殖腺索分化的支持细胞。

11. B 题解:见第 10 题题解。

12. C 题解:若生殖腺分化为卵巢,在雌激素作用下中肾旁管继续发育,上段形成输卵管,下段愈合发育形成子宫。

13. E 题解:处女膜位于阴道下端与尿生殖窦之间的一层薄膜。

14. C 题解:由于鞘膜腔与腹腔之间的通道未闭锁,当腹压增高时,肠经腹股沟管降入鞘膜腔。

15. E 题解:中肾旁管下段未愈合形成双子宫畸形。

(B 型题)

16. E　17. D　18. B　19. A　20. D　21. B　22. C　23. A　24. B　25. D

三、名词解释

1. 尿生殖嵴是胚胎泌尿系统和生殖系统发生的原基。胚胎第 4 周,间介中胚层逐渐与体节分离形成左右两条纵行的生肾索。生肾索增生形成由体壁向腹腔突起的尿生殖嵴。尿生殖嵴可分为内侧部的生殖嵴和外侧部的中肾嵴。

2. 后肾是人体的永久肾。在人胚胎第 5 周起源于输尿管芽和生后肾组织,其中输尿管芽形成输尿管、肾盂、肾盏和集合小管。生后肾组织分化形成肾单位中的肾小囊和肾小管各段,集合小管周围的间充质分化为肾被膜和肾间质。

3. 是胚体尾端的间介中胚层,它与输尿管芽共同分化形成后肾。生后肾组织可增生呈帽状包在集合小管的盲端,并逐渐分化成"S"形小管,一端与集合小管盲端通连,另一端膨大凹陷成肾小囊,参与组成肾小体;S 形小管逐渐形成肾小管各段,与肾小体组成肾单位。生后肾组织外周部的间充质则分化成肾被膜。

4. 由左右中肾管近泄殖腔处向背侧长出的一对盲管,它与生后肾组织共同分化形成后肾。输尿管芽向胚头侧生长,其尾端形成输尿管,头端膨大反复分支形成肾盂、肾盏和集合小管。集合小管的末端,可以诱导生后肾组织形成肾单位。

四、问答题

1. 泄殖腔为后肠末端的膨大部分,其腹侧与尿囊相连。胚胎第 7 周,尿囊与后肠之间的间充质增生,形成尿直肠隔。尿直肠隔向下生长,将泄殖腔分为腹侧的尿生殖窦和背侧的直肠,泄殖腔膜也被分隔为尿生殖窦膜和肛膜。尿生殖窦可分为三段,上段宽大,发育为膀胱,其顶端的尿囊退化为纤维索。尿生殖窦的中段狭窄呈管状,发育成男女性的尿道。尿生殖窦的下段在女性扩大为阴道前庭,在男性发育为尿道海绵体的大部分,若尿囊未闭锁,残留为瘘管,成为脐尿瘘畸形,胎儿出生后,尿液可从脐溢出。

2. 中肾旁管出现于胚胎第 6 周,由体腔上皮内陷卷褶而成,头端开口于腹腔,上段

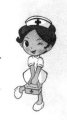

与中肾管平行,下段合并成一条管,尾端为盲端,伸到尿生殖窦后壁,在男性,中肾旁管退化,在女性,中肾旁管上段形成输尿管,下段愈合发育形成子宫。

3. 胚胎第 4 周时,间介中胚层逐渐与体节分离,形成左右两条纵行的生肾索。生肾索增生形成由体壁向腹腔突起的尿生殖嵴。不久,尿生殖嵴分成内外两部分,内侧部为生殖嵴,是生殖腺的原基;其表面上皮增生在其下间充质内形成生殖腺索。卵黄囊壁内胚层的原始生殖细胞在第 6 周经肠背系膜迁到生殖腺索内,但此时的性腺分辨不出是睾丸或卵巢,称未分化生殖腺。

若原始生殖细胞核内有 Y 染色体,细胞膜上有 H-Y 抗原,未分化生殖腺就向睾丸分化。在 H-Y 抗原影响下,生殖腺索与表面上皮分离,伸入到生殖腺的深部,形成曲细精管,末端发育成直细精管和睾丸网。表面上皮与曲细精管之间的间充质分化成白膜、睾丸间质和间质细胞。原始生殖细胞分化成精原细胞,支持细胞由生殖腺索分化而成。

循环系统的发生

一、填空题

1. 人胚第 2 周末,卵黄囊壁的 _____ 细胞聚集成细胞团,形成 _____。后者中央的细胞变圆,形成 _____,周围的细胞形成 _____。

2. 在心脏发生中,由于心管各部生长的速度不等,使心管发生三个膨大和两个缩窄,从头至尾依次为 _____、_____ 和 _____。

3. 在人胚第 4 周末,房室管的心内膜组织增生形成背侧和腹侧的 _____ 垫,第 5 周时,两者互相靠拢融合,于是形成左右 _____ 管。房室管口的心内膜组织分别演变成 _____ 瓣和 _____ 瓣。

4. 心房分隔时,首先在心房头端背侧壁的正中线处发生一个镰状薄膜,称 _____,它向心内膜垫方向伸延,其尾缘与心内膜垫之间的孔称 _____。第 5 周末,在该膜的 _____ 侧,从心房的头端腹侧壁上又发生一个镰状膜,称 _____,下面留有一孔,称 _____。

5. 胎儿出生后,肺循环建立,这时其 _____ 内压力大于 _____,因此心房间的第一隔和第二隔紧密相贴,使左右心房完全分隔,_____ 孔约在出生后一年完全闭锁。

6. 人胚第 4 周末,在心室底壁的心尖处,形成半月形的肌性隔膜,称 _____ 隔,此隔向心内膜垫方向生长,在室间隔的上方留有一孔,称 _____,第 7 周末,此孔由左右 _____ 的尾端及 _____ 形成的薄膜所封闭,称 _____。

7. 房间隔缺损是由于 _____ 过大,或者 _____ 过大,致使第一隔不能完全遮盖卵圆孔所致。

8. 室间隔缺损最常发生的部位是 _____ 部,多由于心内膜垫和 _____ 隔发育异常所致。

9. 法洛四联症包括四种缺陷:肺动脉狭窄、_____、_____ 和右心室肥大。

10. 胎儿出生后,其主动脉与肺动脉的血液仍有沟通所造成的动、静脉血相混合的畸形是 _____。

二、选择题

(A 型题)

1. 原始心脏发生于　　　　　　　　　　　　　　　　　　　　　　　　(　)
    A. 脊索腹侧的胚内中胚层　　　　　　B. 口咽膜头端中胚层
    C. 原始胸腔内的脏壁中胚层　　　　　D. 口咽膜头端两侧的内胚层
    E. 喉气管沟腹面的胚内中胚层

2. 心内膜垫位于　　　　　　　　　　　　　　　　　　　　　　　　　(　)
    A. 心球　　　　B. 心室　　　　C. 心房　　　　D. 房室管　　　　E. 静脉窦

3. 心房分隔时,第一孔位于　　　　　　　　　　　　　　　　　　　　(　)
    A. 第一隔头端　　　　　　　　　　　B. 第二隔与心内膜垫之间
    C. 动脉球嵴与心内膜垫之间　　　　　D. 第一隔与心内膜垫之间
    E. 第一隔与室间隔之间

4. 在房间隔上的卵圆孔　　　　　　　　　　　　　　　　　　　　　　(　)
    A. 位于第二隔上,第二孔的下端,右侧被第一隔覆盖
    B. 位于第一隔上,第二孔的下端,左侧被第二隔覆盖
    C. 位于第二隔上,第二孔的下端,左侧被第一隔覆盖
    D. 位于第一隔上,第二孔的下端,右侧被第二隔覆盖
    E. 以上均不对

5. 参与心房分隔的结构有　　　　　　　　　　　　　　　　　　　　　(　)
    A. 第一隔和第二隔　　　　　　　　　B. 房间隔和心内膜垫
    C. 房间隔和心球嵴　　　　　　　　　D. 房间隔和膜性室间隔
    E. 以上均不对

6. 胎儿期,左右心房相通的孔是　　　　　　　　　　　　　　　　　　(　)
    A. 第一孔及第二孔　　　　　　　　　B. 房室孔
    C. 卵圆孔及第二孔　　　　　　　　　D. 房间孔
    E. 室间孔

7. 室间孔位于　　　　　　　　　　　　　　　　　　　　　　　　　　(　)
    A. 肌性室间隔与膜性室间隔之间　　　B. 膜性室间隔与心内膜垫之间
    C. 肌性室间隔与心内膜垫之间　　　　D. 膜性室间隔与心球嵴之间

　　E. 肌性室间隔与心球嵴之间

8. 参与心室分隔的结构有　　　　　　　　　　　　　　　　　　　　（　　）

　　A. 心内膜垫和肌性室间隔　　　　　　　B. 心内膜垫和膜性室间隔

　　C. 肌性室间隔和膜性室间隔　　　　　　D. 肌性室间隔和心球嵴

　　E. 膜性室间隔和心球嵴

9. 参与膜性室间隔形成的结构是　　　　　　　　　　　　　　　　　（　　）

　　A. 第一隔和第二隔的结缔组织　　　　　B. 心内膜垫和心球嵴的结缔组织

　　C. 半月瓣基部未分化的结缔组织　　　　D. 房室瓣基部未分化的结缔组织

　　E. 心球和心内膜垫的结缔组织

10. 出生后,由于哪些结构的融合使左右心房完全分隔?　　　　　　　（　　）

　　A. 第一隔与心内膜垫　　　　　　　　　B. 第二隔与心内膜垫

　　C. 第一隔与第二隔　　　　　　　　　　D. 第二隔与左静脉窦瓣

　　E. 第二隔与假隔

11. 出生后血循环发生变化的主要原因是　　　　　　　　　　　　　（　　）

　　A. 动脉导管的闭锁　　　　　　　　　　B. 静脉导管的闭锁

　　C. 卵圆孔的关闭　　　　　　　　　　　D. 左右心房不再相通

　　E. 胎盘血循环中断和肺开始呼吸

12. 胚胎心房第一孔的闭合是由于　　　　　　　　　　　　　　　　（　　）

　　A. 第一隔与第二隔融合　　　　　　　　B. 第一隔与心内膜垫融合

　　C. 第二隔与心内膜垫融合　　　　　　　D. 第一隔与静脉窦瓣融合

　　E. 第二隔与静脉窦瓣融合

13. 常见的房间隔缺损发生在　　　　　　　　　　　　　　　　　　（　　）

　　A. 第二孔处,因第一隔吸收过大

　　B. 第二孔处,因第二隔吸收过大

　　C. 第一孔处,因第一隔与心内膜垫未融合

　　D. 卵圆孔处,因第一隔吸收面积过大

　　E. 卵圆孔处,因第二隔未与心内膜垫融合

14. 形成法洛四联症的最主要原因是　　　　　　　　　　　　　　　（　　）

　　A. 右心室肥大　　　　　　　　　　　　B. 膜性室间隔缺损

　　C. 主动脉骑跨　　　　　　　　　　　　D. 肺动脉狭窄

　　E. 主动脉肺动脉隔偏位

15. 卵圆孔在结构上闭锁的时间是　　　　　　　　　　　　　　　　（　　）

　　A. 胎儿即将分娩　　　　　　　　　　　B. 胎儿分娩后

　　C. 出生后 1 岁左右　　　　　　　　　　D. 出生后 2 岁左右

　　E. 出生后 3 岁左右

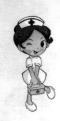

（B型题）

备选答案（第16～20题）：

    A.第一孔   B.第二孔   C.卵圆孔   D.左、右房室管   E.室间孔

16.第二隔封闭的孔   （   ）

17.第二隔形成的孔   （   ）

18.第一隔与心内膜垫之间的孔   （   ）

19.法洛四联症中未封闭的孔   （   ）

20.背、腹心内膜垫融合分隔形成   （   ）

备选答案（第21～25题）：

    A.房间隔缺损   B.心内膜垫   C.第二隔   D.室间隔缺损   E.法乐氏四联症

21.房室管口形成   （   ）

22.覆盖第二孔   （   ）

23.主动脉肺动脉隔偏位形成   （   ）

24.卵圆孔过大   （   ）

25.膜性室间隔缺损形成   （   ）

三、名词解释

1.血岛   2.卵圆孔

3.房间隔缺损   4.法洛四联症

四、问答题

1.试述心室内部分隔过程及常见先天性畸形的原因。

2.试述心球和动脉干的分隔过程及常见先天性畸形的原因。

3.试述胎儿血循环的特点及出生后的变化。

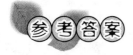

一、填空题

1.胚外中胚层 血岛 造血干细胞 内皮细胞

2.心球 心室 心房

3.心内膜 房室 二尖 三尖

4.第一隔 第一孔 右 第二隔 卵圆孔

5.左心房 右心房 卵圆

6.肌性室间 室间孔 心球嵴 心内膜垫 膜性室间隔

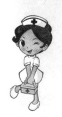

7. 第二孔　卵圆孔

8. 膜性室间隔　主动脉肺动脉

9. 室间隔缺损　主动脉跨位

10. 动脉导管未闭

二、选择题

（A 型题）

1. B　题解：人胚第 3 周，口咽膜头端两侧的间充质细胞增生，形成两条纵行的生心索，其背侧出现围心腔。以后生心索内出现腔，形成一对原始心管。随头褶的形成，原来位于口咽膜头侧的围心腔和生心索转到前肠腹侧，围心腔也由原始心管背侧转到腹侧，左右心管逐渐融合成一条心管，两个围心腔合并称心包腔。心管发育成心脏。

2. D　题解：胚第 4 周末，房室管心内膜组织增生形成背侧和腹侧的心内膜垫；第 5 周时，背、腹心内膜垫互相靠拢融合，形成左右房室管。左右房室管口的心内膜组织分别演变成二尖瓣和三尖瓣。

3. D　题解：在心内膜垫发生的同时心房背壁正中线上，发生一个镰状薄膜，称第一隔；第一隔向心内膜垫方向生长，下方留有一孔，称第一孔。

4. C　题解：心房分隔时，先形成第一隔，其与心内膜垫之间的孔称第一孔。在第一孔被封闭之前，在第一隔上端又产生一孔，即为第二孔。以后在第一隔右侧又发生一隔膜，为第二隔。在第二隔上，位于第二孔的下端留有一卵圆孔，而第一隔在其左下方覆盖卵圆孔。

5. A　题解：参与心房分隔的结构有第一隔和第二隔，心内膜垫和动脉球嵴等结构仅参与膜性室间隔的形成，而不参与房间隔的形成。

6. C　题解：心房分隔时，先形成第一隔，以后在第一隔右侧又发生一隔膜，为第二隔。在第二隔位于第二孔下端处留有一卵圆孔，故右心房血仍能流入左心房。因第一隔在左下方覆盖卵圆孔，且由于组织薄而柔软，故第一隔可起卵圆孔的瓣膜作用。

7. C　题解：于胚第 4 周末，在心室底壁的心尖处，形成半月形的肌性室间隔，在室间隔的上方与心内膜垫之间留有一孔为室间孔。

8. C　题解：心室底壁长出肌性室间隔后，于胚第 7 周末，肌性室间隔与心内膜垫之间的室间孔由膜性室间隔封闭，而膜性室间隔为左右心球嵴的尾端及心内膜垫形成的薄膜。

9. B　题解：见第 8 题题解。

10. C　题解：胎儿出生后，由于胎盘血液循环停止和肺开始呼吸，使血液循环发生以下改变：①脐动脉、脐静脉和静脉导管闭锁，分别形成脐侧韧带、肝圆韧带和静脉韧带；②卵圆孔封闭：胎儿呼吸，肺静脉回心血量增多，左心房内压力高于右心房，使第一隔和第二隔紧贴，卵圆孔封闭使左右心房完全分隔；③由于肺开始呼吸，肺循环血流量增大，

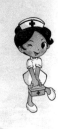

肺动脉血液不再向主动脉分流,动脉导管闭锁。

11. E 题解:胎儿出生后,由于肺开始呼吸,脐带剪断后胎盘血液循环停止,从而使胎儿出生后血循环发生了一系列变化,如卵圆孔封闭、静脉导管和动脉导管闭锁等。

12. B 题解:第一隔与心内膜垫完全融合,而封闭第一孔。

13. D 题解:房间隔缺损最多发生在卵圆孔部位,常因第一隔吸收面积过大或卵圆孔过大,而使第一隔不能完全遮盖卵圆孔所致。

14. E 题解:法洛四联症的最主要原因是主动脉肺动脉隔偏位,引起肺动脉狭窄、室间隔缺损、主动脉骑跨,右心室肥大。

15. C 题解:见第 6 题题解。出生后,肺循环建立,左心房内压力高于右心房,第一隔和第二隔紧密相贴,左右心房完全分隔,卵圆孔约在胎儿出生后一年闭锁。

（B 型题）

16. B 17. C 18. A 19. E 20. D 21. B 22. C 23. E 24. A 25. D

三、名词解释

1. 人胚第 2 周末,卵黄囊壁的胚外中胚层细胞聚集成细胞团,形成血岛。血岛是原始血管和原始造血细胞的原基。血岛中央的细胞变圆,形成造血干细胞,周围的细胞形成血管内皮细胞,相邻血管内皮细胞互相连接形成原始的毛细血管网。

2. 是胚胎时期心房分隔中留下的孔。心房分隔时,首先在心房头端背侧壁正中线处发生一个镰状第一隔,它向心内膜垫伸延,其尾缘与心内膜垫之间的孔称第一孔。该孔封闭后,在第一隔的头端又出现一个孔,称第二孔。第 5 周末,在第一隔右侧又发生一个较厚的镰状第二隔,该隔也向心内膜垫伸延,其尾侧保留的卵圆形孔称卵圆孔。

3. 是最常见的心脏畸形。由于第二孔过大或卵圆孔过大,致使第一隔不能完全遮盖卵圆孔所致。

4. 是一种典型而常见的心脏畸形,包括四种缺陷:即肺动脉狭窄、室间隔缺损、主动脉骑跨和右心室肥大。这种畸形多由于主动脉肺动脉隔偏位,引起肺动脉狭窄、主动脉肥大并骑跨在膜性室间隔缺损处。另外由于肺动脉狭窄,右心室排血受阻,导致其代偿性肥大。

四、问答题

1. 人胚第 4 周末,在心室底壁的心尖处,形成半月形肌性室间隔,并向心内膜垫方向生长,在室间隔上方留有一室间孔。第 7 周末,此孔由左右心球嵴的尾侧和心内膜垫形成的膜性室间隔所封闭。常见的先天性畸形是室间隔缺损,最常发生的部位是膜性室间隔部,多由于心内膜垫和主动脉肺动脉隔发育异常所致。

2. 人胚第 5 周,心球和动脉干的心内膜组织增生,形成了两条相对的心球嵴和动脉干嵴,两条嵴在中线融合成一条螺旋形的主动脉肺动脉隔。以后心球并入心室,故肺动

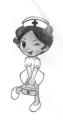

脉与右心室相通,主动脉与左心室相通。主动脉、肺动脉开口处的内膜形成半月瓣。常见的先天性畸形是法洛四联症。它包括:肺动脉狭窄、室间隔缺损、主动脉骑跨和右心室肥大。这种畸形多由于主动脉肺动脉隔偏位,引起肺动脉狭窄、主动脉肥大并骑跨在膜性室间隔缺损处。另外由于肺动脉狭窄,右心室排血受阻,导致其代偿性肥大。

3. 胎儿血循环特点:①有通向胎盘的含动脉血的一条脐静脉和含胎儿静脉血的两条脐动脉;②肝内有一条连接脐静脉和下腔静脉的静脉导管,使一部分动脉血进入下腔静脉;③房间隔上有卵圆孔、第二孔,使下腔静脉来的动脉血可由右心房直接流向左心房,然后注入主动脉;④肺动脉和主动脉间有一条动脉导管相连,使大部分静脉血进入降主动脉。胎儿出生后,其血循环的变化:①脐动脉、脐静脉和静脉导管闭锁,分别形成脐侧韧带,肝圆韧带和静脉韧带;②胎儿出生,肺开始呼吸,肺静脉回心血量增多,左心房内压力高于右心房,使第一隔和第二隔紧密相贴,卵圆孔封闭,左右心房血液不再相通;③同时,肺循环血流量增大,肺动脉血不再向主动脉分流,则动脉导管闭锁。

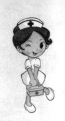

模拟试卷（一）

一、填空题（每空 1.0 分，共计 40 分）

1. 肝小叶是肝 _____ 单位，其主要由 _____、_____、_____ 和 _____ 组成。

2. 增加小肠表面吸收面积的结构有 _____、_____ 和 _____。

3. 神经元按其突起的多少可分为 _____、_____ 和 _____。

4. 浆细胞呈圆形，细胞核圆形，染色质多聚集在核周围并向核中心成 _____ 排列。细胞质较多，嗜 _____ 性，近细胞核处有一着色较浅而透明的区域。电镜下可见细胞质内含大量的 _____，浅染区是 _____ 所在的部位。

5. 骨骼肌纤维中，相邻两 Z 线之间的一段 _____ 称肌节。每个肌节包括 _____。

6. 三联体由 _____ 与其两侧的 _____ 共同构成。

7. 肺的导气部主要由 _____、_____ 和 _____ 三部分组成。

8. 毛根和毛囊下端形成膨大的 _____，是毛和毛囊的 _____。

9. 在内分泌腺中，根据腺细胞分泌激素的化学性质可分为分泌 _____ 激素细胞和分泌 _____ 激素细胞。

10. 睾丸曲细精管的上皮是由 _____ 和 _____ 两种细胞所组成。前者包括 _____、_____、_____、_____ 和精子。

11. 黄体可分为 _____ 和 _____ 两类，它们均是由 _____ 细胞和 _____ 细胞组成。这两种细胞是在卵泡排卵后分别由卵泡的 _____ 和 _____ 细胞分化而来。

12. 脑垂体前叶嗜酸性细胞分泌的二类激素是 _____ 和 _____。

二、选择题（每题 1.0 分，共计 35 分）

A 型题（每题只选择一个答案，填于括号内）

1. 组成胆小管管壁结构的是 （　　）

   A. 血窦内皮细胞   B. 肝巨噬细胞

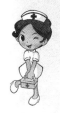

C. 单层立方上皮细胞　　　　　　　　D. 肝细胞膜

E. 以上答案都不对

2. 以下关于中胚层的描述中,哪一项是错误的?　　　　　　（　　）

　　A. 体节分化为皮肤的真皮等

　　B. 间介中胚层分化为骨骼、肌肉和结缔组织

　　C. 体壁中胚层分化为体壁的骨骼、肌肉和结缔组织

　　D. 脏壁中胚层分化为内脏的骨骼、肌肉和结缔组织

　　E. 间充质细胞分化为机体各处的结缔组织、肌组织等

3. 以下结构描述中,哪一项与壁细胞无关?　　　　　　　　（　　）

　　A. 细胞质嗜酸性　　　　　　　　　B. 可分泌盐酸

　　C. 细胞质内富含线粒体　　　　　　D. 细胞质内富含精面质网

　　E. 细胞内含细胞内分泌小管

4. 肾上腺皮质球状带、束状带和网状带分泌的激素依次是　　（　　）

　　A. 肾上腺素、去甲肾上腺素和醛固酮　　B. 醛固酮、糖皮质激素和性激素

　　C. 性激素、糖皮质激素和肾上腺素　　　D. 糖皮质激素、去甲肾上腺素和性激素

　　E. 肾上腺素、性激素和糖皮质激素

5. 以下对于胚泡的描述中,哪一项是错误的?　　　　　　　（　　）

　　A. 是一个囊状的结构

　　B. 表面是一层扁平的滋养层细胞

　　C. 表面是一层立方的滋养层细胞

　　D. 胚泡一端有一团附于滋养层内面的内细胞群

　　E. 内细胞群附着处的滋养层细胞称极端滋养层

6. 气血屏障的结构是　　　　　　　　　　　　　　　　　　（　　）

　　A. 毛细血管内皮、内皮基膜、Ⅰ型肺泡细胞

　　B. 毛细血管内皮、内皮基膜、上皮基膜和Ⅰ型肺泡细胞

　　C. Ⅰ型肺泡细胞、上皮基膜、薄层结缔组织、毛细血管内皮基膜和内皮

　　D. 肺泡上皮、上皮基膜及毛细血管内皮

　　E. 肺泡隔、肺泡上皮、上皮基膜和尘细胞

7. 次级卵泡的初级卵母细胞是处于哪一时期?　　　　　　　（　　）

　　A. 细胞静止期　　　　　　　　　　B. 第一次成熟分裂前期

　　C. 第一次成熟分裂中期　　　　　　D. 第二次成熟分裂前期

　　E. 第二次成熟分裂中期

8. 以下对于红细胞恒定数量的描述中,哪一项是正确的?　　（　　）

　　A. 正常成人女性血液中含 350 万～450 万个 /ml 红细胞

　　B. 正常成人女性血液中含 400 万～500 万个 /μl 红细胞

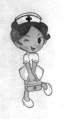

C. 正常成人男性血液中含 400 万～ 500 万个 /μl 红细胞

D. 正常成人男性血液中含 350 万～ 450 万个 /μl 红细胞

E. 幼年血液中红细胞的含量较低

9. 排卵时排出的卵细胞是处于 （　　）

A. 卵原细胞阶段　　　　　　　　B. 初级卵母细胞阶段

C. 次级卵母细胞阶段　　　　　　D. 成熟卵子

E. 卵泡细胞

10. 参与构成胎盘母体部的结构是 （　　）

A. 子宫包蜕膜　　　　　　　　　B. 子宫壁蜕膜

C. 子宫壁蜕膜及基蜕膜　　　　　D. 子宫基蜕膜

E. 以上答案都不对

11. 内胚层主要分化为以下器官的上皮, 除了 （　　）

A. 肝　　　　　B. 胰　　　　　C. 肺　　　　　D. 肾　　　　　E. 胃

12. 有关胚泡植入部位的描述中, 正确的是 （　　）

A. 子宫底　　　　　　　　　　　B. 子宫体

C. 子宫底和子宫体　　　　　　　D. 近子宫颈的子宫体

E. 以上都不对

13. 造血干细胞来源于 （　　）

A. 卵黄囊壁内胚层　　　　　　　B. 卵黄囊壁内胚层和外胚层

C. 卵黄囊壁中胚层　　　　　　　D. 卵黄囊壁中胚层和内胚层

E. 卵黄囊壁外胚层

14. 心肌纤维能成为一个同步舒缩的功能整体, 主要依赖于 （　　）

A. 横小管　　　B. 肌质网　　　C. 缝隙连接　　　D. 紧密连接　　E. 中间连接

15. 胎盘屏障包括以下结构, 除了 （　　）

A. 合体滋养层　　　　　　　　　B. 细胞滋养层及基膜

C. 绒毛内结缔组织　　　　　　　D 有孔毛细血管内皮及基膜

E. 毛细血管内皮及基膜

16. 正常受精的部位是在 （　　）

A. 输卵管伞端　　　　　　　　　B. 输卵管外 1/3 处

C. 输卵管内 1/3 处　　　　　　　D. 输卵管子宫部

E. 子宫底部

17. 以下属于肺呼吸部的结构组成, 除了 （　　）

A. 终末细支气管　　　　　　　　B. 呼吸性细支气管

C. 肺泡管　　　　　　　　　　　D. 肺泡囊

E. 肺泡

18. 胰腺与腮腺区分的要点是,除了　　　　　　　　　　　　　　（　　）

　　A. 胰腺有泡心细胞,而腮腺无

　　B. 胰腺内有胰岛,而腮腺无

　　C. 胰腺是浆液性腺,而腮腺是混合性腺

　　D. 腮腺有肌上皮细胞,而胰腺无

　　E. 腮腺有分泌管,而胰腺无

19. 以下含胶原纤维的细胞间质是　　　　　　　　　　　　　　　（　　）

　　A. 结缔组织　　B. 网状组织　　C. 骨骼肌　　　D 透明软骨　　E. 骨组织

（B 型题）（每题只选择一个答案,可重复选择同一答案）

备选答案（第 20 ～ 23 题）：

　　A. 胰高血糖素　B. 胰岛素　　　C. 生长抑素　　D. 内因子　　E. 胃蛋白酶原

20. 胰岛 B 细胞分泌　　　　　　　　　　　　　　　　　　　　（　　）

21. 胰岛 D 细胞分泌　　　　　　　　　　　　　　　　　　　　（　　）

22. 胰岛 A 细胞分泌　　　　　　　　　　　　　　　　　　　　（　　）

23. 胃底腺主细胞分泌　　　　　　　　　　　　　　　　　　　（　　）

备选答案（第 24 ～ 27 题）：

　　A. 胃黏膜 G 细胞分泌　　　　　　B. 胃黏膜 I 细胞分泌

　　C. 胃黏膜 EC 细胞分泌　　　　　　D. 胃黏膜 D 细胞分泌

　　E. 胃黏膜 D 细胞分泌

24. 生长抑素　　　　　　　　　　　　　　　　　　　　　　　（　　）

25. 胃泌素　　　　　　　　　　　　　　　　　　　　　　　　（　　）

26. 5- 羟色胺　　　　　　　　　　　　　　　　　　　　　　　（　　）

27. 缩胆囊素—促胰酶素　　　　　　　　　　　　　　　　　　（　　）

备选答案（第 28 ～ 31 题）：

　　A. 室旁核神经细胞主要分泌　　　　B. 睾丸间质细胞分泌

　　C. 视上核神经细胞主要分泌　　　　D. 球旁细胞主要分泌

　　E. 垂体嗜碱性细胞分泌

28. 加压素　　　　　　　　　　　　　　　　　　　　　　　　（　　）

29. 红细胞生成素　　　　　　　　　　　　　　　　　　　　　（　　）

30. 肾素　　　　　　　　　　　　　　　　　　　　　　　　　（　　）

31. 雄激素　　　　　　　　　　　　　　　　　　　　　　　　（　　）

备选答案（第 32 ～ 35 题）：

　　A. 合成纤维和基质　　　　　　　　B. 分泌黏液　　C. 参与骨质吸收

　　D. 吞噬异物　　　　　　　　　　　E. 参与过敏反应

32. 成骨细胞　　　　　　　　　　　　　　　　　　　　　　　（　　）

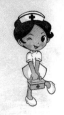

33.破骨细胞　　　　　　　　　　　　　　　　（　　）

34.肝枯否细胞　　　　　　　　　　　　　　　（　　）

35.小胶质细胞　　　　　　　　　　　　　　　（　　）

三、名词解释（共计 15 分）

1.胚盘（组成、演变）（2 分）

2胃黏膜屏障（结构组成和功能）（2 分）

3.连续毛细血管（电镜下结构、分布）（3 分）

4.造血干细胞（定义、特征）（2 分）

5.血胸腺屏障（定义、结构组成）（3 分）

6.成骨细胞（形态结构、分布）（3 分）

四、问答题（共计 10 分）

试述突触的定义、分类及光、电镜下结构。

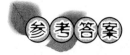
参考答案

一、填空题（每空 1.0 分，共计 40 分）

1.结构和功能　中央静脉　肝板（或肝索）　肝血窦　胆小管

2.小肠皱襞　肠绒毛　细胞表面微绒毛

3.多极神经元　双极神经元　假单极神经元

4.辐射状　碱　粗面内质网　高尔基复合体

5.肌原纤维　$1/2I + A + 1/2I$

6.横小管　终池

7.小支气管　细支气管　终末细支气管

8.毛球　生长点

9.含氮　类固醇

10.生精细胞　支持细胞　精原细胞　初级精母细胞　次级精母细胞　精子细胞

11.月经黄体　妊娠黄体　粒黄体　膜黄体　粒层细胞　卵泡漠内层

12.生长激素　催乳激素

二、选择题（每题 1.0 分，共计 35 分）

A 型题（每题只选择一个答案，填于括号内）

1.D　2.B　3.D　4.B　5.C　6.C　7.B　8.C　9.C　10.D　11.D　12.C　13.C

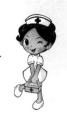

14. C　15. D　16. B　17. A　18. C　19. D

（B型题）（答案在前，每题只选择一个答案，可重复选择同一答案）

20. B　21. C　22. A　23. E　24. D　25. A　26. C　27. B　28. C　29. D　30. D

31. B　32. A　33. C　34. D　35. D

三、名词解释（共计15分）

1. 内胚层和外胚层的细胞紧密相贴而成的一个圆盘状结构，它是胚体的原基（0.5/点）。

2. 胃上皮细胞、其间的紧密连接以及上皮表面的黏液层构成胃黏膜屏障、可防止胃酸及胃蛋白酶对上皮细胞的侵蚀。（0.5/点）

3. 内皮细胞含核的部分较厚、凸向管腔，不含核的部分很薄；胞质内含有许多吞饮小泡；内皮细胞连续排列，细胞间有紧密连接；基膜完整，在周细胞处分开包绕周细胞；它主要分布于结缔组织、肌组织、中枢神经系统等处。（0.5/点）

4. 造血干细胞是能增殖、分化为各种血细胞的最原始的造血细胞。它具有很强的分裂能力、分化成多种血细胞的潜在能力以及自我复制的更新力。（0.5/点）

5. 是血液与胸腺皮质间的屏障结构。由以下5层组成：①毛细血管连续内皮；②内皮的基板；③血管周间隙，间隙中可有巨噬细胞、周细胞等；④上皮性网状细胞基板；⑤连续的上皮性网状细胞。（0.5/点）

6. 成骨细胞较大，呈柱状或椭圆形，细胞核呈圆形，核仁明显。细胞质强嗜碱性，染为深蓝色。在电镜下可见丰富的粗面内质网和发达的高尔基复合体，具有分泌骨质有机成分的功能。（0.5/点）

四、问答题（共计10分，2分/点）

1. 定义：神经元与神经元之间或神经元与非神经元之间一种特化的细胞连接。

2. 分类：化学性突触，即通常所说的突触；在低等动物，如鱼，还可见一种电突触，实际是一种缝隙连接。

3. 光镜下：可见上一级神经元的末端膨大，形成扣状或球状与下一级神经元的树突、树突棘或细胞体的接触点。

4. 电镜下：可分为三部分：①突触前成分；②突触间隙；③突触后成分。

5. ①突触前成分：包括突触前膜、突触小泡等。②突触间隙：含糖蛋白和一些微丝。③突触后成分：主要为突触后膜，膜上有特定受体。

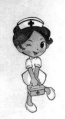

模拟试卷（二）

一、填空题（每空 1.0 分，共计 40 分）

1. 上皮组织的一般特点是：①由 _____ 和 _____ 组成；②具有 _____ 性；③内无 _____；④ _____ 丰富。

2. 通常泛指的突触是指 _____，在电镜下它是由 _____、_____ 和 _____ 组成。

3. 窦周隙是 _____ 和 _____ 之间的狭窄间隙。

4. 胃底腺主细胞超微结构特征是：细胞基底部及细胞核两侧有丰富的 _____、胞核上方有发达的 _____、顶端胞质内有大量的 _____，它们均是与合成 _____ 有关的细胞器。

5. 视杆细胞具有 _____ 的功能。视锥细胞具有 _____ 和 _____ 的功能。

6. 卵黄囊壁上的内胚层是 _____ 的发源地，其壁上的中胚层是 _____ 的发源地。

7. 精子细胞变态形成精子的过程称 _____。

8. 肝门管区是由 _____、_____、_____ 三种伴行的管道和 _____ 组成。

9. 一个次级卵泡的结构是：①卵细胞为 _____ 细胞，其外包有 _____ 和 _____；②卵泡细胞分别形成 _____ 和 _____，两者之间的腔称为 _____；③卵泡最外面包裹有 _____，可分为 _____ 和 _____ 两层。

10. 垂体远侧部嗜碱性细胞分泌的激素是 _____、_____ 和 _____。

11. 受精是指成熟的 _____ 与 _____ 融合形成一个 _____ 的过程。

二、选择题（每题 1.0 分，共计 35 分）

A 型题（每题只选择一个答案，填于括号内）

1. 以下对于血红蛋白含量的描述中，哪一项是正确的？ （　　）

    A. 正常成人女性血液中含 12～15 g/ml

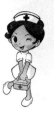

B、正常成人女性血液中含 10.5 ～ 13.5 g/100 ml

C. 正常成人男性血液中含 12 ～ 15 g/ml

D. 正常成人男性血液中含 10.5 ～ 13.5 g/100 ml

E. 幼年血液中红细胞内血红蛋白的含量较低

2. 区分有粒白细胞与无粒白细胞的主要依据是　　　　　　　　　　　　（　　）

　　A. 细胞大小不同　　　　　　　　　　B. 细胞有无吞噬功能

　　C. 细胞核有无分叶　　　　　　　　　D. 细胞内有无特殊颗粒

　　E. 细胞内有无嗜天青颗粒

3. "液态镶嵌模型学说"认为细胞膜的分子结构为　　　　　　　　　　　（　　）

　　A. 内、外各一层脂类分子,中间为一层蛋白质和表面的多糖分子

　　B. 内、外各一层蛋白质,中间为一层脂类分子和表面的多糖分子

　　C. 双层脂类分子、镶嵌球蛋白质分子

　　D. 外侧两层为蛋白质,内层脂类分子和表面的多糖分子

　　E. 外侧两层为脂类分子,内层为蛋白质分子和表面的多糖分子

4. 关于中胚层的分化,哪一项是错误的?　　　　　　　　　　　　　　　（　　）

　　A. 体节分化为皮肤的真皮等

　　B. 间介中胚层分化为骨骼、肌肉和结缔组织

　　C. 体壁中胚层分化为体壁的骨骼、肌肉和结缔组织

　　D. 脏壁中胚层分化为内脏的肌肉和结缔组织

　　E. 间充质细胞分化为机体各处的结缔组织等

5. 以下对于红细胞形态结构的描述中,哪一项是错误的?　　　　　　　　（　　）

　　A. 呈双凹扁圆形,中央较薄,周边较厚,直径为 7 ～ 8 μm

　　B. 呈双凸扁圆形,中央较厚,周边较薄,直径为 7 ～ 8 μm

　　C. 新鲜的血液,常见红细胞粘合成红细胞缗钱

　　D. 新鲜单个的红细胞在显微镜下呈黄绿色

　　E. 成熟红细胞无细胞核和其他细胞器,细胞质中充满了血红蛋白

6. 酶原颗粒的形成与哪一种细胞器有关?　　　　　　　　　　　　　　　（　　）

　　A. 溶酶体　　　B. 线粒体　　　C. 高尔基复合体　　　D. 核糖体　　　E. 滑面内质网

7. 以下对胚盘的描述中,哪一项是错误的?　　　　　　　　　　　　　　（　　）

　　A. 由内胚层和外胚层构成　　　　　　B. 由内胚层和中胚层构成

　　C. 两胚层紧密相贴　　　　　　　　　D. 是一个圆盘状的结构

　　E. 是人胚体的原基

8. 骨骼肌三联体的结构组成是　　　　　　　　　　　　　　　　　　　（　　）

　　A. 由一条横小管与两侧的终池构成　　B. 由一条横小管及一侧的终池构成

　　C. 由两条横小管及其间终池构成　　　D. 由一条纵小管和一个终池构成

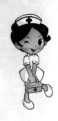

E. 以上都不对

9. 关于血胸腺屏障的描述中,哪一项是错误的? （　　）

   A. 是血与胸腺皮质间的屏障结构

   B. 由连续毛细血管内皮及完整内皮基板

   C. 由有孔毛细血管内皮及不完整内皮基板

   D. 血管周间隙（内含巨噬细胞、周细胞等）

   E. 连续上皮性网状细胞基板及上皮性网状细胞

10. 关于气血屏障的描述中,哪一项是错误的? （　　）

   A. 是指肺泡与血液间进行气体交换所通过的结构

   B. 厚度约 0.5 μm

   C. Ⅰ型肺泡细胞很薄,内含许多吞饮小泡

   D. 毛细血管内皮为连续型

   E. 内皮基膜与肺泡上皮基膜间有Ⅱ型肺泡细胞

11. 关于分泌含氮类激素细胞的特征描述中,哪一项是错误的? （　　）

   A. 胞质内有丰富的粗面内质网　　　　B. 有发达的高尔基复合体

   C. 含丰富的脂滴　　　　　　　　　　D. 有较多膜包颗粒

   E. 起源于内胚层或外胚层

12. 骨组织中,属于单核吞噬细胞系统的细胞是 （　　）

   A. 骨细胞　　　　　　　　　　　　　B. 骨膜成纤维细胞

   C. 成骨细胞　　　　　　　　　　　　D. 破骨细胞

   E. 内皮细胞

13. 参与构成胎盘母体部的结构是 （　　）

   A. 子宫包蜕膜　　　　　　　　　　　B. 子宫壁蜕膜

   C. 子宫壁蜕膜及基蜕膜　　　　　　　D. 子宫基蜕膜

   E. 以上答案都不对

14. 以下哪一器官的上皮是由中胚层分化而来? （　　）

   A. 肝　　　　　B. 胰　　　　　C. 肺　　　　　D. 肾　　　　　E. 胃

15. 有关胚泡植入的描述中,正确的是 （　　）

   A. 子宫底　　　　　　　　　　　　　B. 子宫体

   C. 子宫底和子宫体　　　　　　　　　D. 近子宫体颈的子宫体

   E. 以上都不对

16. 以下关于滤过屏障的描述中,哪一项是错误的? （　　）

   A. 足细胞间的裂隙　　　　　　　　　B. 共同的基膜

   C. 连续毛细血管内皮　　　　　　　　D. 有孔毛细血管内皮

   E. 滤过血液形成原尿

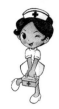

(B型题)(每题只选择一个答案,可重复选择同一答案)

备选答案(第17～20题):

　　　A.单核细胞　　　B.肥大细胞　　　C.红细胞　　　　D.嗜酸粒细胞　　E.巨噬细胞

17.颗粒内含有肝素的细胞是　　　　　　　　　　　　　　　　　　　　　　　(　)

18.含有特殊颗粒的细胞是　　　　　　　　　　　　　　　　　　　　　　　　(　)

19.含有异染性颗粒的细胞是　　　　　　　　　　　　　　　　　　　　　　　(　)

20.含有血红蛋白的细胞是　　　　　　　　　　　　　　　　　　　　　　　　(　)

备选答案(第21～25题):

　　　A.B细胞　　　　B.T细胞　　　　C.巨核细胞　　　D.嗜碱粒细胞　　E.单核细胞

21.产生血小板的细胞是　　　　　　　　　　　　　　　　　　　　　　　　　(　)

22.吞噬细胞、病毒的细胞是　　　　　　　　　　　　　　　　　　　　　　　(　)

23.参与机体体液免疫的细胞是　　　　　　　　　　　　　　　　　　　　　　(　)

24.参与机体细胞免疫的细胞是　　　　　　　　　　　　　　　　　　　　　　(　)

25.参与机体过敏反应的细胞是　　　　　　　　　　　　　　　　　　　　　　(　)

备选答案(第26～28题):

　　　A.生长激素　　　B.降钙素　　　　C.甲状腺素　　　D.促甲状腺素　　E.缩宫素

26.垂体嗜酸性细胞可分泌　　　　　　　　　　　　　　　　　　　　　　　　(　)

27.垂体嗜碱性细胞可分泌　　　　　　　　　　　　　　　　　　　　　　　　(　)

28.甲状腺滤泡上皮细胞分泌　　　　　　　　　　　　　　　　　　　　　　　(　)

备选答案(第29～31题):

　　　A.使血钙升高　　B.使血糖升高　C.使血钙降低　　D.使血糖降低　　E.促生长作用

29.甲状旁腺主细胞分泌的激素　　　　　　　　　　　　　　　　　　　　　　(　)

30.胰岛A细胞分泌的激素　　　　　　　　　　　　　　　　　　　　　　　　(　)

31.胰岛B细胞分泌的激素　　　　　　　　　　　　　　　　　　　　　　　　(　)

备选答案(第32～35题):

　　　A.合成纤维和基质　　　　　　B.分泌黏液　　　　　　　C.参与骨质吸收

　　　D.吞噬异物　　　　　　　　　E.参与过敏反应

32.骨细胞　　　　　　　　　　　　　　　　　　　　　　　　　　　　　　　(　)

33.破骨细胞　　　　　　　　　　　　　　　　　　　　　　　　　　　　　　(　)

34.小胶质细胞　　　　　　　　　　　　　　　　　　　　　　　　　　　　　(　)

35.尘细胞　　　　　　　　　　　　　　　　　　　　　　　　　　　　　　　(　)

三、名词解释(共计15分)

1.胎盘屏障(定义、结构组成)(2分)

2.赫令氏体(光、电镜下结构、内含物)(2分)

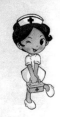

3. 肾小球旁器（组成、功能）（3分）

4. 肌节（位置、结构组成、定义）（3分）

5. 闰盘（位置、结构组成）（2分）

6. 有孔毛细血管（结构组成、分布）（3分）

四、问答题（共计10分）

试述淋巴小结的细胞组成、形态结构和功能（10分）。

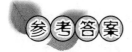

一、填空题（每空1.0分，共计40分）

1. 细胞　细胞间质　极　血管　神经

2. 化学性突触　突触前成分　突触间隙　突触后成分

3. 肝细胞　肝血窦内皮细胞

4. 粗面内质网　高尔基复合体　酶原颗粒　分泌蛋白质

5. 感暗光　感强光　辨色

6. 原始生殖细胞　造血干细胞

7. 精子形成

8. 小叶间动脉　小叶间静脉　小叶间胆管　结缔组织

9. 初级卵母　透明带　放射冠　粒层　卵丘　卵泡腔　卵泡膜　内层　外层

10. 促肾上腺皮质激素　促甲状腺激素　促性腺激素

11. 精子　卵子　受精卵

二、选择题（每题1.0分，共计35分）

（A型题）

1. B　2. D　3. C　4. B　5. B　6. C　7. B　8. A　9. C　10. E　11. C　12. D　13. D

14. D　15. C　16. C

（B型题）

17. B　18. D　19. B　20. C　21. C　22. E　23. A　24. B　25. D　26. A　27. D

28. C　29. A　30. B　31. D　32. A　33. C　34. D　35. D

三、名词解释（共计15分）

1. 胎儿血与母体血在胎盘内进行物质交换必须经过的结构称胎盘屏障。由合体滋养层、细胞滋养层及基膜、绒毛内结缔组织、绒毛内毛细血管的基膜及内皮组成。（0.5分／点）

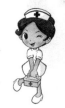

2. 光镜下是嗜酸性小体,电镜下是含分泌颗粒的神经纤维轴突末端,是分别由视上核神经元分泌的加压素和室旁核神经元分泌的缩宫素。(0.5 分 / 点)

3. 由球旁细胞、致密斑、球外系膜细胞组成。功能是球旁细胞分泌肾素、红细胞生成素;致密斑是一种化学感受器;球外系膜细胞功能不清。(0.5 分 / 点)

4.(0.5 分 / 点)

(1)两条相邻 Z 线间的一段肌原纤维称为肌节。

(2)每个肌节包括 1/2I 带 +A 带 +1/2I 带。

(3)是肌原纤维的结构和功能单位。

5.(1.0 分 / 点)

(1)是心肌纤维相互连接的部位,光镜下为深染的粗线,与肌纤维长轴垂直或呈阶梯形;电镜下闰盘位于 Z 线水平,为相邻心肌纤维的肌膜相互嵌合。

(2)在横向的接触面上,有中间连接和桥粒,在纵向接触面上有缝隙连接。

6.(1.0 分 / 点)

(1)内皮细胞不含核的部分很薄,并有许多贯穿的窗孔,孔上有或无隔膜封闭。

(2)细胞质内吞饮小泡较少,内皮细胞间有连接结构。基膜完整。

(3)它主要分布于胃肠黏膜、某些内分泌腺、肾血管球等处。

四、问答题（共计 10 分，2 分 / 点）

1. 主要是由 B 细胞密集而成的球状结构。功能活跃的淋巴小结中心浅染,称生发中心。

2. 生发中心可分为暗区和明区。生发中心内侧部分聚集着大量的大淋巴细胞,染色深,为暗区。

3. 生发中心外侧部分聚集着中等淋巴细胞,为明区。

4. 生发中心周边近被膜侧的小淋巴细胞常聚集成帽状结构,称小结帽。

5. 淋巴小结内含较多的巨噬细胞。淋巴小结的 B 细胞参与机体的体液免疫。

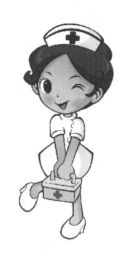

组织学与胚胎学实验报告

组织学与胚胎学
实验报告

目 录

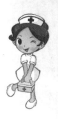

一、上皮组织实验报告

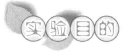

1.掌握上皮组织的一般结构特点。

2.熟悉被覆上皮的分类、分布、构造；熟悉腺的概念、分类、内外分泌腺的区别。

3.了解微绒毛、纤毛的结构、功能；了解上皮细胞的侧面连接、位置和功能。

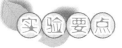

1.上皮组织的一般结构特点。

2.各类被覆上皮的形态特点。

3.识别假复层纤毛柱状上皮游离面的纤毛。

4.杯状细胞的结构特点。

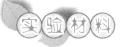

1.单层扁平上皮。

2.单层柱状上皮。

3.单层立方上皮。

4.假复层纤毛柱状上皮。

5.复层扁平上皮。

6.变移上皮。

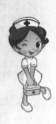

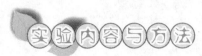

一、单层扁平上皮

（一）绘单层扁平上皮模式图，注明相应结构。

（二）间皮　肠系膜铺片（镀银染色）

光镜观察，结构特点为：＿＿＿＿＿＿＿＿＿＿＿＿＿＿＿＿＿＿＿＿＿＿＿＿＿＿＿

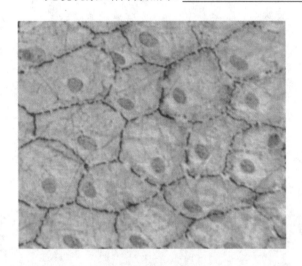

＿＿＿＿＿＿＿＿＿＿＿＿＿＿＿＿＿＿＿

＿＿＿＿＿＿＿＿＿＿＿＿＿＿＿＿＿＿＿

＿＿＿＿＿＿＿＿＿＿＿＿＿＿＿＿＿＿＿

＿＿＿＿＿＿＿＿＿＿＿＿＿＿＿＿＿＿＿

＿＿＿＿＿＿＿＿＿＿＿＿＿＿＿＿＿＿＿。

（三）内皮　血管切片（HE 染色）

光镜观察，结构特点为：＿＿＿＿＿＿＿＿＿＿＿＿＿＿＿＿＿＿＿＿＿＿＿＿＿＿＿

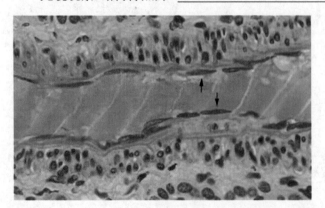

＿＿＿＿＿＿＿＿＿＿＿＿＿＿＿＿＿＿＿

＿＿＿＿＿＿＿＿＿＿＿＿＿＿＿＿＿＿＿

＿＿＿＿＿＿＿＿＿＿＿＿＿＿＿＿＿＿＿

＿＿＿＿＿＿＿＿＿＿＿＿＿＿＿＿＿＿＿

＿＿＿＿＿＿＿＿＿＿＿＿＿＿＿＿＿＿＿。

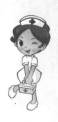

二、单层柱状上皮

（一）绘单层柱状上皮模式图，注明相应结构。

（二）光镜观察（空肠横切面，HE 染色），结构特点为：＿＿＿＿＿＿＿＿＿＿＿＿＿＿＿＿

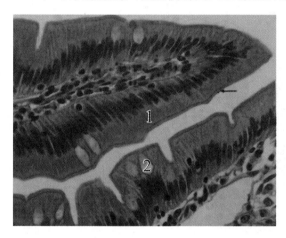

＿＿＿＿＿＿＿＿＿＿＿＿＿＿＿＿＿＿＿

＿＿＿＿＿＿＿＿＿＿＿＿＿＿＿＿＿＿＿

＿＿＿＿＿＿＿＿＿＿＿＿＿＿＿＿＿＿＿

＿＿＿＿＿＿＿＿＿＿＿＿＿＿＿＿＿＿＿

＿＿＿＿＿＿＿＿＿＿＿＿＿＿＿＿＿＿＿

＿＿＿＿＿＿＿＿＿＿＿＿＿＿＿＿＿。

三、单层立方上皮

（一）绘单层立方上皮模式图，注明相应结构。

（二）光镜观察（肾髓质切片 HE 染色），结构特点为：＿＿＿＿＿＿＿＿＿＿＿＿＿＿

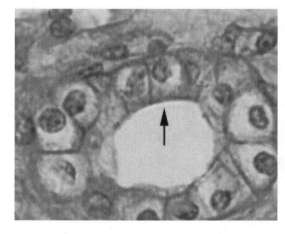

＿＿＿＿＿＿＿＿＿＿＿＿＿＿＿＿＿＿＿

＿＿＿＿＿＿＿＿＿＿＿＿＿＿＿＿＿＿＿

＿＿＿＿＿＿＿＿＿＿＿＿＿＿＿＿＿＿＿

＿＿＿＿＿＿＿＿＿＿＿＿＿＿＿＿＿＿＿

＿＿＿＿＿＿＿＿＿＿＿＿＿＿＿＿＿＿＿

＿＿＿＿＿＿＿＿＿＿＿＿＿＿＿＿＿。

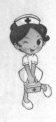

四、假复层纤毛柱状上皮

（一）绘假复层纤毛柱状上皮模式图，注明相应结构。

（二）光镜观察（气管横切片，HE染色），结构特点为：＿＿＿＿＿＿＿＿＿＿
＿＿＿＿＿＿＿＿＿＿＿＿
＿＿＿＿＿＿＿＿＿＿＿＿
＿＿＿＿＿＿＿＿＿＿＿＿
＿＿＿＿＿＿＿＿＿＿＿＿
＿＿＿＿＿＿＿＿＿＿＿＿
＿＿＿＿＿＿＿＿＿＿＿＿。

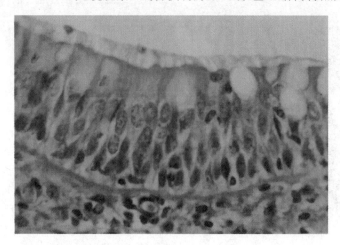

五、复层扁平上皮

（一）绘复层扁平上皮模式图，注明相应结构。

（二）光镜观察（食管横切片，HE染色），结构特点为：＿＿＿＿＿＿＿＿＿
＿＿＿＿＿＿＿＿＿＿＿＿
＿＿＿＿＿＿＿＿＿＿＿＿
＿＿＿＿＿＿＿＿＿＿＿＿
＿＿＿＿＿＿＿＿＿＿＿＿
＿＿＿＿＿＿＿＿＿＿＿＿
＿＿＿＿＿＿＿＿＿＿＿。

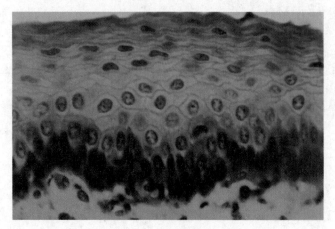

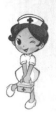

六、变移上皮

（一）变移上皮（膀胱空虚状态）

光镜观察,结构特点为: _____

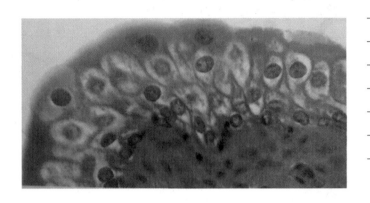

_____

_____

_____

_____

_____

_____

_____。

（二）变移上皮（膀胱充盈状态）

光镜观察,结构特点为: _____

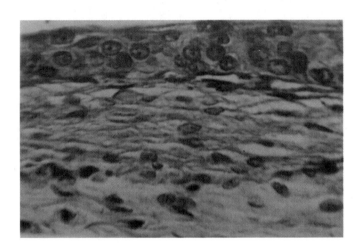

_____

_____

_____

_____

_____

_____

_____。

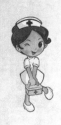
二、结缔组织实验报告

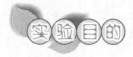

1.掌握结缔组织的分类和功能。

2.熟悉疏松结缔组织的细胞形态和功能；三种软骨组织的结构特点；长骨的基本结构。

3.了解血细胞的分类和正常值。

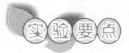

1.疏松结缔组织的结构。

2.软骨组织的一般结构特点。

3.骨组织的一般结构特点。

4.各种血细胞的形态特点。

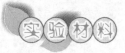

1.疏松结缔组织铺片。

2.脂肪组织切片。

3.致密结缔组织。

4.网状组织。

5.透明软骨。

6.弹性软骨。

7.骨磨片。

8.人血涂片。

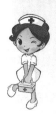

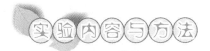

一、疏松结缔组织

（一）绘疏松结缔组织模式图,注明胶原纤维、弹性纤维、肥大细胞、巨噬细胞等结构。

（二）光镜观察（肠系膜铺片 HE 染色),疏松结缔组织结构特点为: _____

_____

_____

_____

_____

_____

_____

_____ 。

二、脂肪组织

光镜观察 (皮下组织切片，HE 染色),黄色脂肪组织的构造特点为: _____

_____

_____

_____

_____

_____

_____ 。

三、致密结缔组织

光镜观察（肌腱纵切面 HE 染色),致密结缔组织的构造特点为: _____

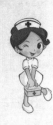

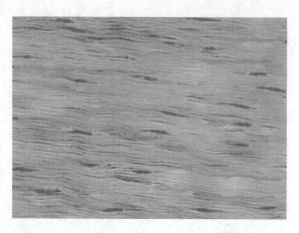

_____
_____
_____
_____
_____
_____ 。

四、网状组织

光镜观察（淋巴结切片 HE 染色），网状组织的结构特点为：_____

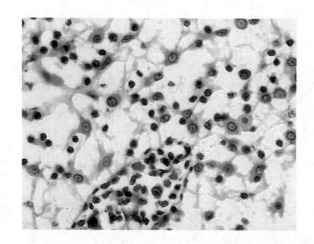

_____
_____
_____
_____
_____
_____
_____ 。

五、透明软骨

光镜观察（气管切片，HE 染色），透明软骨的结构特点为：_____

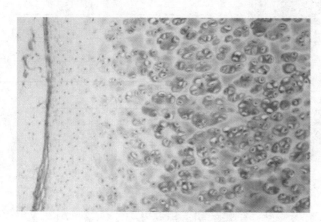

_____
_____
_____
_____
_____
_____ 。

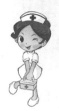

六、弹性软骨

光镜观察（耳郭切片 HE 染色），弹性软骨的结构特点为：＿＿＿＿＿＿＿＿＿

＿＿＿＿＿＿＿＿＿＿＿＿＿＿＿＿＿＿＿＿＿＿＿＿＿＿

＿＿＿＿＿＿＿＿＿＿＿＿＿＿＿＿＿＿＿＿＿＿＿＿＿＿

＿＿＿＿＿＿＿＿＿＿＿＿＿＿＿＿＿＿＿＿＿＿＿＿＿＿

＿＿＿＿＿＿＿＿＿＿＿＿＿＿＿＿＿＿＿＿＿＿＿＿＿＿

＿＿＿＿＿＿＿＿＿＿＿＿＿＿＿＿＿＿＿＿＿＿＿＿＿＿

＿＿＿＿＿＿＿＿＿＿＿＿＿＿＿＿＿＿＿＿＿＿＿＿＿。

七、骨组织

光镜观察（长骨横切面，哈佛氏系统），骨组织的结构特点为 ＿＿＿＿＿＿＿＿＿

＿＿

＿＿＿＿＿＿＿＿＿＿＿＿＿＿＿＿＿＿＿＿＿＿＿＿＿＿＿＿＿＿＿＿＿＿＿。

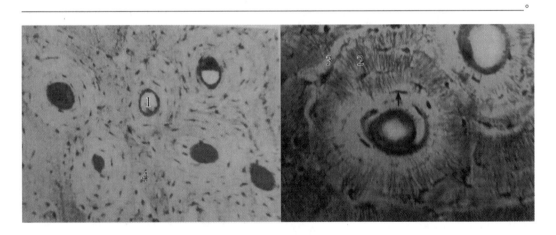

八、人血涂片（瑞氏染色）

（一）油镜的使用方法

1. 低倍镜下，选择所要观察的部位，旋开物镜，在要观察的部位上滴一滴香柏油，旋转物镜转换器，将 100 倍油镜头旋至正中，然后从侧面观察，看看油镜头是否已经浸入油中，如未浸入，使之浸入。注意油不能太多。

2. 缓慢调节微调螺旋，直至图像清晰。按从上到下，从左到右的顺序推动玻片，并随时调节微调螺旋，使图像始终清晰。

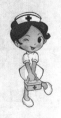

3.使用完后,必须用二甲苯清洗玻片,用1:1乙醚乙醇清洗油镜头。

（二）油镜头观察人血涂片　轻轻旋转显微镜的微调螺旋,直至清晰地看见各类细胞。写出各类细胞的结构特征。

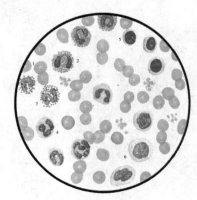

1.红细胞：_____

_____。

2.白细胞：_____

_____

_____。

（1）中性粒细胞：_____

_____

_____。

（2）淋巴细胞：_____

_____

_____。

（3）单核细胞：_____

_____

_____。

（4）嗜酸性粒细胞：_____

_____

_____。

（5）嗜碱性粒细胞：_____

_____

_____。

3.血小板：_____

_____

_____。

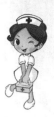

三、肌组织实验报告

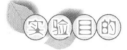

1.掌握肌组织的结构特点。

2.熟悉骨骼肌、心肌和平滑肌的光镜下结构。

3.了解骨骼肌、心肌、平滑肌的超微结构。

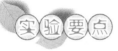

1.肌组织的一般结构特点。

2.平滑肌、骨骼肌和心肌的微细结构特点。

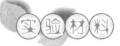

1.平滑肌标本切片。

2.心肌标本切片。

3.骨骼肌标本切片。

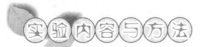

一、平滑肌

光镜观察（小肠切片，HE 染色），描述平滑肌的结构特点：＿＿＿＿＿＿＿＿＿＿

＿＿＿＿＿＿＿＿＿＿＿＿＿＿＿＿＿＿＿＿＿＿＿＿＿＿＿＿＿＿＿＿＿＿。

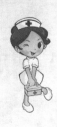

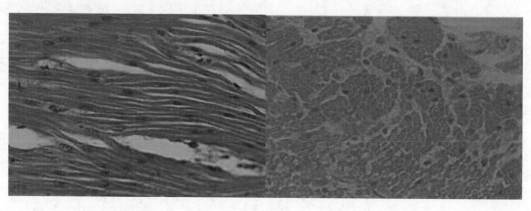

二、心肌（心室壁切片，HE 染色）

光镜观察（心室壁切片，HE 染色），描述心肌的结构特点：＿＿＿＿＿＿＿＿＿＿＿

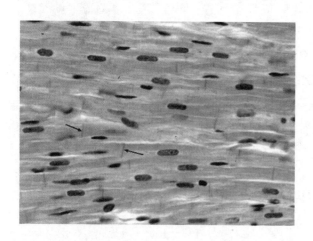

＿＿＿＿＿＿＿＿＿＿＿＿＿＿＿

＿＿＿＿＿＿＿＿＿＿＿＿＿＿＿

＿＿＿＿＿＿＿＿＿＿＿＿＿＿＿

＿＿＿＿＿＿＿＿＿＿＿＿＿＿＿

＿＿＿＿＿＿＿＿＿＿＿＿＿＿＿

＿＿＿＿＿＿＿＿＿＿＿＿＿＿＿

＿＿＿＿＿＿＿＿＿＿＿＿＿＿。

三、骨骼肌

光镜观察（HE 染色），描述骨骼肌的结构特点：＿＿＿＿＿＿＿＿＿＿＿＿

＿＿＿＿＿＿＿＿＿＿＿＿＿＿＿＿＿＿＿＿＿＿＿＿＿＿＿＿＿＿＿＿＿。

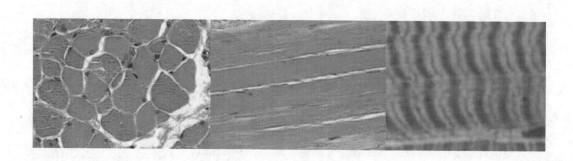

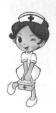

四、神经组织实验报告

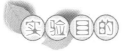

1.掌握神经元的结构特点。

2.熟悉有髓神经纤维的结构特点。

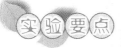

1.神经胶质细胞。

2.神经元的形态结构。

3.神经元的连接及分类。

4.神经组织的显微镜下观察。

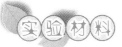

1.多极神经元。

2.有髓神经纤维。

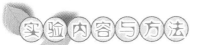

一、多极神经元

绘多极神经元模式图,注明相应结构。

二、有髓神经纤维

光镜观察(神经的纵切片,HE 染色),描述有髓神经纤维的结构特点:＿＿＿＿＿＿＿

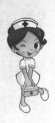

_____

_____

_____ 。

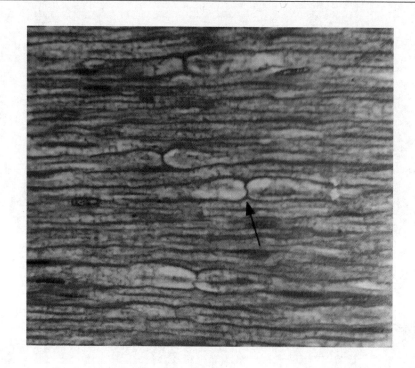

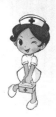

五、消化系统实验报告

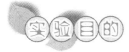

1. 掌握光镜下胃底腺、肝、胰、小肠的微细结构。
2. 熟悉消化系统各器官与功能相对应的微细结构。
3. 了解门管区、消化管壁的层次、肝小叶、胰腺腺泡和胰岛的微细结构。

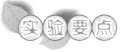

1. 消化管的基本结构。
2. 消化管各段黏膜层的结构特点。
3. 肝小叶和门管区的微细结构。
4. 胰的外分泌部和内分泌部的微细结构。

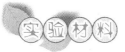

1. 食管切片。
2. 胃底切片。
3. 小肠切片。
4. 肝切片。
5. 胰切片。

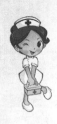
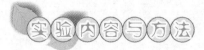

一、食管横切片

光镜观察食管横切片（HE 染色），描述各层结构特点：_____

_____

_____

_____

_____

_____

_____

_____。

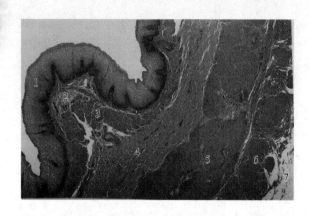

二、胃底切片

光镜观察胃底切片（HE 染色），描述其结构特点：_____

_____

_____

_____

_____

_____

_____

_____。

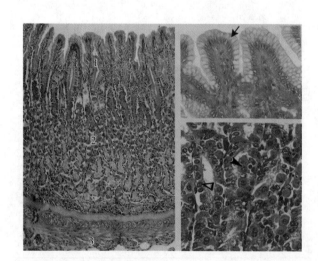

三、小肠横切片

光镜观察空肠切片（HE 染色），描述其结构特点：_____

_____

_____。

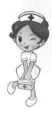

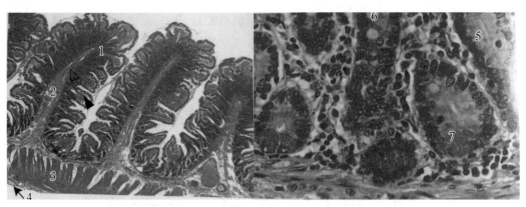

四、肝切片

（一）光镜观察肝小叶（HE 染色），描述其结构特点：＿＿＿＿＿＿＿＿＿＿＿＿＿＿

＿＿＿＿＿＿＿＿＿＿＿＿＿＿＿＿＿＿＿＿＿＿＿＿＿＿＿＿＿＿＿＿＿＿＿＿＿＿＿

＿＿＿＿＿＿＿＿＿＿＿＿＿＿＿＿＿＿＿＿＿＿＿＿＿＿＿＿＿＿＿＿＿＿＿＿＿＿＿。

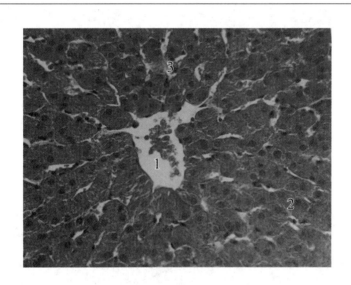

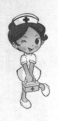

（二）光镜观察门管区（HE 染色），描述其结构特点：_____

_____

_____。

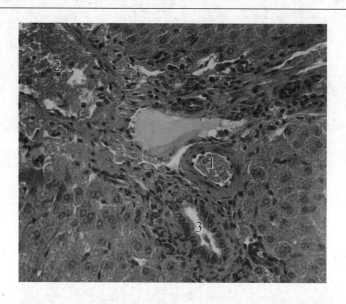

五、胰

光镜观察胰腺 (HE 染色) 的外分泌部和内分泌部，描述其结构特点：_____

_____

_____。

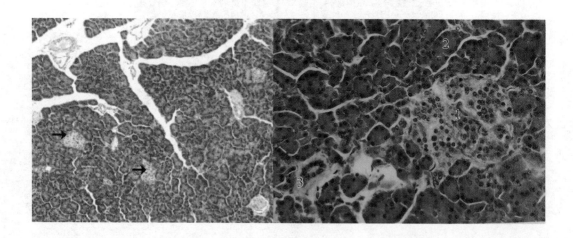

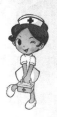

六、呼吸系统实验报告

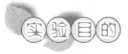

1.掌握呼吸系统导气部、呼吸部的组成和功能。

2.熟悉气管、支气管、肺的组织结构。

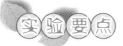

1.气管和主支气管的层次和结构特点。

2.肺的微细结构：导气部的组成及其微细结构的变化规律，呼吸部的组成及其微细结构，肺泡隔及尘细胞。

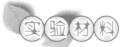

1.气管横切片。

2.肺切片。

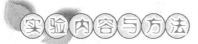

一、气管横切片

光镜观察（低倍镜和高倍镜，HE 染色），描述气管的结构特点：_____

_____

_____

_____

_____。

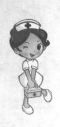

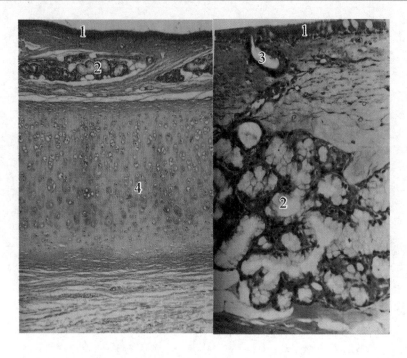

二、肺切片（HE 染色）绘图

光镜观察（导气部和呼吸部，HE 染色），描述肺的结构特点：_____

_____

_____

_____

_____

_____

_____。

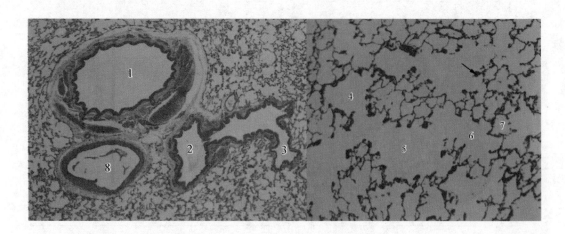

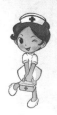

七、泌尿系统实验报告

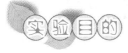

1.辨认肾单位的组织结构,分辨肾小囊、肾小管各段上皮的特点。

2.辨认球旁细胞和致密斑。

3.了解膀胱的组织结构。

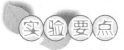

1.肾单位的组成。

2.肾皮质和肾髓质的结构。

3.肾小体的结构、肾小管各段的结构特点。

4.近血管球复合体的组成及结构。

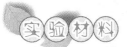

1.肾切片。

2.膀胱切片。

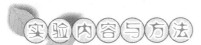

一、肾切片

(一)光镜观察肾皮质(HE 染色),描述其各部结构特点: _____

_____

_____。

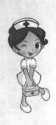

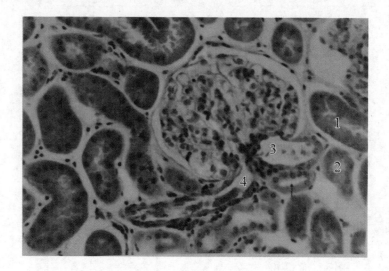

（二）光镜观察肾髓质（HE 染色），描述其各部结构特点：_____

_____

_____。

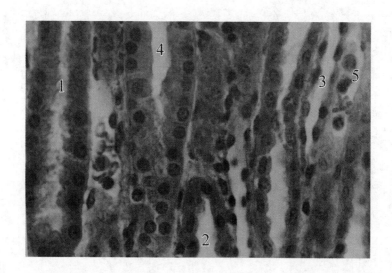

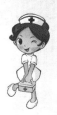

八、生殖系统实验报告

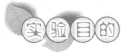

1.掌握睾丸、卵巢、子宫的结构。

2.熟悉附睾、前列腺的结构。

3.了解活动期和静止期乳腺的结构。

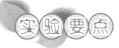

1.睾丸的微细结构特点,精子的发育过程,间质细胞的形态和分布。

2.卵巢的微细结构:各级卵泡的结构特点。

3.子宫壁的微细结构:增生期子宫内膜与分泌期子宫内膜的特点。

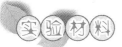

1.睾丸切片(HE 染色)。

2.附睾切片(HE 染色)。

3.前列腺切片(HE 染色)。

4.卵巢切片(HE 染色)。

5.子宫(内膜为增生期)切片(HE 染色)。

6.子宫(内膜为分泌期)切片(HE 染色)。

7.输卵管切片(HE 染色)。

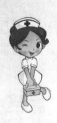

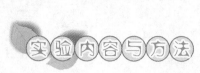

一、睾丸

（一）绘生精小管及睾丸间质模式图，标明基膜、精原细胞、初级精母细胞、次级精母细胞、精子细胞、精子、间质细胞、肌样细胞。

（二）睾丸切片（HE 染色）

光镜观察睾丸切片（HE 染色），描述相应结构特点：＿＿＿＿＿＿＿＿＿＿＿＿＿＿＿＿

＿＿＿＿＿＿＿＿＿＿＿＿＿＿＿＿＿＿＿＿＿＿＿＿＿＿＿＿＿＿＿＿＿＿＿＿＿＿＿。

＿＿＿＿＿＿＿＿＿＿＿＿＿＿＿＿

＿＿＿＿＿＿＿＿＿＿＿＿＿＿＿＿

＿＿＿＿＿＿＿＿＿＿＿＿＿＿＿＿

＿＿＿＿＿＿＿＿＿＿＿＿＿＿＿＿

＿＿＿＿＿＿＿＿＿＿＿＿＿＿＿＿

＿＿＿＿＿＿＿＿＿＿＿＿＿＿＿＿

＿＿＿＿＿＿＿＿＿＿＿＿＿＿＿＿。

二、附睾切片（HE 染色）

光镜观察附睾切片（HE 染色），描述相应结构特点：＿＿＿＿＿＿＿＿＿＿＿＿

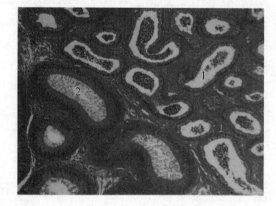

＿＿＿＿＿＿＿＿＿＿＿＿＿＿＿＿

＿＿＿＿＿＿＿＿＿＿＿＿＿＿＿＿

＿＿＿＿＿＿＿＿＿＿＿＿＿＿＿＿

＿＿＿＿＿＿＿＿＿＿＿＿＿＿＿＿

＿＿＿＿＿＿＿＿＿＿＿＿＿＿＿＿

＿＿＿＿＿＿＿＿＿＿＿＿＿＿＿＿

＿＿＿＿＿＿＿＿＿＿＿＿＿＿＿＿。

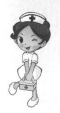

三、前列腺切片（HE 染色）

光镜观察前列腺切片（HE 染色），描述相应结构特点：＿＿＿＿＿＿＿＿＿＿

＿＿＿＿＿＿＿＿＿＿＿＿＿＿＿＿＿＿＿＿＿＿

＿＿＿＿＿＿＿＿＿＿＿＿＿＿＿＿＿＿＿＿＿＿

＿＿＿＿＿＿＿＿＿＿＿＿＿＿＿＿＿＿＿＿＿＿

＿＿＿＿＿＿＿＿＿＿＿＿＿＿＿＿＿＿＿＿＿＿

＿＿＿＿＿＿＿＿＿＿＿＿＿＿＿＿＿＿＿＿＿＿

＿＿＿＿＿＿＿＿＿＿＿＿＿＿＿＿＿＿＿＿＿。

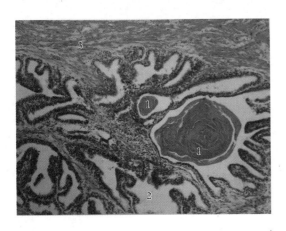

四、卵巢

（一）绘卵巢切面模式图，标明原始卵泡、初级卵泡、次级卵泡、成熟卵泡、红体、白体、黄体等。

（二）卵巢切片（HE 染色）

光镜观察卵巢切片（HE 染色），描述次级卵泡形态结构：＿＿＿＿＿＿＿

＿＿＿＿＿＿＿＿＿＿＿＿＿＿＿＿＿＿＿＿＿＿

＿＿＿＿＿＿＿＿＿＿＿＿＿＿＿＿＿＿＿＿＿＿

＿＿＿＿＿＿＿＿＿＿＿＿＿＿＿＿＿＿＿＿＿＿

＿＿＿＿＿＿＿＿＿＿＿＿＿＿＿＿＿＿＿＿＿＿

＿＿＿＿＿＿＿＿＿＿＿＿＿＿＿＿＿＿＿＿＿＿

＿＿＿＿＿＿＿＿＿＿＿＿＿＿＿＿＿＿＿＿＿。

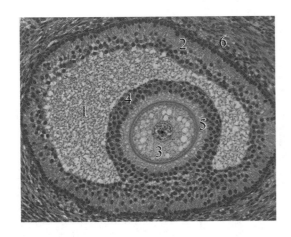

五、子宫

（一）光镜观察增生期子宫内膜切片（HE 染色），叙述其结构特征：＿＿＿＿＿＿＿

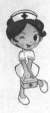
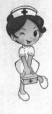

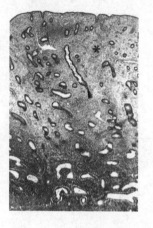

_____
_____
_____
_____
_____
_____。

（二）光镜观察分泌期子宫内膜切片（HE 染色），叙述其结构特征：_____

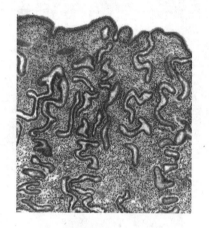

_____
_____
_____
_____
_____
_____。

六、输卵管

光镜观察输卵管切片（HE 染色），叙述各层结构特征：_____

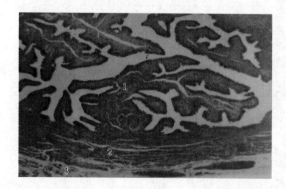

_____
_____
_____
_____
_____
_____。

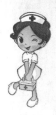

九、脉管系统实验报告

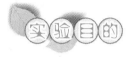

1. 掌握小动脉、中动脉、大动脉的组织结构特征,并与同型静脉比较。
2. 熟悉心壁的微细结构。
3. 了解血窦的组织特征,毛细血管网的形态特征。

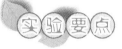

1. 心壁的微细结构。
2. 大动脉管壁的微细结构。
3. 中动脉和中静脉管壁的微细结构。
4. 小动脉和小静脉管壁的微细结构。
5. 淋巴结的微细结构。

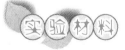

1. 心壁切片(HE 染色)。
2. 大动脉切片(HE 染色)。
3. 中动脉切片(HE 染色)。
4. 小动脉、小静脉切片(HE 染色)。
5. 淋巴结切片(HE 染色)。
6. 脾切片(HE 染色)。

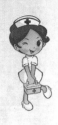

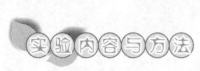

一、心脏

（一）绘心壁结构模式图，注明心内膜、内皮、内皮下层、心内膜下层、普肯耶纤维、心肌、心外膜、小血管等。

（二）光镜观察心壁切片（HE 染色），叙述心内膜与心肌结构特征：_____

_____

_____

_____

_____

_____

_____。

二、大动脉切片（HE 染色）

光镜观察大动脉切片（HE 染色），叙述各层结构特征：_____

_____

_____

_____

_____

_____

_____。

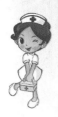

三、中动脉切片（HE 染色）

光镜观察中动脉切片（HE 染色），叙述各层结构特征：＿＿＿＿＿＿＿＿＿＿＿＿＿＿

＿＿＿＿＿＿＿＿＿＿＿＿＿＿＿＿＿＿＿＿＿＿＿＿＿＿＿＿＿＿＿

＿＿＿＿＿＿＿＿＿＿＿＿＿＿＿＿＿＿＿＿＿＿＿＿＿＿＿＿＿＿＿

＿＿＿＿＿＿＿＿＿＿＿＿＿＿＿＿＿＿＿＿＿＿＿＿＿＿＿＿＿＿＿

＿＿＿＿＿＿＿＿＿＿＿＿＿＿＿＿＿＿＿＿＿＿＿＿＿＿＿＿＿＿＿

＿＿＿＿＿＿＿＿＿＿＿＿＿＿＿＿＿＿＿＿＿＿＿＿＿＿＿＿＿＿＿

＿＿＿＿＿＿＿＿＿＿＿＿＿＿＿＿＿＿＿＿＿＿＿＿＿＿＿＿＿＿。

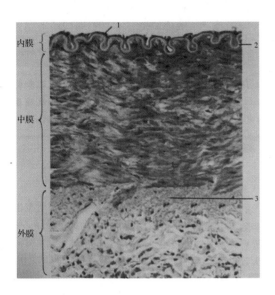

四、小动脉、小静脉切片（HE 染色）

光镜观察小动脉、小静脉切片（HE 染色），叙述其结构特征：＿＿＿＿＿＿＿＿＿＿

＿＿＿＿＿＿＿＿＿＿＿＿＿＿＿＿＿＿＿＿＿＿＿＿＿＿＿＿＿＿＿

＿＿＿＿＿＿＿＿＿＿＿＿＿＿＿＿＿＿＿＿＿＿＿＿＿＿＿＿＿＿＿

＿＿＿＿＿＿＿＿＿＿＿＿＿＿＿＿＿．＿＿＿＿＿＿＿＿＿＿＿＿＿

＿＿＿＿＿＿＿＿＿＿＿＿＿＿＿＿＿＿＿＿＿＿＿＿＿＿＿＿＿＿＿

＿＿＿＿＿＿＿＿＿＿＿＿＿＿＿＿＿＿＿＿＿＿＿＿＿＿＿＿＿＿＿

＿＿＿＿＿＿＿＿＿＿＿＿＿＿＿＿＿＿＿＿＿＿＿＿＿＿＿＿＿＿。

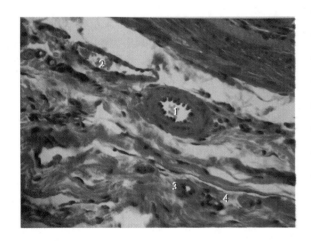

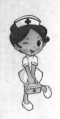
十、免疫系统实验报告

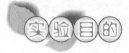

1. 掌握胸腺的组织结构特点。
2. 熟悉淋巴结的组织结构。
3. 熟悉脾的组织结构和功能特征。

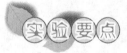

1. 免疫细胞的种类及作用。
2. 淋巴细胞的形态结构。
3. 主要免疫器官（胸腺、淋巴、脾）的形态、结构及功能。

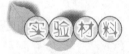

1. 胸腺切片（HE 染色）。
2. 淋巴结切片（HE 染色）。
3. 脾切片（HE 染色）。

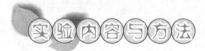

一、胸腺

光镜观察胸腺切片（HE 染色），叙述各部结构特征：_____

_____

_____。

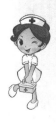

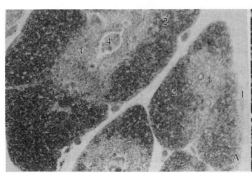
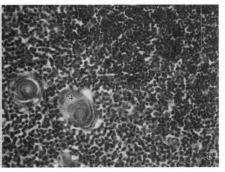

二、淋巴结

光镜观察淋巴结切片（HE 染色），叙述其结构特征：＿＿＿＿＿＿＿＿＿＿＿＿＿＿＿

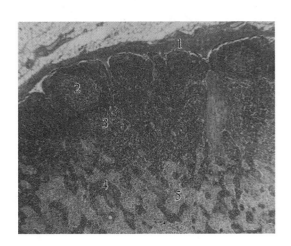

＿＿＿＿＿＿＿＿＿＿＿＿＿＿＿＿＿＿＿＿

＿＿＿＿＿＿＿＿＿＿＿＿＿＿＿＿＿＿＿＿

＿＿＿＿＿＿＿＿＿＿＿＿＿＿＿＿＿＿＿＿

＿＿＿＿＿＿＿＿＿＿＿＿＿＿＿＿＿＿＿＿

＿＿＿＿＿＿＿＿＿＿＿＿＿＿＿＿＿＿＿＿

＿＿＿＿＿＿＿＿＿＿＿＿＿＿＿＿＿＿＿。

三、脾

光镜观察脾切片（HE 染色），叙述其结构特征：＿＿＿＿＿＿＿＿＿＿＿＿＿＿＿

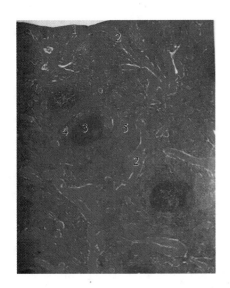

＿＿＿＿＿＿＿＿＿＿＿＿＿＿＿＿＿＿＿＿

＿＿＿＿＿＿＿＿＿＿＿＿＿＿＿＿＿＿＿＿

＿＿＿＿＿＿＿＿＿＿＿＿＿＿＿＿＿＿＿＿

＿＿＿＿＿＿＿＿＿＿＿＿＿＿＿＿＿＿＿＿

＿＿＿＿＿＿＿＿＿＿＿＿＿＿＿＿＿＿＿＿

＿＿＿＿＿＿＿＿＿＿＿＿＿＿＿＿＿＿＿。

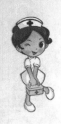

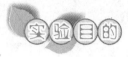
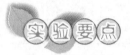
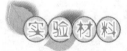
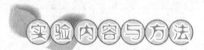

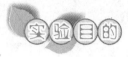
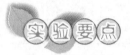
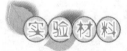
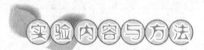

十一、感觉器官实验报告

实验目的

1. 说出眼球壁的结构，掌握角膜及视网膜的特点。
2. 说出蜗管在耳蜗内的位置关系及螺旋器的组织结构。
3. 辨认皮肤的各层结构。

实验要点

1. 眼球微细结构。
2. 内耳微细结构。
3. 皮肤各层的微细结构。

实验材料

1. 人的眼球切片（HE 染色）。
2. 豚鼠内耳切片（HE 染色）。
3. 手指皮肤切片（HE 染色）。

实验内容与方法

一、眼球

（一）绘眼球前部仿真图，注明角膜、前房、虹膜、后房、前房角、巩膜静脉窦、睫状体、睫状小带等。

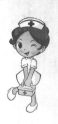

（二）观察视网膜仿真图,叙述相应结构名称和结构特点:

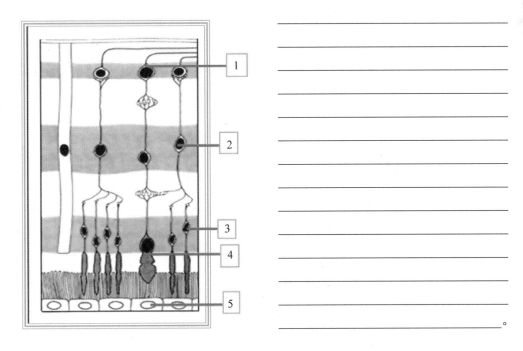

_____

_____

_____

_____

_____

_____

_____

_____

_____

_____

_____

_____

_____

_____

_____

_____。

二、内耳

光镜观察豚鼠内耳切片（HE 染色）,叙述序号所指结构的名称和结构特点:

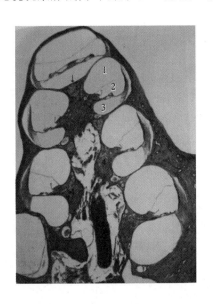

1 _____

_____

_____。

2 _____

_____

_____

_____。

3 _____

_____。

4 _____

_____。

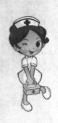

三、皮肤

绘手指皮肤模式图，注明角质层、透明层、颗粒层、棘层、基底层、乳头层、网状层、汗腺分泌部、汗腺导管、环层小体等结构。

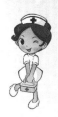

十二、内分泌系统实验报告

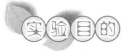

1. 辨认甲状腺的微细结构。
2. 辨认肾上腺的微细结构。
3. 辨认腺垂体和神经垂体的微细结构。

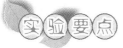

垂体、甲状腺、甲状旁腺及肾上腺的微细结构。

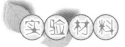

1. 甲状腺切片。
2. 肾上腺切片。
3. 垂体切片。

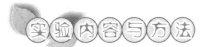

一、甲状腺

光镜观察甲状腺切片（HE 染色），叙述相应结构名称和结构特征：_____

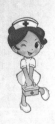

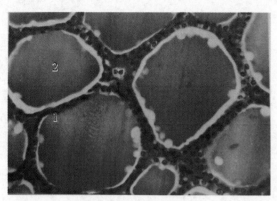

_____
_____
_____
_____
_____
_____
_____
_____
_____。

二、肾上腺

（一）光镜观察甲状腺皮质切片（HE 染色），叙述其结构名称与特征：_____

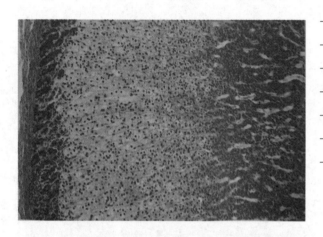

_____
_____
_____
_____
_____
_____
_____。

（二）光镜观察甲状腺髓质切片，叙述其结构名称与特征：_____

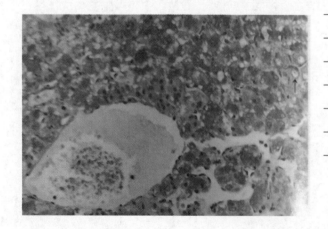

_____
_____
_____
_____
_____
_____。

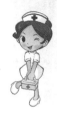

三、垂体

光镜观察垂体切片（HE 染色），叙述腺垂体（A）和神经垂体（B）的结构特征： _____

_____

_____

_____ 。

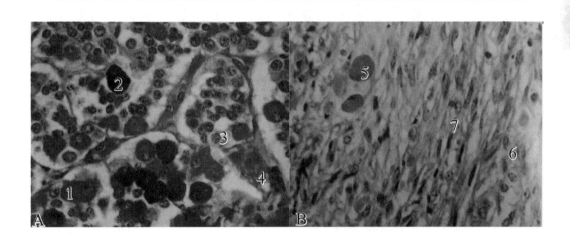

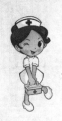

十三、人体发生总论实验报告

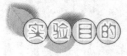

1. 观察卵裂及胚泡的形成过程。
2. 观察内细胞团的演变及二胚层胚盘的形成。
3. 识别三胚层的形成、分化。
4. 了解胎膜的发生过程及其功能。
5. 观察胚胎的发生及其结构。

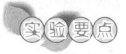

1. 胚泡的结构特点。
2. 蜕膜的区分。
3. 两周胚盘的结构。
4. 三周胚盘的结构。
5. 外胚层、中胚层和内胚层的早期分化。
6. 脐带和胎盘的结构特点及相互关系。

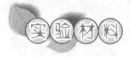

1. 第 9 天胚胎模型。
2. 胎盘标本。

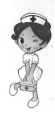

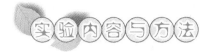

一、人胚模型

观察第9天人胚模式图,简述相应序号的结构名称。

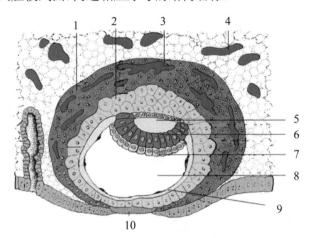

1. _____   2. _____
3. _____   4. _____
5. _____   6. _____
7. _____   8. _____
9. _____   10. _____

二、中胚层的早期分化

观察中胚层的早期分化(人胚胎19天)模式图,简述序号相应结构名称及特征。

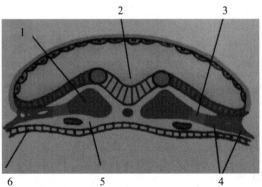

1. _____   2. _____
3. _____   4. _____
5. _____   6. _____

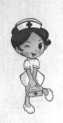

十四、人体重要器官的发生实验报告

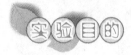

掌握重要器官的发生。

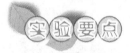

1. 食管、胃和肠的发生。

2. 后肾的发生和位置变化。

3. 子宫的发生。

4. 心的发生。

5. 主要动脉的发生。

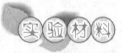

1. 颜面及腭发生模型。

2. 第 5 周人胚模型。

3. 第 7 周人胚模型。

4. 尿生殖脊模型。

5. 前、中、后肾的位置及其关系模型。

6. 女性生殖系发生模型。

7. 心发生模型。

8. 主要血管发生模型。

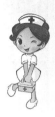

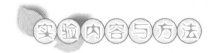

一、心外形演变

观察心外形演变模型,在序号后填写相应结构名称。

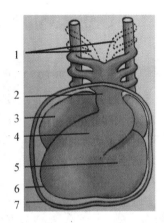

1. _____ 2. _____

3. _____ 4. _____

5. _____ 6. _____

7. _____

二、心内部分隔演变

观察心内部分隔的演变,在序号后填写相应结构名称。

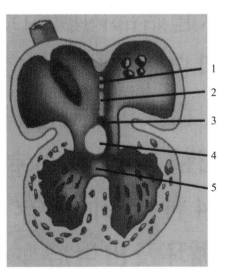

1. _____   2. _____

3. _____   4. _____

5. _____

三、肾

侧面观察前肾、中肾、后肾发生模式图，在序号后填写相应结构名称。

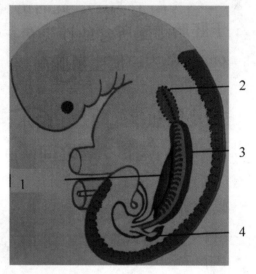

1. _____   2. _____

3. _____   4. _____